脏腑免疫学

杨 玥 著

中国科学技术出版社
·北 京·

图书在版编目（CIP）数据

脏腑免疫学 / 杨玥著 . -- 北京 : 中国科学技术出版社 , 2025. 7. -- ISBN 978-7-5236-1498-3

Ⅰ. R241.6；R392

中国国家版本馆 CIP 数据核字第 2025VS2476 号

策划编辑 黄维佳 刘 阳
责任编辑 方金林
装帧设计 佳木水轩
责任印制 徐 飞

出　　版 中国科学技术出版社
发　　行 中国科学技术出版社有限公司
地　　址 北京市海淀区中关村南大街 16 号
邮　　编 100081
发行电话 010-62173865
传　　真 010-62179148
网　　址 http://www.cspbooks.com.cn

开　　本 787mm × 1092mm 1/16
字　　数 253 千字
印　　张 11
版　　次 2025 年 7 月第 1 版
印　　次 2025 年 7 月第 1 次印刷
印　　刷 北京博海升彩色印刷有限公司
书　　号 ISBN 978-7-5236-1498-3
定　　价 88.00 元

作者简介

杨玥　兰州大学遗传学博士，专任教师，西北民族大学医学检验技术教研室主任，世界中联中医药免疫专业委员会理事。从事遗传学、免疫学、微生物学及肿瘤分子生物学的相关研究及教学，先后承担医学微生物学、医学免疫学、人体寄生虫学、临床免疫检验、临床微生物检验及遗传学与遗传学检验技术的教学工作，教学经验丰富。在教学工作中积极开展教学改革，使用Boppps、知识图谱、思维导图、案例、翻转课堂等教学方法，并结合课程思政建立智慧课堂。参与国家自然基金项目3项，主持省级课题3项、校级课题2项，获省级科研奖励1项。参与申报省级精品课程1项和校级一流本科课程1项，并主持校级教改项目2项。主编教材1部，参编全国中医药行业高等教育“十三五”规划教材1部，申请专利1项，在国内外期刊发表学术论文多篇。

内容提要

现代医学认为，免疫是指机体对抗原的识别和应答，免疫系统由免疫器官、免疫细胞和免疫分子组成。中医学认为，免疫疾病的发生和发展主要与先天禀赋不足、外感六淫之邪、营卫气血失调、腑脏功能紊乱、痰浊瘀血内生等因素密切相关。本书著者从中西医免疫基础理论入手，系统阐述了脏腑系统与免疫系统之间的内在关联。全书共 11 章，详细介绍了中西医对人体免疫功能的理解及脏腑相关理论，深入探讨了人体主要脏腑器官异常表现与免疫系统之间的关系，并阐述了常见脏腑器官异常及相关疾病的自我检查和养护方法。本书打破了传统学科界限，将中医脏腑理论与现代免疫学有机结合，使复杂的免疫学理论与人体脏腑知识变得生动形象，为免疫学的研究和应用开辟了新思路，可供免疫学专业人士及关注脏腑健康的人群阅读参考。

前　言

脏腑免疫学是融合中医学整体观与现代免疫学理论的前沿交叉学科，以脏腑为核心，系统阐释人体五脏六腑与免疫功能的调控机制和病理表现。本书立足中医藏象学说的核心思想，结合现代免疫学对脏腑相关疾病的认知，构建了“脏腑－免疫”一体的理论框架，旨在为疾病防治提供中西医融合的新视角。

中医学认为，免疫力的本质是“正气”，其强弱取决于脏腑功能的协调性，尤以心、肝、肺、脾、肾为核心。心主血脉，推动免疫物质输布全身，形成脏腑联动机制；肝主疏泄，调节气机升降与免疫稳态；肺主皮毛，宣发卫气，构成抵御外邪的第一道屏障（如呼吸道黏膜免疫）；脾为后天之本，气血生化之源，通过运化水谷精微生成免疫活性物质（如抗体、补体蛋白）；肾为先天之本，藏精主骨生髓，调控骨髓造血及免疫细胞（如B淋巴细胞、T淋巴细胞）的分化成熟。

脏腑功能失调可导致免疫紊乱，如肺失宣降则卫外不固，易感外邪；脾虚湿滞则气血亏虚，抗体生成不足；肾精亏损则骨髓造血障碍，免疫细胞数量减少。同时，气、血、津液作为免疫活动的物质基础，其运行异常可引发“正虚邪恋”或“免疫过亢”，例如，气虚则反复感染，血热则诱发自身免疫病（如红斑狼疮）。

本书突破了传统中西医界限，以“整体调节”替代“单一靶点干预”，为脏腑相关自身免疫病、感染性疾病及肿瘤的防治提供了新思路。其理论体系不仅深化了中医“治未病”的实践内涵，也为现代免疫学注入了“天人合一”的动态平衡观，有助于生命科学向系统医学迈进。

本书由中央高校基本科研业务费专项资金项目（Fundamental Research Funds for the Central Universities）（项目编号：31920250061）和西北民族大学引进人才科研项目（项目编号：xbmuyjrc202235）资助。依托平台：西北民族地区环境生态与人群健康国家民委重点实验室，西北民族大学（Key Laboratory of Environmental Ecology and Population Health in Northwest Minority Areas, State Ethnic Affairs Commission, Northwest Minzu University）。

杨玥

目　录

第1章 总 论

脏腑免疫学是一门新兴的交叉学科，旨在深入探究人体脏腑与免疫系统之间复杂且密切的联系。它融合了传统中医理论中的脏腑学说与现代免疫学的前沿知识，开辟了医学研究的新视角。

中医理论中，人体各脏腑相互协作，共同维持生命活动的平衡，而这种平衡状态与免疫系统的功能息息相关。例如，心与小肠相表里，心的病变可通过经络传导至小肠，引发小肠实热等症状，如口舌生疮、小便短赤等；心与肺同居上焦，心主血，肺主气，气行则血行，心肺相互配合，共同维持气血运行；心与脾，心主血脉，脾为气血生化之源，脾气健运，气血充足，心有所主，且心主神志，也依赖脾运化的水谷精微滋养；心与肝，心主血，肝藏血，心肝相互协作维持血液正常调节，且心主神明，肝主疏泄调节情志，两者共同调节人的精神情志活动；心与肾，心属火，肾属水，正常情况下心肾相交，水火既济，维持人体阴阳平衡，若心肾不交，会出现失眠、心悸、腰膝酸软等症状。

肝主疏泄，这一功能体现在多个方面。其一，调节气机，肝脏能使人体气机调畅，气的升降出入有序，若是肝失疏泄，气机不畅，就会出现胸胁、少腹胀痛等气滞症状。其二，促进血液运行和津液代谢，气行则血行、津布，肝的疏泄正常，血液才能在脉道中正常运行，津液也得以正常输布排泄，若疏泄失常，可致血瘀、水停等病症。其三，调畅情志，人的精神情志活动与肝的疏泄功能密切相关，肝疏泄正常，人心情舒畅，若肝失疏泄，患者常出现抑郁寡欢或急躁易怒等情志异常。其四，协助消化，肝分泌胆汁并排泄进入肠道，有助于脾胃对食物的消化吸收，若肝疏泄失职，胆汁分泌排泄异常，会影响脾胃运化，出现食欲减退、腹胀、腹泻等症状。肝还主藏血，具有储藏血液、调节血量和防止出血的功能。肝脏如同“血库”，能储藏一定量血液，以濡养肝脏自身及机体各脏腑组织。在人体活动时，肝将储藏血液输送至外周，满足机体需求；休息时，部分血液回流肝脏储藏。此外，肝藏血功能正常，能固摄血液，防止出血倾向。

肺主气司呼吸，在人体与外界的气体交换过程中，肺不仅保障了氧气的摄入与二氧化碳的排出，还在免疫防御中发挥着关键作用。肺通过卫气的敷布，如同为身体构筑了一道坚固的防线，抵御外界邪气的入侵。若肺气充足，卫气的防御功能便能正常发挥，有效阻挡病原体的侵袭；反之，肺气虚弱则易导致外邪乘虚而入，引发各种疾病。

脾为后天之本，气血生化之源。脾的主要功能是运化水谷和水液，将食物转化为营养物质，并输送至全身各处。这一过程对于免疫系统的正常运作至关重要，因为充足的营养供应是免疫细胞生成和功能发挥的基础。只有脾的运化功能正常，才能为免疫系统提供源源不断的物质支持，滋养免疫细胞，使其能够有效地执行免疫防御任务。

肾藏精，精能化气，肾气在调节机体免疫平衡方面发挥着重要作用。肾气充足时，机体的免疫功能处于良好状态，能够及时识别和清除体内的异常细胞，维持内环境的稳定。同时，肾气还与人体的生长发育、生殖功能等密切相关，对整体健康状况有着深远影响。

在现代医学中，免疫系统是人体抵御疾病的重要防线，由免疫器官、免疫细胞和免疫分子组成。免疫系统能够识别和清除外来病原体，肿瘤细胞及自身衰老、损伤的细胞，维持机体的内环境稳定。脏腑免疫学的研究表明，脏腑功能的正常与否直接影响着免疫系统功能状态的优劣。例如，一些慢性疾病的发生发展往往与脏腑功能失调导致的免疫功能紊乱有关。

脏腑免疫学在临床实践中具有重要的应用价值。通过调节脏腑功能，可以改善机体的免疫状态，从而达到预防和治疗疾病的目的。例如，在治疗一些反复呼吸道感染患者时，中医常常采用补肺健脾的方法，通过增强肺的卫外功能和脾的运化功能，提高机体免疫力，减少感染的发生。在肿瘤治疗中，重视调理脏腑功能，尤其是脾肾，有助于提高患者的免疫功能，增强机体对肿瘤细胞的监视和杀伤能力，同时减轻放化疗的不良反应，改善患者的生活质量。

总之，脏腑免疫学为我们深入理解人体的生理病理机制提供了新的思路和方法，对于推动医学的发展和提高临床治疗水平具有重要意义。未来，随着研究的不断深入，相信脏腑免疫学将在疾病防治领域发挥更加重要的作用。

一、中医免疫概论

（一）中医免疫学概述

中医虽无“免疫”这一现代术语，但在长期的医疗实践中，积累了丰富的与免疫相关的理论和经验。中医理论中，人体的正气在抵御外邪、维持健康方面起着核心作用，这与现代免疫学中免疫系统的防御功能相似。《黄帝内经》提出“正气存内，邪不可干”，正气涵盖了人体的生理功能、抗病能力及自我修复能力等多个方面，是机体免疫功能的综合体现。正气充足时，人体能够有效抵御外界邪气（如各种致病因素）的侵袭，保持健康状态；而当正气虚弱，邪气便有机可乘，导致疾病发生。

中医学的起源

中医学起源于远古时期人们的生产、生活实践。在与疾病斗争及适应自然过程中，人类逐渐积累医疗经验，如尝试草药治病、摸索砭石疗法等。随后，中医学融合天文学、地理学、哲学等知识，历经各朝代的发展，形成了独特的理论体系与丰富的治疗手段。

(1) 卫生保健的起源：中医学的起源与人类早期的卫生保健需求紧密相连，是在漫长岁月中，人们为维护健康、抵御疾病而不断探索、积累的成果。远古时期，人类生活环境恶劣，面临诸多健康威胁。为躲避风雨、野兽，人们学会建造住所，从穴居到有固定房屋，这一居住环境的改善，减少了外界不利因素对身体的侵害，是早期卫生保健的重要体现，也为中医养生注重居住环境调适奠定了基础。在饮食方面，人们起初不知饮食宜忌，常因误食致病。经长期尝试，人们逐渐辨别出可食用与有毒食物，懂得合理选择食材，还发现某些食物具有疗愈功效，如食用生姜可缓解受寒不适，这便是中医食疗的雏形。

随着群体生活的发展，公共卫生问题日益凸显。人们意识到疫病传播的危害，开始注重环境的清洁，如定期清扫居所、处理垃圾等，减少病菌滋生。在与疾病斗争中，人们尝试用各种方法缓解病痛。受伤后，人们发现按压伤口周围能减轻疼痛，进而逐渐摸索出穴位按压疗法；偶然用尖锐石头刺破脓肿排出脓血，伤口愈合更快，这启发了砭石疗法，成为针灸学的萌芽。同时，人们观察到自然界中植物、矿物等对疾病的影响，尝试用草药治疗疾病，逐步积累了丰富的草药知识。

此外，古人还重视身体锻炼以增强体质。例如，古人模仿动物动作创造的导引术，通过特定姿势和呼吸调节，促进气血运行，达到强身健体、预防疾病的目的。这与现代中医强调的运动养生理念一脉相承。

正是在满足卫生保健需求的过程中，中医学的理论与实践不断发展。从最初简单的生活经验，逐渐形成涵盖养生、治疗、预防等多方面的独特医学体系，为中华民族的繁衍昌盛发挥了重要作用。

在此基础上，原始社会的人类逐渐形成了以下三类基本的卫生习惯和疾病预防意识。

① 环境适应与防护：远古人类通过穿兽皮、树叶缝制的衣物应对气候变化，学会用火取暖、吃熟食，以减少疾病。火的使用不仅改善了饮食卫生，还衍生出热熨法等原始疗法，如用烧热的石块包裹树皮缓解腹痛、关节痛。

② 疾病防治实践：原始人群在对抗外伤时，通过按压伤口、涂抹捣碎的植物止血，形成了最早的按摩术和止血法。夏商周时期，洗脸、洗手等日常卫生习惯逐渐普及，标志着卫生保健意识的系统化萌芽。

③ 养生理论雏形：先秦时期,《黄帝内经》提出“法于阴阳，和于术数”的养生原则，强调人与自然的协调，奠定了“天人合一”的卫生保健哲学基础。

(2) 药物的起源：中医学的起源与药物的发现及应用紧密交织，药物在其中扮演着极为关键的角色，贯穿了从原始认知到系统理论形成的整个历程。

远古时期，人类在寻觅食物维持生存的过程中，偶然接触到各类植物、动物及矿物。当出现身体不适时，他们发现某些物质能缓解症状，这便是药物认知的萌芽。例如，在食用苦味植物后，发热、咽痛等症状减轻，逐渐意识到这类植物具有药用价值，开始对其加以留意。彼时，人类对药物的了解仅停留在模糊感知层面，多是无意识的尝试，但这一过程为后续药物知识的积累奠定了基础。

随着经验的不断累积，人们主动探索药物功效。他们有意识地尝试不同植物的根、茎、叶、花、果，观察动物的组织、器官及矿物的特性，记录下食用或使用后身体产生的反应。在反复实践中，人们逐渐明确了部分药物的治疗范围，如发现麻黄能发汗解表，可用于缓解外感风寒引起的不适；牡蛎软坚散结，对一些肿块类病症可有一定疗效。这一阶段，人们对药物的认识从偶然发现迈向有目的的探索，积累了大量的一手药物应用经验。

在实践探索过程中，人们还注意到药物的配伍应用。单一药物疗效有限，于是人们尝试将不同药物组合使用，以增强治疗效果或减轻不良反应。例如，将生姜与半夏配伍，既能增强止呕功效，又能降低半夏的毒性。药物配伍的发现，标志着药物应用从简单的单味药使用向更复杂、更科学的方向发展，为方剂学的形成奠定了基础。

随着时间推移，药物知识不断丰富，需要系统整理与传承。早期，药物知识通过口耳相传，长辈将药物知识传授给晚辈。后来，文字出现，人们开始将药物知识记录下来，如《神农本草经》便是我国最早的药学专著，记载了 365 种药物的性味、功效、主治等内容。这些书籍的出现，使得药物知识得以更广泛、更准确地传播，促进了中医学的发展。

从药物的发现、探索、配伍应用到知识传承，药物在中医学起源过程中不断推动着理论与实践的进步，从最初零散的经验逐渐构建起中医学与中药学的理论框架，为后续中医临床实践及医学体系的完善提供了坚实支撑。

(3) 针灸外治法的起源：中医学的起源与针灸外治的诞生和发展紧密相连。针灸外治作为中医独特疗法，在漫长历史中从萌芽走向成熟，深刻影响着中医理论与实践体系的构建。

远古时期，人类在日常劳作与生活中，意外碰撞或被尖锐物体刺伤身体，却发现某些病痛症状随之减轻。例如，身体局部疼痛时，偶然被石头等硬物碰击相应部位，疼痛得到缓解，这促使人们开始留意身体刺激与病症改善之间的联系，初步形成对通过外部刺激治疗疾病的模糊认知，此为针灸外治的萌芽。

随着生产工具的发展，尖锐的砭石出现，为针灸治疗提供了更有效的工具。人们有意识地用砭石按压、刺破身体特定部位来治疗疾病，例如，当身体出现痈肿时，用砭石刺破脓肿，排出脓血，促进伤口愈合。这一阶段，从偶然的身体刺激到主动运用工具治疗，标志着针灸外治从自发走向自觉，积累了早期的实践经验。

随着实践的深入，人们逐渐发现不同身体部位的刺激对不同病症有着特定疗效，进而总结出一些固定的治疗部位，即穴位的雏形。同时，对刺激的手法也不断丰富，除按压、刺破外，还发展出刮、摩等手法。在长期实践中，人们意识到身体经络系统的存在，发现刺激某些穴位可通过经络传导影响身体其他部位，调节气血运行，治疗远处病症。例如，刺激足部穴位可改善头部不适，这为经络学说的形成奠定了基础。

灸法的起源也与生活实践密切相关。远古人类在取暖或烧烤过程中，发现身体靠近火源或被温热物体接触时，一些寒症、疼痛症状得到缓解。于是，人们开始尝试用艾草等易燃物点燃后熏烤身体特定部位来治疗疾病，艾灸疗法应运而生。艾草具有温通经络、散寒止痛等特性，在治疗虚寒病症方面效果显著，与针法相互补充，共同构成了针灸外治的重要组成部分。

随着针灸实践经验的大量积累，人们开始对其进行系统总结与整理，从最初的口头传承，到文字出现后，相关知识被记录成册。例如，《黄帝内经》中对针灸理论、穴位、针法、灸法等进行了详细阐述，构建起较为完整的针灸理论体系，为后世针灸学的发展提供了理论指导。

从对身体刺激的偶然发现，到工具应用、穴位经络认知、灸法出现及理论总结，针灸外治法不断演进，从零散经验逐步发展为系统理论与成熟疗法，为中医临床治疗开辟了独特路径，对中医整体医学体系的形成与发展起到了重要推动作用。

由此可见，中医学的起源是一个多维度、渐进式的过程：卫生保健源于人类对自然环境的主动适应与防护；药物知识通过长期试错和经验总结形成体系；针灸与外治法则从原始工具和火的偶然应用中发展而来。三者共同构建了以实践为基础、以整体观为核心的中医学理论雏形，并在《黄帝内经》《神农本草经》等经典中完成系统化整合。

（二）中医学理论体系的形成与发展

中医学理论体系经历了漫长的历史进程，从萌芽到形成，再到不断发展完善，为中华民族的健康繁衍发挥了重要作用。

1. 理论体系的奠基时期（春秋战国至两汉）

(1)《黄帝内经》：成书于战国至西汉时期，是我国现存最早的医学典籍。它全面总结了当时的医学成就，系统阐述了人体的生理病理、疾病诊断、治疗原则及养生保健等方面的内容。《黄帝内经》构建了中医学理论体系的基本框架，提出了阴阳五行学说、藏象学说、经络学说、气血津液学说等重要理论，为中医理论的发展奠定了坚实基础。其整体观念和辨证论治思想，贯穿于中医临床实践的始终，成为中医学的核心理论和指导思想。

(2)《难经》：相传为战国时期秦越人（扁鹊）所著，以问答形式解释疑难杂症。它对《黄帝内经》的理论进行了补充和发展，尤其在脉学、脏腑理论、经络学说及疾病诊断治疗等方面有独到见解。例如，《难经》首创“独取寸口”的诊脉方法，对后世脉学的发展影响深远；在脏腑理论方面，提出了“命门”学说，丰富了中医藏象理论。

(3)《伤寒杂病论》：东汉末年张仲景所著，该书将中医理论与临床实践紧密结合，创造性地提出了辨证论治的原则。它系统地分析了伤寒（广义的外感热病）和杂病的病因、病机、发展阶段和辨证论治方法，确立了六经辨证论治体系和脏腑辨证论治体系，为中医临床各科提供了辨证论治的规范和方法。《伤寒杂病论》被后世医家奉为“方书之祖”，其所载方剂配伍严谨、疗效确切，对中医方剂学的发展产生了巨大影响。

2. 理论体系的充实发展时期（魏晋隋唐）

(1)《脉经》：西晋王叔和所著，是我国第一部脉学专著。它全面总结了魏晋以前的脉学成就，对脉象进行了系统分类，将脉象归纳为 24 种，并详细阐述了各种脉象的形态、主病及脉诊的方法和意义。《脉经》的出现，使脉学理论更加系统化和规范化，对后世脉学的发展和临床诊断具有重要指导作用。

(2)《针灸甲乙经》：魏晋时期皇甫谧所著，是我国第一部针灸学专著。该书系统整理了《黄帝内经》《明堂孔穴针灸治要》等古代针灸文献，对经络学说、俞穴理论、针灸治疗方法等进行了全面论述。书中详细记载了人体349个穴位的名称、位置、主治病症及针刺深度、艾灸壮数等内容，为针灸学的发展奠定了坚实基础，对后世针灸临床实践和针灸学术研究产生了深远影响。

(3)《诸病源候论》：隋代巢元方等编撰，是我国第一部病因病机证候学专著。该书对各种疾病的病因、病机、症状进行了详细探讨和分类，共论述了1739种病候。书中对病因的认识较为深刻，如对传染病病因的认识已接近现代医学的观点，认为某些传染病是由“乖戾之气”引起，具有传染性；在病机方面，对疾病的发生发展过程进行了深入分析，提出了许多有价值的理论观点。《诸病源候论》为中医临床辨证论治提供了重要的理论依据，对后世中医病因病机学的发展产生了重要影响。

(4)《千金要方》和《千金翼方》：唐代孙思邈所著，两部著作合称《千金方》。《千金要方》全面总结了唐代以前的医学成就，涵盖了中医基础理论、临床各科、针灸、食疗、养生等多个方面的内容，是一部综合性医学巨制。书中载方5300余首，方剂配伍精妙，用药广泛，对后世方剂学的发展产生了重要影响。《千金翼方》是对《千金要方》的补充和完善，尤其在本草学、针灸学等方面有独到之处。孙思邈在书中强调医生的医德修养，提出的“大医精诚”理念，成为后世医家的行为准则。

3. 理论体系的完善成熟时期（宋金元明清）

(1) 宋金元时期。

① 医学流派的形成：宋金元时期，随着社会经济的发展和医学教育的普及，医学理论和临床实践不断创新，出现了许多医学流派。其中，以刘完素为代表的“寒凉派”，主张“六气皆从火化”，治疗多用寒凉药物；以张从正为代表的“攻邪派”，认为“病由邪生”，主张“邪去正自安”，治疗以攻邪为主；以李杲为代表的“补土派”，强调脾胃在人体生理病理中的重要作用，治疗注重调理脾胃；以朱震亨为代表的“滋阴派”，提出“阳常有余，阴常不足”的理论，治疗以滋阴降火为主。这些医学流派的形成和争鸣，丰富了中医理论体系，推动了中医临床实践的发展。

② 医学教育的发展：宋代设立了太医局，作为官方的医学教育机构，培养了大量医学人才。太医局采用了系统的教学方法，设置了不同的医学专业，如大方脉、小方脉、风科、针灸科等，并编写了统一的教材，如《太平圣惠方》《圣济总录》等。医学教育的发展促进了医学知识的传播和传承，为中医理论体系的完善提供了人才支持。

(2) 明清时期。

① 温病学说的形成与发展：明清时期，随着温热性疾病的流行，温病学说逐渐形成和发展。明代吴又可著《温疫论》，提出“戾气”学说，认为温疫的发生是由天地间的“戾气”所致，与传统的外感病因理论不同，这一学说对温病病因学的发展具有重要意义。清代叶天士创立了卫气营血辨证理论，系统阐述了温病的发生发展规律和辨证论治方法；吴鞠通在此基础上创立

了三焦辨证理论，进一步完善了温病的辨证论治体系。温病学说的形成，使中医对温热性疾病的认识和治疗达到了新的高度，丰富了中医理论体系。

② 命门学说的发展：明清时期，命门学说得到了进一步发展。赵献可、张景岳等医家对命门的位置、功能、生理病理等方面进行了深入探讨，提出了“命门为人体生命之本”“命门之火为人体阳气之根”等观点，丰富了中医藏象理论。命门学说的发展，对中医临床治疗虚损性疾病、调整人体阴阳平衡具有重要指导意义。

③《本草纲目》的问世：明代李时珍所著的《本草纲目》是一部具有世界影响力的药学巨制。该书全面总结了16世纪以前我国的药物学成就，共载药1892种，对药物的名称、产地、形态、性味、功效、主治等进行了详细阐述，并对药物进行了科学分类。《本草纲目》不仅丰富了药物学知识，还对中医理论、方剂学、临床各科等产生了深远影响，被誉为“东方药物巨典”。

4. 理论体系的近现代创新时期（近现代）

(1) 中西医汇通与结合：近现代以来，随着西方医学的传入，中医界出现了中西医汇通的思潮。一些医家主张将中医和西医的理论与方法相互结合，取长补短。如唐宗海著《中西汇通医经精义》，试图从理论上沟通中西医；张锡纯著《医学衷中参西录》，在临床实践中尝试中西医结合治疗疾病。1949年后，中西医结合工作得到了政府的大力支持，取得了许多重要成果。例如，在治疗急腹症、骨折、烧伤等疾病方面，采用中西医结合的方法，提高了临床疗效，丰富了中医治疗手段。

(2) 中医现代化研究：在现代科学技术的推动下，中医现代化研究蓬勃发展，通过运用现代科学技术和方法，对中医理论和临床实践进行深入研究，揭示中医的科学内涵。例如，利用现代生物学技术研究中药的药理作用机制，发现许多中药具有调节免疫、抗炎、抗氧化等作用；运用现代影像学技术研究经络的实质，为经络学说提供了新的科学依据。中医现代化研究促进了中医理论的创新和发展，使中医能更好地适应现代社会的需求。

(3) 中医国际化进程：随着全球化的发展，中医逐渐走向世界。中医的针灸、推拿、中药等疗法在国际上受到越来越多的关注和认可。许多国家和地区开展了中医教育、医疗服务和科研合作，中医在国际上的影响力不断扩大。中医国际化进程的推进，不仅促进了中医的传播和发展，也为世界医学的发展做出了贡献。

总之，中医学理论体系的形成与发展是一个不断传承、创新和完善的过程。在漫长的历史进程中，中医理论体系不断吸收和融合各个时期的医学成就和科学思想，逐渐形成了独特的理论体系，并积累了丰富的临床经验。在现代社会，中医学理论体系将继续在传承中创新，在创新中发展，为人类健康事业做出更大的贡献。

（三）中医学的认知与思维方法

中医学的认知与思维方法具有多元化、多层次的特点，主要体现在以下几个方面。

1. 整体思维

中医学秉持整体观念，将人体视为一个有机整体，各脏腑、经络、气血相互关联、协同运作。人体内部五脏六腑通过经络系统相互沟通，形成一个不可分割的整体，一脏有病可影响他脏，如肝木克脾土，肝病常传脾。同时，人体与自然环境也紧密相连，遵循“天人合一”理念。自然界的季节更替、昼夜变化、地域差异等，都会影响人体的生理病理。春季阳气升发，人体气血也趋于体表，此时养生宜顺应阳气升发之势，多踏青、运动；冬季寒冷，人体阳气内藏，应早睡晚起，养藏阳气。此外，人的精神情志与身体也相互影响，过度的喜、怒、忧、思、悲、恐、惊等情绪，可导致脏腑功能失调，如“怒伤肝”“喜伤心”等；而脏腑功能失常，也会影响情志，出现情绪异常。

2. 取象比类

取象比类是中医独特的思维方法。中医通过观察自然界和生活中的各种现象，与人体生理病理相类比，以认识和解释人体生命活动。以五行学说为例，其将自然界的木、火、土、金、水与人体的五脏（肝、心、脾、肺、肾）、五体（筋、脉、肉、皮、骨）、五官（目、舌、口、鼻、耳）等相对应。木具有生长、升发、条达的特性，肝主疏泄，喜条达而恶抑郁，其生理功能与木性相似，故肝属木。再如，根据药物的颜色、形态、气味等自然特征，类比其功效。红色入心，丹参色红，故有活血化瘀、通心脉之效；植物的皮类多有保护作用，在人体肺主皮毛，故一些皮类药物，如桑白皮、地骨皮等，常用来治疗肺系疾病。

3. 辨证论治

辨证论治是中医临床诊疗的核心思维。辨证，是将望、闻、问、切所收集的症状、体征等资料，通过分析、综合，辨清疾病的病因、性质、部位及邪正之间的关系，概括、判断为某种性质的证。论治，则是根据辨证的结果，确定相应的治疗原则和方法。例如，患者出现发热、恶寒、头痛、身痛、舌苔薄白、脉浮等症状，辨证为风寒表证，治疗则采用辛温解表之法，可选用麻黄汤、桂枝汤等方剂。中医强调同病异治、异病同治，相同疾病，若辨证不同，治疗方法也不同；不同疾病，若辨证相同，可采用相同治法。例如，同样是感冒，风寒感冒与风热感冒的治疗方法截然不同；而胃下垂、子宫脱垂，虽病症不同，但若辨证均为中气下陷证，都可采用补中益气的治法。

4. 司外揣内

中医学认为人体外部的生理病理现象，可反映内部脏腑气血的变化，即“有诸内者，必形诸外”。通过观察人体外部的症状、体征，可推测内部脏腑的病变。例如，面部色泽可反映脏腑气血状况，面色潮红多属热证，可能是体内有实热或阴虚火旺；面色苍白多为虚寒证或失血证。舌苔的变化也能反映脾胃等脏腑的功能，舌苔厚腻多提示脾胃运化失常，有痰湿、食积等。再如，通过触摸脉搏的跳动，可了解人体气血的盛衰、脏腑功能的强弱，不同脉象对应不同病症，浮脉主表证，沉脉主里证等。

5. 动态变化思维

中医学认识到人体生理病理处于不断变化之中。人体生理功能随年龄、季节、昼夜等因素动态变化，小儿生机蓬勃、发育迅速，老年人脏腑功能衰退、气血渐亏；四季之中，人体阴阳气血也有相应变化。疾病过程更是一个动态发展的过程，在不同阶段表现出不同症状和证候。例如，外感热病，初期多为表证，随着病情发展，可入里化热，出现高热、口渴、便秘等里热证；若治疗不当或病情严重，还可能出现热盛伤阴、热入营血等更复杂的证候。因此，中医治疗强调根据病情变化及时调整治疗方案，做到“因时制宜”“随证治之”。

（四）中医脏腑免疫学与西医免疫学的比较

中医免疫学与西医免疫学在理论基础、认知方法、治疗理念及临床应用等方面存在差异，但也具有一定的互补性。在临床实践中，综合运用中医和西医的治疗方法可以发挥各自的优势，提高治疗效果。

1. 理论基础差异

中医脏腑免疫学来源于中医传统理论，以整体观念和辨证论治为核心。整体观念下，人体是各脏腑、经络、气血相互关联的有机整体，并且与自然环境紧密相连。人体免疫状态受脏腑功能影响，如肺主气，司呼吸，通过卫气的敷布抵御外邪，肺气充足则卫外功能强；脾为后天之本，气血生化之源，脾气健运才能为免疫系统提供充足营养。中医还运用阴阳五行学说解释人体生理病理及免疫现象，如五行相生相克关系对应脏腑间相互协调制约，维持免疫平衡。

西医免疫学建立在现代生物学、生理学等基础之上，从微观层面研究免疫系统。其认为免疫系统由免疫器官（如胸腺、脾脏、淋巴结等）、免疫细胞［如T淋巴细胞（简称T细胞）、B淋巴细胞（简称B细胞）、巨噬细胞等］和免疫分子（如抗体、细胞因子等）组成，通过免疫细胞识别抗原，启动免疫应答来维持机体稳态，理论基于细胞生物学、分子生物学的研究成果。

2. 研究重点不同

中医脏腑免疫学侧重于研究脏腑功能与免疫的关系，探究如何通过调节脏腑功能来改善免疫状态。关注人体整体状态，从宏观角度分析个体体质差异对免疫的影响，如阳虚体质者多畏寒、易感冒，可通过温补肾阳等调理脏腑的方法来增强免疫力。重视环境因素（如季节、地域）对人体免疫及脏腑功能的影响，如春季养肝以顺应阳气升发，增强机体抗病能力。

西医免疫学聚焦于免疫细胞的分化、发育、功能及免疫分子的作用机制。其研究免疫应答的具体过程，如抗原提呈、T细胞活化、抗体产生等环节，以及免疫调节的分子机制，探索如何通过调节免疫细胞和分子来干预免疫相关疾病，如研发针对特定免疫细胞或分子的药物来治疗自身免疫病、肿瘤等。

3. 对疾病认知差异

中医脏腑免疫学将疾病视为人体正气与邪气斗争的结果，正气不足是发病的内在依据，邪气入侵是外在条件。疾病发生与脏腑功能失调导致的免疫失衡有关，如肝失疏泄，气机不畅，可影响免疫功能，引发情志相关疾病及一些免疫紊乱疾病。从整体和动态角度看待疾病发展，不同阶段脏腑功能和免疫状态变化，症状和证型也不同，强调辨证求因、审因论治。

西医免疫学认为，某些免疫疾病的发病，与病原体感染、免疫功能异常（如免疫低下、免疫亢进、自身免疫等）、遗传因素等导致的免疫系统失衡密切相关。通过检测免疫细胞数量、活性，免疫分子水平等指标来诊断疾病，明确疾病的发病机制，如获得性免疫缺陷综合征是因HIV攻击免疫细胞导致免疫缺陷，自身免疫病是免疫系统错误攻击自身组织。

4. 干预手段不同

中医脏腑免疫学采用中药调理脏腑功能，根据个体辨证结果，选用不同方剂或中药，如脾虚者用四君子汤健脾益气，增强免疫；针灸推拿通过刺激穴位调节经络气血，改善脏腑功能和免疫状态，针刺足三里、关元等穴位可提高机体抵抗力；饮食养生注重根据体质和季节选择食物，如冬季阳虚者多吃羊肉、核桃等温补肾阳食物；情志调节通过调整心态，避免情志过激损伤脏腑，维持免疫平衡。

西医免疫学的药物治疗包括使用免疫抑制药（如环孢素、他克莫司）治疗自身免疫病，抑制过度免疫反应；免疫增强药（如IFN、胸腺肽）用于免疫低下患者，提高免疫功能；疫苗接种通过激发机体产生特异性免疫应答，预防传染病；还可采用细胞治疗，如嵌合抗原受体T细胞免疫治疗（CAR-T）法治疗肿瘤，通过改造T细胞增强其对肿瘤细胞的杀伤能力。

5. 临床应用不同

中医脏腑免疫学强调针对慢性病的调理，如通过调节人体的阴阳平衡、气血流通和脏腑功能来改善慢性病患者的体质状况，提高生活质量。中医脏腑免疫学还可以作为西医治疗的辅助治疗手段，如通过针灸、推拿等方法缓解患者的疼痛、改善睡眠质量等。

西医免疫学强调针对急性病的治疗，如通过快速、有效的药物治疗来杀灭病原体、缓解症状。西医免疫学在免疫缺陷病治疗方面也取得了重要进展，如通过基因治疗、干细胞移植等方法来修复患者的免疫系统。

概括而言，中医脏腑免疫学与西医免疫学各有优势，两者相互补充、相互促进，共同为人类的健康事业贡献力量。

（五）中医脏腑免疫学理论体系的基本特点

中医脏腑免疫学理论体系经过长期实践，在唯物辩证法思想指导下逐步形成。其基本内容包括整体观念、辨证论治、阴阳学说、元气论、五行学说。

1. 整体观念

中医脏腑免疫学秉持中医整体观念，将人体看作一个有机整体。人体各脏腑、经络、气血相互关联，共同维持生命活动与免疫平衡。其中，脏腑功能对免疫状态起着关键作用。例如，肺主气司呼吸，通过卫气敷布于体表，抵御外邪入侵，肺气充足则卫外功能强大，能有效阻挡病原体。脾为后天之本，气血生化之源，脾气健运才能为免疫系统提供充足的营养物质，保证免疫细胞的正常生成与功能发挥。不仅如此，人体与自然环境紧密相连，自然界的季节更替、昼夜变化、地域差异等，都会影响人体脏腑功能与免疫状态。春季阳气升发，人体肝脏功能活跃，应顺应这一自然规律养肝，以增强机体抗病能力；冬季寒冷，人体阳气内藏，此时注重温补肾阳，以有助于维持免疫平衡。

2. 辨证论治

中医脏腑免疫学遵循辨证论治原则，根据个体的症状、体征、舌象、脉象等综合信息，辨别其体质类型与疾病证候，从而制订个性化的免疫调节方案。不同个体的体质存在差异，如阳虚体质者多畏寒、易感冒，治疗时需温补肾阳，可选用金匮肾气丸等方剂；阴虚体质者常表现为潮热、盗汗等，应滋阴降火，采用六味地黄丸等进行调理。即使是同一种疾病，由于个体体质和病情发展阶段不同，辨证结果也可能不同，治疗方法也随之而异。例如，风寒感冒者宜辛温解表，选用麻黄汤等；风热感冒者则需辛凉解表，用银翘散等方剂。这种个性化的诊疗方式，充分考虑了个体差异，能更精准地调节人体免疫功能。

3. 阴阳学说

阴阳学说作为中医理论的基石，深刻融入中医脏腑免疫学理论体系，从多个维度阐释人体的免疫机制与疾病防治。

(1) 阴阳学说与脏腑阴阳：在中医脏腑免疫学里，各脏腑皆可分阴阳。以心为例，心阴可滋养心阳，制约其偏亢，心阳则推动心脏搏动，温煦血脉，两者协调维持心脏正常功能，进而保障免疫细胞的正常运输及免疫应答的有序进行。肺脏中，肺阴能滋润肺脏，防止肺气过于宣散，肺阳则助力肺气的宣发与肃降，使卫气得以正常敷布于体表，抵御外邪入侵，维护机体免疫平衡。肝脏也分肝阴与肝阳，肝阴柔润养肝，肝阳主疏泄，调畅气机，若肝阴不足，不能制约肝阳，易致肝阳上亢，气机紊乱，影响免疫功能，引发疾病。肾为先天之本，肾阴为一身阴气之源，肾阳为一身阳气之根。肾阴滋养各脏腑之阴，肾阳温煦各脏腑之阳，对维持机体整体的阴阳平衡及免疫稳态至关重要。若肾阳不足，人体阳气虚弱，卫外功能减弱，易受外邪侵袭，出现畏寒、易感冒等症状。

(2) 阴阳平衡与免疫状态：阴阳学说强调人体阴阳需维持相对平衡，在免疫层面亦是如此。正常情况下，人体阴阳处于动态平衡，免疫系统功能正常，能有效抵御外邪，维持健康。当阴阳失调，如阴阳偏盛、偏衰或阴阳互损，会导致免疫功能紊乱。阳盛则热，可出现发热、炎症等免疫亢进表现；阴盛则寒，易引发寒证，机体抵抗力下降。阴阳偏衰时，阴虚则热，表现为低热、盗汗等虚热症状，免疫功能也会受到影响；阳虚则寒，出现畏寒、肢冷等症状，免疫功能减弱。阴阳互根互用，一方出现问题，常累及另一方，导致阴阳两虚，进一步破坏免疫平衡，使人体易患多种疾病。

(3) 阴阳学说指导免疫调节：基于阴阳学说，中医脏腑免疫学在调节免疫时注重调整阴阳平衡。对于阳虚体质者，多采用温补肾阳之法，如使用金匮肾气丸等方剂，以补充阳气，增强机体抵抗力。对于阴虚体质者，常运用滋阴降火之法，如选用六味地黄丸等，滋养阴液，调节免疫功能。在疾病治疗过程中，根据阴阳失调的具体情况，如阳盛则热证，采用清热泻火之法；阴盛则寒证，运用温阳散寒之法，以恢复阴阳平衡，改善免疫状态。同时，调节免疫也注重阴阳互根，在补阳时适当佐以补阴药，补阴时适当加入补阳药，以达到“阴中求阳”“阳中求阴”的效果，使阴阳相互滋生，更好地调节免疫功能。

4. 元气论

元气论作为中医基础理论的重要组成部分，在中医脏腑免疫学领域发挥着关键作用，与阴阳学说相互交融，共同阐释人体的生命活动、免疫机制及疾病的防治原理。

(1) 元气的生成与脏腑关联：元气，又称“原气”，被视为人体生命活动的原始动力和最根本的物质基础。其生成主要依赖于肾中所藏的先天之精，先天之精禀受于父母，是构成人体胚胎的原始物质，在胚胎发育过程中逐渐化生为元气。同时，元气的充盈也离不开后天水谷之精的滋养。脾胃为后天之本，人体摄入的食物经脾胃运化，转化为水谷精微，其中一部分水谷精微上输于心肺，与肺吸入的自然界清气相结合，化生为宗气，宗气又进一步推动元气的生成与补充。肾、脾、肺等脏腑在元气的生成过程中各司其职，相互协作。肾中先天之精为元气的生成提供了原始物质基础，脾运化的水谷精微和肺吸入的清气则为元气的充养源源不断地输送能量。若肾脏功能受损，先天之精不足，或脾胃虚弱，运化失常，水谷精微生成匮乏，又或肺失宣降，清气吸入受阻，均可导致元气生成不足，进而影响人体的免疫功能。

(2) 元气对免疫功能的推动与调节：元气在人体的免疫过程中发挥着核心的推动与调节作用。元气充沛，则人体的正气强盛，正气具有抵御外邪入侵、维持机体健康的能力。正如《黄帝内经》所言：“正气存内，邪不可干。”元气通过激发和推动各脏腑的生理功能，间接调节人体的免疫功能。例如，元气充足可促进肺气的宣发与肃降，使肺能更好地敷布卫气于体表。卫气作为人体阳气的一部分，具有温养肌肤、调节腠理开合及抵御外邪的功能。肺气充足，卫气得以正常发挥作用，可有效阻挡外邪从皮毛、口鼻等途径侵入人体，从而维护机体的免疫平衡。同时，元气还能激发和调节免疫细胞的活性。从中医角度来看，人体的免疫细胞可被视为正气的一部分，元气充沛可使免疫细胞的活性增强，其识别、吞噬和清除病原体的能力也相应提高。当人体受到外邪侵袭时，元气能够迅速激发免疫细胞的功能，启动免疫应答，及时有效地对抗病原体，防止疾病的发生发展。

(3) 元气与阴阳学说协同维持免疫稳态：在中医脏腑免疫学中，元气与阴阳学说紧密相关，协同维持人体的免疫稳态。元气本身可分为元阴和元阳两个方面，元阴具有滋养、宁静的作用，元阳具有温煦、推动的作用，两者相互制约、相互依存，维持着人体阴阳的动态平衡。这种阴阳平衡状态是人体免疫功能正常发挥的重要基础。若元气亏虚，常可导致阴阳失调，进而影响免疫功能。例如，元阳亏虚，可出现阳虚则寒的表现，人体阳气虚弱，卫外功能减弱，易受外邪侵袭，出现畏寒、肢冷、易感冒等症状，这与阴阳学说中阳虚导致免疫功能下降的观点相一致。反之，元阴亏虚，阴虚不能制阳，可出现阴虚则热的症状，表现为低热、盗汗、五心烦热等，此时人体免疫功能也会受到影响，易出现免疫功能紊乱的相关疾病。因此，在中医脏腑免疫学的临床实践中，常通过调理元气，以平衡阴阳，达到调节免疫功能、防治疾病的目的。对于阳虚体质者，在补充元气的同时，注重温补肾阳，可选用金匮肾气丸等方剂，以温阳益气，增强机体抵抗力；对于阴虚体质者，则在滋养元气的基础上，运用滋阴降火之法，如选用六味地黄丸等，以滋阴益气，调节免疫功能。通过这种方式，使元气充沛，阴阳平衡，从而维持人体正常的免疫稳态。

5. 五行学说

五行学说作为中医理论的重要架构，与元气论、阴阳学说相互交融，在中医脏腑免疫学领域发挥着关键作用，深刻影响着对人体免疫机制的理解与疾病防治策略。

(1) 五行与脏腑的对应及免疫关联：五行即木、火、土、金、水，对应人体五脏分别为肝、心、脾、肺、肾。这种对应构建起独特的生理病理联系，影响免疫功能。肝属木，木性升发、条达，肝主疏泄，调畅气机，气机顺畅利于免疫细胞在体内运行及免疫应答开展。若肝气郁结，木失条达，易致气机不畅，影响免疫功能，引发情志及免疫相关疾病。心属火，火性温热、向上，心主血脉，推动血液运行，为免疫细胞输送营养物质，保障免疫细胞正常代谢与功能，心阳充足则免疫功能得以强化。脾属土，土主运化，为后天之本，气血生化之源。脾运化水谷精微，为免疫细胞生成提供物质基础，脾气健运，免疫细胞功能正常，机体抵抗力强；脾失健运，营养物质匮乏，免疫细胞发育及功能受影响，人体易生病。肺属金，金性清肃、收敛，肺主气司呼吸，通过卫气敷布于体表抵御外邪，肺气充足，卫气功能正常，有效阻挡外邪入侵，维持免疫平衡。肾属水，水性滋润、下行，肾藏精，精能化气，肾气对免疫细胞发育、分化及免疫调节起关键作用，肾气充足，免疫功能稳定，人体抗病力强。

(2) 五行生克乘侮与免疫调节：五行相生相克关系在中医脏腑免疫学中用于解释免疫调节机制。相生关系为木生火、火生土、土生金、金生水、水生木，对应脏腑间相互滋养。如肝木生心火，肝血充足可滋养心，使心血充盈，利于免疫相关血液供应。相克关系为木克土、土克水、水克火、火克金、金克木，体现脏腑间相互制约。如肺金克肝木，正常情况下，肺气清肃可制约肝气过旺，维持气机平衡，保障免疫功能正常。若五行生克关系失常，出现相乘、相侮现象，会影响免疫功能。相乘是相克太过，如木旺乘土，肝气过旺克制脾土太过，导致脾运化失常，影响免疫细胞营养供应，降低机体免疫力。相侮即反克，如木火刑金，肝火过旺反侮肺金，影响肺气宣发肃降，使卫气敷布失常，机体易受外邪侵袭。

(3) 基于五行学说的免疫疾病防治：中医脏腑免疫学依据五行学说制订免疫疾病防治策略。在疾病预防上，根据五行相生相克规律，注重整体调理脏腑功能，维持免疫平衡。例如，春季养肝，顺应木气升发，可使肝气条达，通过木生火关系，滋养心阳，增强整体免疫力。在疾病治疗中，依据五行生克乘侮理论，调整脏腑间失衡关系。例如，肝旺乘脾导致脾虚泄泻，采用疏肝健脾法，既疏肝气之旺，又健脾气之虚，恢复肝脾平衡，调节免疫功能。对于肺肾阴虚的咳嗽，根据金水相生原理，采用滋肾润肺法，滋养肾阴以生肺阴，可改善肺功能，调节免疫，缓解咳嗽症状。

（六）中医脏腑免疫学展望

中医脏腑免疫学作为中医学与现代免疫学交叉融合的新兴领域，具有广阔的发展前景和重要的研究价值。

1. 理论体系的完善与创新

(1) 深入挖掘中医经典理论：中医脏腑免疫学将进一步挖掘《黄帝内经》《伤寒杂病论》等

中医经典中关于脏腑与免疫的论述，结合现代免疫学的研究成果，形成更为系统、科学的中医脏腑免疫学理论体系。

(2) 整合多学科知识：中医脏腑免疫学将整合中医学、现代医学、免疫学、分子生物学等多学科的知识，探索脏腑功能与免疫调节之间的内在联系，揭示中医脏腑免疫学的科学内涵。

2. 实验研究的深化与拓展

(1) 建立中医脏腑免疫学实验平台：建立完善的中医脏腑免疫学实验平台，开展系统的实验研究，验证中医脏腑免疫学理论的正确性，为中医脏腑免疫学的临床应用提供实验依据。

(2) 揭示中医脏腑免疫调节机制：通过实验研究，揭示中医脏腑在免疫调节中的具体作用机制和途径，为中医脏腑免疫学的理论创新提供科学依据。

3. 临床应用的推广与深化

(1) 拓展中医脏腑免疫学的应用范围：将中医脏腑免疫学的理论和方法应用于临床疾病的预防和治疗中，特别是针对慢性疾病、免疫性疾病等，发挥中医脏腑免疫学的独特优势。

(2) 制订中医脏腑免疫学诊疗规范：结合中医脏腑免疫学的理论研究和临床实践经验，制订科学、规范的中医脏腑免疫学诊疗规范，提高中医脏腑免疫学的临床应用水平。

4. 国际交流与合作的加强

(1) 加强与国际免疫学界的交流与合作：积极参与国际免疫学界的学术交流与合作，引进先进的免疫学技术和研究方法，推动中医脏腑免疫学的国际化进程。

(2) 推广中医脏腑免疫学的国际影响力：通过举办国际学术会议、发表高水平学术论文等方式，展示中医脏腑免疫学的研究成果和应用价值，提升中医脏腑免疫学的国际影响力。

5. 人才培养与学科建设的加强

(1) 加强中医脏腑免疫学的人才培养：通过开设中医脏腑免疫学相关课程、举办培训班等方式，培养一批具备中医脏腑免疫学理论知识和实验技能的专业人才。

(2) 推动中医脏腑免疫学的学科建设：加强中医脏腑免疫学的学科建设，推动中医脏腑免疫学成为中医学与现代医学交叉融合的重要领域，为中医免疫学的发展贡献力量。

综上，中医脏腑免疫学具有广阔的发展前景和重要的研究价值。通过完善理论体系、深化实验研究、推广临床应用、加强国际交流与合作及加强人才培养与学科建设等措施，中医脏腑免疫学将为人类健康事业做出更大的贡献。

二、西医免疫概论

西医免疫学是研究机体免疫系统组成、功能及其与疾病关系的学科，聚焦于免疫系统对外源性病原体的防御、内源性异常细胞的监控及机体稳态的维持。西医免疫学作为基础医学与临床实践的桥梁，持续推动精准医疗与个体化治疗策略的革新。

（一）西医免疫学概述

西医免疫学从最初对免疫现象的模糊认知，经过数百年的发展，已成为一门涵盖基础研究、临床应用和多领域交叉的综合性学科，为人类健康事业做出了巨大贡献，并且在未来仍具有广阔的发展前景。

1. 西医免疫学的起源和发展

(1) 起源认知期：在古代，人们虽未形成系统的免疫学理论，但已观察到一些免疫现象。例如，古希腊时期，人们注意到患过某些传染病康复后的人，再次面对相同疾病时往往具有抵抗力。在中国古代，也有类似认识，如《黄帝内经》中“正气存内，邪不可干”的观点，从侧面反映了人体自身防御能力与疾病的关系。不过，真正开启西医免疫学实验研究大门的，是18 世纪末英国乡村医生 Edward Jenner 的伟大发现。当时，天花肆虐，严重威胁人类生命健康。Jenner 观察到挤奶女工感染牛痘后，几乎不会再患天花。1796 年，他进行了一项开创性试验，从一位感染牛痘的挤奶女工手上提取脓液，接种到一名 8 岁男孩手臂上，男孩感染牛痘后很快康复。随后，Jenner 再给男孩接种天花病毒，男孩并未感染天花。这一试验证实了接种牛痘可预防天花，为免疫学的发展奠定了实践基础，标志着免疫学从经验观察迈向实验科学阶段。

(2) 理论奠基期：19 世纪末至 20 世纪初，微生物学的蓬勃发展为免疫学带来了重大突破。法国科学家 Louis Pasteur 通过实验证明，传染病是由微生物引起的，这一发现极大地推动了免疫学的发展。1880 年，Pasteur 研制出鸡霍乱疫苗，随后又成功研制出炭疽疫苗和狂犬病疫苗，进一步证实了人工减毒疫苗可预防传染病的理论。同一时期，德国科学家 Emil Adolf von Behring 和日本科学家 Kitasato Shibasaburo 发现了抗体。他们在研究白喉和破伤风时，发现感染过这些疾病的动物血清中存在一种物质，能够中和毒素，这种物质被命名为抗体，而引起抗体产生的物质则被称为抗原。此后，补体系统也被发现，该系统能够协助抗体清除病原体，增强免疫反应。1900 年，Karl Landsteiner 发现了人类血型系统，揭示了不同血型之间的免疫反应，为输血医学奠定了基础。这些发现使得人们对免疫现象的认识从宏观层面深入微观分子层面，逐渐构建起现代免疫学的基本框架，包括抗原 – 抗体反应、免疫防御机制等核心概念。

(3) 成长发展期：20 世纪中叶以后，随着细胞生物学、分子生物学等多学科的飞速发展，免疫学迎来了黄金发展期。1957 年，澳大利亚科学家 Macfarlane Burnett 提出了克隆选择学说，该学说认为体内存在众多具有不同抗原受体的免疫细胞克隆，当抗原进入机体后，选择相应的克隆并刺激其增殖分化，产生特异性抗体或免疫细胞。这一学说为解释免疫系统如何识别和应对抗原提供了重要理论基础，推动了免疫学从细胞水平向分子水平的深入研究。20 世纪 60 年代，科学家们陆续发现了 T 细胞和 B 细胞这两种重要的免疫细胞，并明确了它们在免疫应答中的不同分工。T 细胞主要参与细胞免疫，负责识别和杀伤被病原体感染的细胞及肿瘤细胞；B 细胞则主要参与体液免疫，产生抗体。同时，免疫球蛋白的结构也被解析，明确了抗体的抗原结合位点及与抗原结合的特异性。20 世纪 70 年代，细胞因子的发现进一步丰富了免疫学的内容。细胞因子是由免疫细胞分泌的一类小分子蛋白质，它们在免疫细胞的活化、增殖、分化及炎症反应等过程中发挥着重要调节作用。此外，免疫学技术也取得了重大突破，如酶联免疫吸附试验（ELISA）、免疫荧光技术、流式细胞术等的发明，为免疫学研究提供了强大的工具，使得对免疫细胞和分子的研究更加精确和深入。

(4) 拓展应用期：进入 21 世纪，免疫学在基础研究不断深入的同时，在临床应用和其他领域也取得了显著进展。在临床方面，免疫治疗成为肿瘤治疗领域的研究热点。免疫检查点抑制药疗法的出现，为癌症患者带来了新的希望。通过阻断免疫检查点分子，如程序性死亡受体 1（PD-1）及其配体程序性死亡受体配体 1（PD-L1），可以解除肿瘤细胞对免疫系统的抑制，使机体免疫系统能够重新识别和攻击肿瘤细胞。CAR-T 细胞疗法也取得了重大突破，通过基因工程技术将 T 细胞进行改造，使其表达能够特异性识别肿瘤细胞抗原的嵌合抗原受体（CAR），回输到患者体内后，CAR-T 细胞能够高效杀伤肿瘤细胞。此外，免疫学在自身免疫病、免疫缺陷病、过敏性疾病等的治疗方面也不断取得新进展，如针对自身免疫病的生物制剂研发，能够精准靶向免疫系统中的异常信号通路，减轻免疫炎症反应。在疫苗研发领域，随着对病原体免疫机制的深入理解，新型疫苗不断涌现，如 mRNA 疫苗在新型冠状病毒病大流行防控中发挥了重要作用。同时，免疫学在移植医学、预防医学、生物制药等领域也有着广泛应用，推动了这些领域的快速发展。

综上，西医免疫学的发展经历了漫长的探索过程。早期，人们对免疫现象仅有模糊认知，如天花在人群中流行时，人们发现得过天花的人不易再次患病。18 世纪末，英国医生 Edward Jenner 发明牛痘接种法，开启了免疫学实验科学的篇章，为预防传染病提供了有效手段。19 世纪末—20 世纪初，随着微生物学的发展，人们相继发现了抗体、补体等免疫分子，以及 T 细胞、B 细胞等免疫细胞，逐渐构建起现代免疫学的基本框架。此后，免疫学在细胞生物学、分子生物学等多学科推动下，不断深入发展，从对免疫现象的观察，迈向对免疫机制的深入探究。

2. 西医免疫学与中医脏腑免疫学比较

与中医脏腑免疫学相比，西医免疫学侧重从微观层面，运用现代科学实验技术，研究免疫细胞、分子的结构与功能，以及免疫应答的具体机制，以精准诊断和治疗免疫相关疾病。中医脏腑免疫学则是基于中医整体观念、阴阳五行学说等理论，从宏观角度，关注人体脏腑功能与免疫的关系，强调通过调节脏腑功能，维持人体整体阴阳平衡，达到调节免疫、防治疾病的目的。两者各有优势，若能相互借鉴、融合，有望为免疫相关疾病的防治带来新的突破。

(1) 理论基础差异：西医免疫学建立在现代生物学、生理学、病理学等多学科基础之上。以细胞生物学和分子生物学为核心，认为免疫系统由免疫器官（如胸腺、脾脏、淋巴结等）、免疫细胞（如 T 细胞、B 细胞、巨噬细胞等）及免疫分子（如抗体、细胞因子、补体等）构成。其理论着重从微观层面阐释免疫细胞如何识别抗原、启动免疫应答，以及免疫分子在免疫调节中的作用机制，通过大量实验研究和数据分析构建理论体系。

中医脏腑免疫学根植于中医传统理论，以整体观念、阴阳学说、五行学说、元气论等为基石。整体观念强调人体自身是一个有机整体，并且与自然环境相互关联，人体的免疫状态受脏腑功能、气血运行、情志变化及自然环境等多种因素综合影响。阴阳学说用于解释人体生理病理及免疫现象，认为阴阳平衡是维持免疫正常的关键，阴阳失调则导致免疫功能紊乱。五行学说将人体脏腑与自然界五行相对应，通过五行相生相克关系阐述脏腑间相互协调与制约，以维持免疫稳态。元气论指出元气是人体生命活动和免疫功能的根本动力，元气充足则正气强盛，能抵御外邪。

(2) 研究方法不同：西医免疫学采用现代科学实验方法，如细胞培养技术，可在体外培养免疫细胞，研究其生长、分化、功能及对不同刺激的反应。西医免疫学采用分子生物学技术，如 PCR、基因测序、蛋白质印迹等，来分析免疫分子的结构、功能及基因表达调控。其动物实验则通过构建各种免疫相关疾病动物模型，模拟人类疾病发生发展过程，研究免疫机制及治疗方法。这些方法注重精确性和可控性，从微观层面深入探究免疫现象的本质。

中医脏腑免疫学主要运用传统中医研究方法，如文献整理与研究，通过梳理历代中医典籍中关于脏腑与免疫相关的论述，挖掘其理论内涵和实践经验。中医脏腑免疫学也采用了临床观察方法，医生通过望、闻、问、切收集患者症状、体征等信息，结合中医理论，分析脏腑功能与免疫状态的关系，总结临床规律。此外，近年来中医脏腑免疫学也逐渐引入现代科学技术，如利用基因芯片技术研究中药调节脏腑功能对免疫相关基因表达的影响，将传统中医研究方法与现代科学技术相结合，探索其科学内涵。

(3) 对疾病认知差异：西医免疫学将疾病视为免疫系统功能异常的结果，包括免疫功能低下，如获得性免疫缺陷综合征患者因 HIV 破坏免疫细胞，导致机体免疫功能严重受损，易受各种病原体感染；免疫功能亢进，如过敏性疾病，机体对环境中原本无害的物质（如花粉、尘螨等）产生过度免疫反应；自身免疫病，如系统性红斑狼疮，免疫系统错误地攻击自身组织器官，破坏机体正常结构和功能。西医免疫学通过检测免疫细胞数量、活性，免疫分子水平等客观指标，明确疾病的发病机制和诊断标准。

中医脏腑免疫学把疾病看作人体正气与邪气相互斗争的过程，正气不足是发病的内在依据，邪气入侵是外在条件。当脏腑功能失调，如肝失疏泄、脾失健运、肾气虚衰等，会导致人体正气虚弱，免疫功能下降，外邪易乘虚而入引发疾病。同时，情志失调、饮食不节、劳逸失度等因素也可通过影响脏腑功能，导致免疫失衡。中医脏腑免疫学从整体和动态角度看待疾病，注重疾病的证候表现，通过辨证分析，判断疾病的病因、病位、病性及正邪关系，为治疗提供依据。

(4) 干预手段区别。

① 西医免疫学擅长采用药物、免疫等方法进行治疗。

• 药物治疗：针对免疫功能低下，使用免疫增强药，如 IFN、胸腺肽等，刺激免疫系统，提高免疫细胞活性和功能；对于免疫功能亢进或自身免疫病，采用免疫抑制药，如环孢素、他克莫司等，抑制免疫系统过度反应，减轻对自身组织的损伤。

• 免疫治疗：如肿瘤免疫治疗，包括免疫检查点抑制药疗法，通过阻断免疫检查点分子，解除肿瘤细胞对免疫系统的抑制，增强机体对肿瘤细胞的免疫攻击；CAR-T 细胞疗法，将经过基因改造的 T 细胞回输到患者体内，使其能够特异性识别并杀伤肿瘤细胞。

• 疫苗接种：通过接种疫苗，使机体产生针对特定病原体的免疫记忆，预防传染病发生。疫苗含有减毒或灭活的病原体、病原体的抗原成分等，接种后刺激机体免疫系统产生免疫应答，产生抗体和记忆细胞。

② 中医脏腑免疫学讲究中药调理、针灸推拿、饮食养生和情志调节等。

• 中药调理：根据辨证结果，运用中药方剂调节脏腑功能，平衡阴阳，增强机体免疫力。例如，脾气虚导致免疫功能低下者，使用四君子汤等健脾益气方剂；肝肾阴虚者，采用六味地黄丸等滋阴补肾方剂。

• 针灸推拿：针灸通过刺激人体特定穴位，调节经络气血运行，改善脏腑功能和免疫状态。例如，针刺足三里、关元、气海等穴位，可激发人体正气，提高机体抵抗力；推拿特定经络和穴位，如督脉、膀胱经等，也有助于调节人体气血和脏腑功能，增强免疫功能。

• 饮食养生：基于中医理论，根据个体体质和季节选择食物，以调节免疫功能。例如，阳虚体质者，冬季可多食用羊肉、核桃等温补肾阳的食物；阴虚体质者，可常吃百合、银耳等滋阴润肺的食物。

• 情志调节：中医学认为情志与脏腑功能密切相关，过度情志刺激会损伤脏腑，影响免疫功能。通过心理疏导、调节情绪，保持心情舒畅，避免情志过激，有助于维持脏腑功能正常，调节免疫平衡。

（二）西医免疫学的核心理论及研究范畴

1. 免疫系统的组成

免疫系统由免疫器官、免疫细胞和免疫分子三部分组成。免疫器官是免疫系统的重要组成部分，分为中枢免疫器官和外周免疫器官。

(1) 中枢免疫器官。

① 胸腺：位于胸腔上纵隔前部，是 T 细胞分化、发育、成熟的场所。胸腺上皮细胞分泌的多种细胞因子和胸腺肽类分子，可促进 T 细胞的发育和成熟。在胚胎发育后期至出生后，胸腺逐渐发育，青春期时达到高峰，随后随着年龄增长逐渐萎缩退化。

② 骨髓：是人和其他哺乳动物的造血器官，也是各种免疫细胞的发源地。骨髓中的造血干细胞具有自我更新和多向分化的能力，可分化为髓样祖细胞和淋巴样祖细胞，进而分别发育为粒细胞、单核细胞、巨噬细胞及 T 细胞、B 细胞等免疫细胞。此外，骨髓还是 B 细胞分化、发育、成熟的场所。

(2) 外周免疫器官。

① 脾脏：是人体最大的淋巴器官，位于腹腔的左上方。脾脏由白髓、红髓和边缘区组成，白髓主要由密集的淋巴细胞构成，是机体发生特异性免疫应答的主要场所；红髓则主要由脾血窦和脾索组成，具有过滤血液、清除病原体和衰老血细胞等功能；边缘区是脾内捕获抗原、识别抗原和诱发免疫应答的重要部位。

② 淋巴结：呈圆形或椭圆形，多沿淋巴管分布于身体的各个部位。淋巴结的实质分为皮

质和髓质，皮质主要由淋巴小结和副皮质区组成，淋巴小结是 B 细胞聚集的部位，副皮质区主要由 T 细胞聚集而成；髓质由髓索和髓窦组成，髓索内含有大量的 B 细胞、浆细胞和巨噬细胞等。淋巴结具有过滤淋巴液、清除病原体、参与免疫应答及产生免疫记忆等功能。

③ 黏膜相关淋巴组织：广泛分布于呼吸道、胃肠道、泌尿生殖道等黏膜下，包括扁桃体、阑尾、肠集合淋巴结及呼吸道和消化道黏膜固有层的大量淋巴小结和弥散淋巴组织等。黏膜相关淋巴组织是机体对抗病原体入侵的第一道防线，在黏膜局部抗感染免疫中发挥着重要作用。

(3) 免疫细胞：免疫细胞是免疫系统的重要组成部分，包括淋巴细胞、单核吞噬细胞、粒细胞等。

① 淋巴细胞：包括 T 细胞、B 细胞和自然杀伤细胞（NK 细胞）。

• T 细胞：来源于骨髓的淋巴样干细胞，在胸腺中发育成熟。根据其功能和表面标志物的不同，可分为辅助性 T 细胞（Th）、细胞毒性 T 细胞（Tc）、调节性 T 细胞（Treg）等亚群。Th 细胞可分泌细胞因子，辅助其他免疫细胞的活化和功能发挥；Tc 细胞能够特异性杀伤被病原体感染的靶细胞或肿瘤细胞;Treg 细胞则具有免疫抑制功能，可调节免疫应答，维持免疫平衡。

• B 细胞：同样起源于骨髓的淋巴样干细胞，并在骨髓中发育成熟。B 细胞表面表达有抗原受体（BCR），可识别抗原并被激活，分化为浆细胞，产生抗体，参与体液免疫应答。此外，B 细胞还具有抗原提呈功能，可将抗原信息提呈给 T 细胞。

• 自然杀伤细胞：是淋巴细胞的一个亚群，不需要预先接触抗原即可直接杀伤靶细胞，如被病毒感染的细胞或肿瘤细胞等。NK 细胞通过释放细胞毒性物质，如穿孔素、颗粒酶等，破坏靶细胞膜的完整性，导致靶细胞凋亡。同时，NK 细胞还可分泌细胞因子，调节免疫应答。

② 单核吞噬细胞：包括单核细胞和巨噬细胞。

• 单核细胞：由骨髓中的造血干细胞分化而来，在血液中短暂停留后，迁移到组织中并分化为巨噬细胞。单核细胞具有较强的吞噬能力，可吞噬和清除病原体、衰老细胞及抗原－抗体复合物等。

• 巨噬细胞：广泛分布于全身各组织和器官，具有吞噬、杀菌、抗原提呈及分泌细胞因子等多种功能。巨噬细胞通过表面的模式识别受体，识别病原体表面的病原体相关分子模式，启动免疫应答。同时，巨噬细胞还可将抗原加工处理后，提呈给 T 细胞，激活 T 细胞介导的免疫应答。

③ 粒细胞：包括中性粒细胞、嗜酸性粒细胞和嗜碱性粒细胞。

• 中性粒细胞：是血液中数量最多的白细胞，具有很强的趋化作用和吞噬功能。在炎症反应发生时，中性粒细胞可迅速迁移到炎症部位，吞噬和杀灭病原体，是机体抵御细菌感染的重要防线。

• 嗜酸性粒细胞：主要参与抗寄生虫感染和过敏反应。嗜酸性粒细胞可释放多种生物活性物质，如嗜酸性粒细胞阳离子蛋白、主要碱性蛋白等，对寄生虫具有毒性作用，同时也可调节过敏反应的强度。

• 嗜碱性粒细胞：在血液中含量最少，表面表达有高亲和力的 IgE 受体。当机体接触变应原后，嗜碱性粒细胞可通过表面的 IgE 受体结合 IgE 抗体，再次接触相同变应原时，变应原与 IgE 抗体结合，导致嗜碱性粒细胞活化，释放组胺等生物活性物质，引起过敏反应。

(4) 免疫分子：免疫分子是免疫系统发挥免疫功能的重要物质基础，包括抗体、补体、细胞因子等。

① 抗体：又称免疫球蛋白，是由浆细胞产生的一类能与相应抗原特异性结合的球蛋白。抗体具有多种生物学功能，如中和毒素、凝集病原体、激活补体、调理吞噬及介导依赖抗体的细胞毒性（ADCC）效应等，在体液免疫应答中发挥着关键作用。根据抗体重链恒定区的结构和抗原性的不同，可将抗体分为 IgG、IgA、IgM、IgD 和 IgE 五类，它们在体内的分布和功能各有特点。

② 补体：存在于正常人和动物血清与组织液中的一组经活化后具有酶活性的蛋白质。补体系统通过经典途径、旁路途径和甘露聚糖结合凝集素（MBL）途径激活后，可产生多种生物学效应，如溶解靶细胞、调理吞噬、介导炎症反应及清除免疫复合物等，在机体的抗感染免疫和免疫调节中发挥着重要作用。

③ 细胞因子：由免疫细胞和某些非免疫细胞经刺激而合成、分泌的一类具有广泛生物学活性的小分子蛋白质。细胞因子包括 IL、IFN、TNF、CSF 等多种类型，它们通过与细胞表面的相应受体结合，调节细胞的生长、分化、活化及免疫应答等过程。细胞因子在免疫调节、炎症反应、造血调控及组织修复等方面发挥着重要作用。

免疫系统通过免疫器官、免疫细胞和免疫分子之间的相互协作，共同完成免疫防御、免疫自稳和免疫监视等功能，维持机体的内环境稳定。

2. 免疫应答功能

免疫应答是机体免疫系统对抗原刺激所产生的一系列复杂反应，目的是识别和清除抗原性异物，维持机体内环境稳定。它主要分为固有免疫应答和适应性免疫应答两种，两者相互协作，共同守护机体健康。

固有免疫应答又称非特异性免疫应答，是机体抵御病原体入侵的第一道防线，在抗原入侵后迅速启动，作用广泛但无特异性。

(1) 识别机制：固有免疫细胞通过模式识别受体（PRR）识别病原体相关分子模式（PAMP）。PAMP 是病原体表面共有的保守分子结构，如细菌的脂多糖、肽聚糖，病毒的双链 RNA 等。巨噬细胞、树突状细胞等固有免疫细胞表面的 Toll 样受体（TLR）就是一类重要的 PRR，当 TLR 识别相应 PAMP 后，可激活细胞内信号转导通路，启动免疫应答。

(2) 固有免疫细胞的作用。

① 巨噬细胞：具有强大的吞噬能力，可吞噬和杀灭病原体。它能通过表面受体识别病原体，将其包裹形成吞噬体，与溶酶体融合后，利用溶酶体内的多种酶和活性氧物质等将病原体消化降解。同时，巨噬细胞还能分泌细胞因子，如 TNF-α、IL-1 等，引发炎症反应，招募更多免疫细胞到感染部位，增强免疫防御。

② 中性粒细胞：血液中数量最多的白细胞，在炎症信号刺激下，可迅速从血管内迁移到炎症部位。中性粒细胞同样具有强大的吞噬功能，能吞噬和杀灭细菌等病原体，其释放的抗菌物质如髓过氧化物酶等，可增强杀菌效果。此外，中性粒细胞还可形成中性粒细胞胞外陷阱（NET），通过释放染色质纤维和抗菌蛋白等物质，捕获和杀灭病原体。

③ 自然杀伤细胞：无须预先接触抗原，就能直接杀伤被病毒感染的细胞或肿瘤细胞。NK细胞通过表面的杀伤细胞免疫球蛋白样受体（KIR）等识别靶细胞，当靶细胞表面的MHC-Ⅰ类分子表达下调（如病毒感染或肿瘤细胞常出现这种情况），NK细胞可识别并杀伤靶细胞。NK细胞通过释放穿孔素、颗粒酶等细胞毒性物质，破坏靶细胞膜的完整性，导致靶细胞凋亡，同时还能分泌细胞因子，调节免疫应答。

(3) 炎症反应：固有免疫应答启动后，可引发炎症反应。炎症部位的血管扩张，通透性增加，使得免疫细胞和血浆蛋白等能迅速到达感染部位。炎症反应有助于清除病原体，但过度的炎症反应也可能对机体造成损伤。

(4) 适应性免疫应答：适应性免疫应答又称特异性免疫应答，是机体在固有免疫应答基础上，针对特定抗原产生的免疫应答，具有特异性、记忆性和耐受性等特点。

① 抗原提呈：抗原进入机体后，首先被抗原提呈细胞（APC）摄取、加工和处理。主要的APC包括树突状细胞、巨噬细胞和B细胞。树突状细胞是功能最强的APC，它摄取抗原后，将其加工处理成抗原肽–MHC分子复合物，表达于细胞表面，然后迁移至外周淋巴器官，将抗原信息提呈给T细胞。

② T细胞活化：T细胞通过表面的T细胞受体（TCR）识别APC表面的抗原肽–MHC分子复合物，同时还需要共刺激信号（如CD28与B7分子结合）等辅助才能活化。活化后的T细胞发生增殖和分化，形成效应T细胞和记忆T细胞。

③ 辅助性T细胞：Th细胞可分为Th1、Th2、Th17等不同亚群，各亚群分泌不同的细胞因子，发挥不同功能。Th1细胞主要分泌IFN-γ等，辅助细胞免疫应答，促进巨噬细胞活化，增强其吞噬和杀伤病原体的能力；Th2细胞主要分泌IL-4等，辅助体液免疫应答，促进B细胞活化、增殖和分化为浆细胞，产生抗体；Th17细胞分泌IL-17等，参与炎症反应和防御胞外细菌及真菌的感染。

④ 细胞毒性T细胞：Tc细胞活化后，可特异性杀伤被病原体感染的靶细胞或肿瘤细胞。Tc细胞通过TCR识别靶细胞表面的抗原肽–MHC-Ⅰ类分子复合物，然后释放穿孔素、颗粒酶等细胞毒性物质，使靶细胞凋亡。

⑤ B细胞活化：B细胞通过BCR识别抗原，在Th细胞辅助下活化、增殖和分化为浆细胞。浆细胞产生抗体，抗体与抗原特异性结合，发挥中和毒素、凝集病原体、激活补体、调理吞噬等作用，清除抗原。此外，B细胞活化后还可形成记忆B细胞，当再次接触相同抗原时，可迅速活化产生大量抗体，引发更强的免疫应答。

⑥ 免疫记忆：适应性免疫应答过程中产生的记忆T细胞和记忆B细胞，可在体内长期存

在。当机体再次接触相同抗原时，记忆细胞可迅速活化、增殖和分化，产生更快、更强的免疫应答，这就是免疫记忆。免疫记忆是疫苗预防疾病的重要基础，通过接种疫苗，使机体产生免疫记忆，当真正的病原体入侵时，机体能迅速启动免疫应答，预防疾病发生。

3. 西医免疫学的研究范畴

(1) 免疫细胞研究：聚焦免疫细胞的发育、分化、功能及相互作用。例如，研究 T 细胞如何从胸腺中发育成熟，不同亚群 T 细胞（如辅助性 T 细胞、细胞毒性 T 细胞等）在免疫应答中的独特功能及相互调节机制；探究 B 细胞产生抗体的过程，以及抗体的类别转换和亲和力成熟机制。

(2) 免疫分子研究：深入剖析免疫分子的结构与功能。例如，解析抗体的分子结构，明确其抗原结合位点及与抗原结合的特异性；研究细胞因子的信号转导通路，了解细胞因子如何调节免疫细胞的活性、增殖和分化，以及在炎症反应、免疫调节中的作用。

(3) 免疫应答过程：详细研究免疫应答的启动、发展和调控过程，包括固有免疫应答如何迅速对病原体做出反应，启动炎症反应；适应性免疫应答如何在固有免疫基础上，产生特异性免疫，以及免疫记忆的形成和维持机制，使机体再次接触相同抗原时能快速、强烈地应答。

(4) 免疫相关疾病：探究免疫功能异常导致的疾病，例如，免疫缺陷病（如获得性免疫缺陷综合征，因 HIV 破坏免疫细胞，导致免疫功能严重受损）、自身免疫病（如系统性红斑狼疮，机体免疫系统错误攻击自身组织器官）、过敏性疾病（如过敏性鼻炎，机体对环境中的变应原产生过度免疫反应）等的发病机制、诊断方法和治疗策略。

（三）西医免疫学的免疫病理及疾病防治思路

1. 免疫病理

免疫病理主要研究免疫系统在异常状态下引发的疾病机制、病理变化及临床表现。

(1) 免疫功能低下相关病理。

① 原发性免疫缺陷病：多由遗传因素导致免疫系统发育不全或功能障碍。例如，先天性无丙种球蛋白血症，患者体内缺乏 B 细胞，无法产生抗体，极易遭受细菌、病毒等病原体感染，并且感染往往较为严重、持续时间长。从病理机制看，是基因缺陷影响了 B 细胞的发育、分化过程，导致免疫球蛋白合成障碍。

② 继发性免疫缺陷病：由后天因素引起，如获得性免疫缺陷综合征，HIV 主要攻击人体的 $CD4^{+}$T 淋巴细胞，导致 T 细胞数量急剧减少，免疫功能严重受损。随着病情进展，患者逐渐出现各种机会性感染，如肺孢子菌肺炎、卡波西肉瘤等，这是因为免疫系统无法有效抵御原本在正常免疫状态下不致病的病原体入侵。

(2) 免疫功能亢进相关病理：主要包括几种超敏反应。

① Ⅰ型超敏反应：又称速发型超敏反应，常见过敏性鼻炎、哮喘、食物过敏等。以过敏性哮喘为例，机体初次接触变应原（如花粉、尘螨等）后，B 细胞产生 IgE 抗体，IgE 与肥大细胞和嗜碱性粒细胞表面的 Fc ε RI 受体结合，使机体处于致敏状态。当再次接触相同变应原时，

变应原与肥大细胞和嗜碱性粒细胞表面的 IgE 结合，导致细胞脱颗粒，释放组胺、白三烯等生物活性物质，引起平滑肌收缩、血管扩张、通透性增加等病理变化，出现喘息、气促、咳嗽等症状。

②Ⅱ型超敏反应：细胞毒型超敏反应，如自身免疫性溶血性贫血。机体产生针对自身红细胞表面抗原的抗体，抗体与红细胞结合后，通过激活补体系统、巨噬细胞吞噬或 NK 细胞介导的 ADCC 效应等机制，导致红细胞破坏，引发贫血。

③Ⅲ型超敏反应：又称免疫复合物型超敏反应，如系统性红斑狼疮。体内产生的自身抗体与相应抗原结合形成免疫复合物，这些免疫复合物沉积在肾小球、关节、皮肤等部位，激活补体系统，吸引中性粒细胞聚集，释放溶酶体酶等，导致局部组织损伤，出现蛋白尿、关节疼痛、面部红斑等症状。

④Ⅳ型超敏反应：为迟发型超敏反应，如接触性皮炎。机体接触抗原（如某些化学物质）后，抗原被抗原提呈细胞摄取、加工处理，激活 T 细胞。致敏 T 细胞再次接触相同抗原时，释放细胞因子，引起以单个核细胞浸润和组织损伤为主要特征的炎症反应，通常在接触抗原后 24～72 小时出现红斑、丘疹、水疱等皮肤病变。

(3) 自身免疫病病理：以类风湿关节炎为例，其发病机制与自身免疫密切相关。机体免疫系统错误地将自身关节滑膜组织识别为外来抗原，产生自身抗体，如类风湿因子（RF）、抗 -CCP 抗体等。这些自身抗体与相应抗原结合形成免疫复合物，激活补体系统，引发炎症反应。炎症细胞浸润关节滑膜，导致滑膜增生、血管翳形成，进而侵蚀关节软骨和骨组织，引起关节疼痛、肿胀、畸形，最终导致关节功能障碍。

2. 疾病防治思路

免疫学的疾病防治思路是一个多维度、综合性的策略，旨在通过调节和增强人体免疫系统的功能，预防疾病的发生、减轻疾病的严重程度，并促进疾病的康复。其主要方式包括疫苗预防、免疫治疗和免疫诊断。

(1) 疫苗预防：通过接种疫苗，使机体产生针对特定病原体的免疫记忆。疫苗通常含有减毒或灭活的病原体、病原体的抗原成分等，接种后刺激机体免疫系统产生免疫应答，产生抗体和记忆细胞。当机体再次接触自然病原体时，记忆细胞迅速活化，引发强烈免疫反应，预防疾病发生。

(2) 免疫治疗：免疫缺陷病可采用免疫重建治疗，如造血干细胞移植，重建患者的免疫系统；自身免疫病可使用免疫抑制药，抑制免疫系统的过度反应，减轻对自身组织的损伤；在肿瘤治疗中，发展出免疫检查点抑制药疗法，通过阻断免疫检查点分子，解除肿瘤细胞对免疫系统的抑制，增强机体对肿瘤细胞的免疫攻击。此外，还有过继性细胞免疫治疗，如 CAR-T 细胞疗法，将经过基因改造的 T 细胞回输到患者体内，增强对肿瘤细胞的杀伤能力。

(3) 免疫诊断：利用免疫学原理，开发了多种诊断方法。例如，通过检测血清中的抗体水平，诊断感染性疾病（如乙肝、丙肝等）；采用免疫组化技术，检测组织细胞中的抗原，辅助肿瘤诊断和分型；运用流式细胞术，分析免疫细胞的类型和数量，评估免疫系统功能状态。

三、脏腑免疫

西医免疫学从微观层面，通过现代科学实验方法，深入研究免疫器官、免疫细胞和免疫分子的结构与功能，以及免疫应答的具体机制，为理解免疫相关疾病的发生发展提供了精准的理论基础和治疗靶点。中医脏腑免疫学则从宏观整体角度出发，依据中医的整体观念、阴阳五行学说等理论，强调脏腑之间的相互协调和平衡对免疫功能的影响，注重通过调节脏腑功能来维持机体的免疫平衡，防治疾病。两者相互补充，西医免疫学的研究成果可以为中医脏腑免疫学提供现代科学的解释和验证，而中医脏腑免疫学的整体观念和辨证论治思想也可以为西医免疫学在疾病防治方面提供新的思路和方法。

中医理论中关于脏腑免疫的理解是脏腑功能与免疫系统相互作用的关系。在中医学看来，人体的脏腑不仅具有各自的生理功能，还与人体的免疫机制密切相关，两者共同维护着人体的健康。

（一）藏象学说概述

藏象学说是中医学理论体系中极其重要的组成部分，是中医学研究人体脏腑生理功能、病理变化及其相互关系的核心理论体系，强调通过外在“征象”推断内在脏腑状态，形成“以象测藏”的独特方法论。藏象学说以“内外相应”为逻辑主线，构建了以五脏为中心、联通自然与人体功能的独特理论体系，成为中医诊疗与养生实践的核心指导原则。

1. 藏象的概念

藏指藏于体内的脏腑器官，包括五脏（心、肝、脾、肺、肾）、六腑（胆、胃、小肠、大肠、膀胱、三焦）和奇恒之腑（脑、髓、骨、脉、胆、女子胞）。这些脏腑是内脏的总称，按照生理功能特点进行分类。象指脏腑表现于外的生理、病理现象，以及脏腑与自然界相通应的事物和现象。它是脏腑功能活动的外在反映。藏象，即藏于体内的脏腑及其表现于外的生理、病理现象，以及脏腑与自然界的关系。它强调通过观察外在的“象”，来推测内在的“藏”的功能状态。

2. 藏象学说的形成与发展

(1) 古代解剖知识：藏象学说的形成基础之一是对人体解剖结构的认识。古代医家通过解剖实践，对人体脏腑的形态结构有了初步的了解。

(2) 长期医疗实践：古代医家在长期的临床实践中，通过对患者生理、病理现象的观察，积累了丰富的医疗经验，逐渐认识到脏腑与体表、五官九窍等之间的联系。

(3) 哲学思想渗透：阴阳五行学说的引入，为藏象学说提供了理论框架。脏腑被赋予五行属性，通过五行之间的生克制化关系，解释脏腑之间的生理、病理联系。

3. 藏象学说的主要内容和特点

(1) 主要内容。

① 脏腑的生理功能。

- 五脏：包括心、肝、脾、肺、肾。心主血脉，推动血液运行，还主神志，主宰精神意识思维活动；肝主疏泄，调畅气机，促进气血运行和津液代谢，又主藏血，储藏和调节血液；脾主运化，将水谷化为精微并吸收转输，还主统血，控制血液在脉中运行；肺主气司呼吸，主宣发肃降，通调水道，朝百脉，主治节；肾藏精，主生长发育、生殖与脏腑气化，主水，主纳气。

• 六腑：包含胆、胃、小肠、大肠、膀胱、三焦。胆储藏和排泄胆汁，以助饮食物的消化；胃主受纳腐熟水谷，为“太仓”“水谷之海”；小肠主受盛化物，泌别清浊，将食物残渣下送大肠，水液渗入膀胱；大肠主传化糟粕，吸收剩余水分；膀胱储存和排泄尿液；三焦是水液和元气运行的通道，主持诸气，总司人体的气机和气化。

• 奇恒之腑：有脑、髓、骨、脉、胆、女子胞。它们形态上多为中空而与腑相似，但功能上储藏精气与脏类似，如脑为髓海，主神明；女子胞主持月经和孕育胎儿等。

② 脏腑之间的关系。

• 脏与脏的关系：如心与肺，心主血，肺主气，气能行血，血能载气，气血相互依存；心与肾，心属火，肾属水，心火下济肾水，肾水上济心火，维持心肾相交的生理状态等。

• 腑与腑的关系：主要体现在饮食物的消化、吸收和排泄过程中的相互配合，如胃的腐熟与小肠的受盛化物、大肠的传化糟粕相互衔接，共同完成饮食物的消化吸收与排泄。

• 脏与腑的关系：通过经络的络属构成表里关系，如心与小肠、肝与胆、脾与胃、肺与大肠、肾与膀胱等，在生理上相互联系，病理上相互影响。

③ 脏腑与形体官窍的关系。

• 五脏与形体的联系：心在体合脉，其华在面；肝在体合筋，其华在爪；脾在体合肌肉，主四肢，其华在唇；肺在体合皮，其华在毛；肾在体合骨生髓，其华在发。

• 五脏与官窍的联系：心开窍于舌；肝开窍于目；脾开窍于口；肺开窍于鼻；肾开窍于耳及二阴。

(2) 主要特点。

① 以五脏为中心的整体观：将人体的脏腑、经络、形体、官窍等组织器官，通过经络系统的联络沟通和气血津液的运行输布，构成一个以五脏为中心的有机整体。同时，人体与自然界也是一个有机整体，五脏与五时、五气、五味等相互关联，体现了“天人合一”的思想。

② 生理与病理的统一观：藏象学说不仅阐述了脏腑的生理功能和相互关系，还揭示了脏腑病理变化的规律及其相互影响。生理状态下，脏腑功能协调平衡；病理状态时，一个脏腑的病变往往会影响到其他脏腑，通过脏腑之间的相互关系可以分析和判断疾病的传变与转归。

③ 功能与形态的结合观：虽然藏象学说侧重于对脏腑生理功能和病理变化的研究，但也包含了对脏腑形态结构的认识。不过，中医的脏腑概念与现代解剖学的脏器概念不完全相同，它更强调功能的整体性和综合性，一个脏腑的功能往往涵盖了现代医学多个系统的部分功能。

④ 取象比类的思维方法：运用了取象比类的方法，根据事物的外在表现和特性，通过类比、推理等方式来认识和解释脏腑的功能和关系。例如，以自然界的树木生长、条达之象，类比肝主疏泄、喜条达而恶抑郁的生理特性。

（二）脏腑与免疫

1. 五脏

(1) 心。

① 心的生理功能。

• 心主血脉：包括主血和主脉两个方面。心主血是指心气能推动血液运行，以输送营养物质于全身脏腑形体官窍，同时心还有生血的作用，即“奉心化赤”，饮食水谷经脾胃运化，化为水谷之精，再化为营气和津液，入脉后经心火作用化为赤色血液。心主脉是指心气推动和调控心脏的搏动和脉管的舒缩，使脉道通利，血流通畅，心与脉直接相连，形成一个密闭循环的管道系统。

• 心藏神：又称主神明或主神志，指心有统帅全身脏腑、经络、形体、官窍的生理活动和主司精神、意识、思维、情志等心理活动的功能。人体各脏腑的功能都必须在心神的主宰和调节下，分工合作，共同完成整体生命活动。心所藏之神，既是主宰人体生命活动的广义之神，又包括精神、意识、思维、情志等狭义之神。

② 心的生理特性：心为阳脏而主通明，心在五行属火，为阳中之阳，被称为阳脏，又称“火脏”。心以阳气为用，心之阳气有推动心脏搏动，温通全身血脉，兴奋精神，以使生机不息的作用。心主通明，是指心脉以通畅为本，心神以清明为要，心阳与心阴的作用协调，心脏搏动有力，节律一致，速率适中，脉管舒缩有度，心血才能循脉运行通畅，心神才能清明。

③ 心与其他脏腑的关系。

• 心与肺：心主血，肺主气，气能行血，血能载气，心肺相互配合，共同完成气血的运行和输布，维持人体正常的生理功能。

• 心与脾：脾为气血生化之源，脾运化功能正常，气血充足，则心血充盈；心主血脉，推动血液运行，有助于脾的运化功能。若脾气虚弱，气血生化不足，可导致心血虚；脾不统血，还可能出现出血，影响心血。

• 心与肝：肝主疏泄，调畅气机，肝气疏泄正常，有助于心气舒畅，血液运行通畅；肝藏血，调节血量，可协助心主血脉的功能。肝郁气滞或肝火亢盛，可导致气血逆乱，影响心脏功能。

• 心与肾：肾为先天之本，肾中所藏之精可以化生为血，对心血有滋养作用。肾阴肾阳为五脏阴阳之根本，心肾阴阳相互依存、相互制约，保持平衡，即“心肾相交”。若肾阴不足，不能上济心阴，可导致心肾阴虚；肾阳亏虚，不能温煦心阳，可致心肾阳虚。

④ 心与形、窍、志、液、时的关系。

• 心在体合脉，其华在面：全身的血脉统属于心，由心主司。心脏精气的盛衰，可从面部的色泽表现出来，心气旺盛，血脉充盈，则面部红润光泽；心气不足，可见面色㿠白、晦滞；心血亏虚，则见面色无华；心脉痹阻，则见面色青紫；心火亢盛，则见面色红赤；心阳暴脱，可见面色苍白、晦暗。

• 心在窍为舌：又称心开窍于舌，心之精气盛衰及其功能常变可从舌的变化得以反映，心与舌体通过经脉相互联系，舌体血管丰富，能灵敏地反映心主血脉的功能状态，并且舌的味觉功能、言语表达功能都与心密切相关。心的功能正常，则舌体红活荣润，柔软灵活，味觉灵敏，语言流利；若心有病变，可从舌上反映出来，如心血不足，则舌淡瘦薄；心火上炎，则舌红生疮；心血瘀阻，则舌质紫暗，或有瘀斑；心主神志功能失常，则可见舌强、语謇，甚或失语等。

• 心在志为喜：喜是心之精气对外界刺激的应答而产生的良性情绪反应，但喜乐过度则可使心神受伤，从心主神志的功能状况来分析，又有太过与不及的变化，精神亢奋可使人喜笑不休，精神萎靡可使人易于悲哀。

• 心在液为汗：汗为津液所化，血与津液同源互化，心主血脉，故有“汗为心之液”的说法。若心气虚，可导致自汗；心阴虚，则可出现盗汗等。

• 心与夏气相通应：心在五行属火，与自然界夏气相通应。夏季气候炎热，人体阳气外浮，心脏的负担相对较重，同时心的阳气在夏季也容易得到滋养和补充。

(2) 肺：中医理论中，肺不仅是呼吸器官，更是一个调控全身气机、水液代谢和防御功能的核心脏腑。

① 肺的生理功能。

• 肺主呼吸之气：肺是体内外气体交换的场所，通过肺的呼吸作用，吸入自然界的清气，呼出体内的浊气，实现机体与外界环境之间的气体交换，以维持生命活动的正常进行。

• 肺主一身之气：肺有主持、调节全身各脏腑经络之气的作用，体现在气的生成和对气机的调节两方面。在气的生成方面，肺吸入的清气与脾胃运化的水谷精微之气相结合，生成宗气，以维持人体的正常生理功能。在气机调节方面，肺的呼吸运动，带动着全身之气的升降出入运动。

• 肺主行水：肺主行水，是指肺的宣发和肃降对体内水液输布、运行和排泄起着疏通和调节的作用。通过肺气的宣发，将脾转输至肺的水液和水谷精微中的较轻清部分，向上向外布散，上至头面诸窍，外达全身皮毛肌腠以濡润之；通过肺气的肃降，将水液和水谷精微中的较稠厚部分，向内向下输送到其他脏腑以濡润之，并将脏腑代谢所产生的浊液下输至肾和膀胱，成为尿液生成之源。

• 肺朝百脉：肺朝百脉是指全身的血液都通过百脉流经于肺，经肺的呼吸，进行体内外清浊之气的交换，然后再将富含清气的血液通过百脉输送到全身。

• 肺主治节：肺主治节是指肺具有治理调节肺之呼吸及全身之气、血、水的作用。肺通过呼吸运动，调节一身之气的升降出入，治理和调节着全身的气机；通过肺朝百脉和气的升降出入运动，辅佐心脏，推动和调节血液的运行；通过肺的宣发与肃降，治理和调节津液的输布、运行和排泄。

② 肺的生理特性。

• 肺为华盖：肺位于胸腔，位置最高，覆盖诸脏，故有“华盖”之称。肺居高位，又能行水，故被称为“水之上源”。

• 肺为娇脏：肺为清虚之体，性喜清润，不耐寒热，易被外邪侵袭，故被称为“娇脏”。肺主呼吸，与外界大气相通，又外合皮毛，易受风寒燥热等外邪的侵犯而发病。

• 肺气宣降：肺气宣发和肃降运动相互协调、相互制约，维持着肺的正常生理功能。宣发与肃降失常，则会出现咳嗽、气喘、胸闷等肺气上逆或水液代谢障碍等病症。

③ 肺与其他脏腑的关系。

• 肺与心：心主血，肺主气，气为血之帅，血为气之母，心肺相互配合，保证了气血的正常运行。

• 肺与脾：肺主气，脾为气血生化之源，脾运化的水谷精微上输于肺，与肺吸入的清气结合生成宗气；肺主行水，脾主运化水液，肺脾两脏相互配合，共同维持水液代谢的平衡。

• 肺与肝：肝主升发，肺主肃降，两者相互制约，相互协调，对全身气机的调畅起着重要作用。

• 肺与肾：肺为气之主，肾为气之根，肺主呼气，肾主纳气，共同维持呼吸运动的正常。在水液代谢方面，肺为水之上源，肾为主水之脏，肺的宣发肃降和肾的蒸腾气化相互配合，共同调节水液代谢。

④ 肺与体表及窍的关系。

• 肺在体合皮，其华在毛：皮毛为一身之表，具有防御外邪，调节津液代谢与体温，以及辅助呼吸的作用。毛附于皮，故常“皮毛”合称。肺与皮毛之间存在着相互为用关系。若肺气、肺津亏虚，既可致卫表不固而见自汗或易患感冒，又可因皮毛失养而见枯槁不泽。

• 肺在窍为鼻，喉为肺之门户：肺主呼吸，而鼻是呼吸的通道，为呼吸道的最上端，肺通过鼻与自然界相贯通，肺之经脉与鼻相连，肺的生理和病理状况，可由鼻反映出来，故称“肺开窍于鼻”。肺津充足，肺气宣畅，鼻窍得养而通利，嗅觉灵敏；肺津亏虚，肺失宣发，则鼻窍失润而干燥，或鼻塞不通，嗅觉迟钝。喉为呼吸之门户，手太阴肺经上循咽喉而行，加强了肺与咽喉的联系。肺津充足，喉得滋养，或肺气充沛，宣降协调，则呼吸通畅，声音洪亮。若各种内伤或过用，耗损肺津、肺气，以致喉失滋养或推动，发音失常，出现声音嘶哑、低微。若外邪袭肺，导致肺气宣降失常，壅滞不畅，可出现咽喉不利，声音嘶哑、重浊，甚或失音。

(3) 肝：在中医理论中，肝不仅是解剖意义上的器官，更是调节全身气机、藏血、疏泄的核心脏腑，其功能涉及气血运行、情志调节、消化吸收等多方面。

① 肝的生理功能。

• 肝调畅气机：肝的疏泄功能正常，则气机调畅，气血和调，各脏腑组织器官的功能才能正常。若肝失疏泄，可导致气机不畅，出现胸闷、胁痛等症状；或气机升发太过，出现头晕、头痛等表现。

• 肝促进脾胃运化：肝的疏泄功能可协调脾胃的升降和胆汁的分泌排泄，有助于脾胃对饮食物的消化和吸收。若肝失疏泄，可影响脾胃的运化功能，出现食欲减退、腹胀、腹泻等症状。

• 肝调畅情志：情志活动与肝的疏泄功能密切相关。肝的疏泄功能正常，人体的情志活动才能舒畅条达。若肝失疏泄，可导致情志异常，如抑郁、烦躁、易怒等；反之，情志失调也会影响肝的疏泄功能。

• 肝调节生殖功能：在女性，肝的疏泄功能与月经的按时来潮和排卵功能密切相关。在男性，肝的疏泄功能也与排精功能有关。若肝失疏泄，可导致女性月经不调、痛经、闭经等，男性可出现遗精、早泄等病症。

• 肝储藏血液：肝脏就像一个“血液储备库”，能将一部分血液储藏于肝内，以保证人体在不同生理状态下对血液的需求。当人体休息或睡眠时，机体对血液的需求量减少，部分血液回流到肝脏并储藏起来；当人体活动时，机体对血液的需求量增加，肝脏就会将储藏的血液释放出来，以供应机体各组织器官的需要。

• 肝调节血量：肝脏根据人体的不同生理状态，对循环血量进行调节，维持人体各部分血液量的相对恒定。

• 肝防止出血：肝藏血的功能还体现在对血液的固摄作用上，可防止血液溢出脉外，保证血液在脉内的正常运行。若肝不藏血，可导致各种出血症状，如吐血、衄血、月经过多等。

② 肝的生理特性。

• 肝为刚脏：肝在五行属木，木性曲直，肝气具有刚强、躁急的特性，故被称为“刚脏”。肝的刚强之性，主要体现在其主升、主动的生理功能上，若肝的功能失常，常表现为肝气升发太过，出现急躁易怒、头晕目眩等症状。

• 肝主升发：肝具有向上、向外升散和生长的生理特性，就像春天的树木，生机勃勃，充满活力。肝的升发功能正常，人体的气机才能舒畅，气血才能调和，各脏腑组织器官才能正常发挥功能。若肝的升发功能失常，可出现肝气郁结或肝气上逆等病理变化。

③ 肝与其他脏腑的关系。

• 肝与心：心主血，肝藏血，心血与肝血相互依存，相互滋生。心血充足，则肝有所藏；肝血充盈，则心血有源。

• 肝与肺：肝主升发，肺主肃降，两者相互制约，相互协调，共同调节人体的气机升降。若肝升太过，或肺降不及，可出现气火上逆，导致咳嗽、咯血等症状。

• 肝与脾：肝主疏泄，脾主运化，肝的疏泄功能有助于脾的运化功能，脾的运化又为肝的疏泄提供物质基础。若肝失疏泄，可影响脾的运化，导致肝脾不调。

• 肝与肾：肝藏血，肾藏精，精血同源，相互滋生和转化。肝血不足可导致肾精亏虚，肾精不足也可引起肝血亏虚。在病理上，肝肾常相互影响，出现肝肾阴虚、肝阳上亢等病症。

④ 肝与体表及窍的关系。

• 肝合筋：筋即筋膜，是连接关节、肌肉，主司关节运动的组织。肝血充足，则筋膜得养，关节运动灵活，肢体强健有力。若肝血不足，筋膜失养，可出现肢体麻木、屈伸不利等症状。

• 肝开窍于目：目为肝之窍，肝的经脉上连于目系，肝的气血上注于目，才能保证目能正常视物。肝的功能正常与否，常常可以从目上反映出来。例如，肝血不足，可见两目干涩、视物昏花等；肝经风热，可见目赤肿痛等。

(4) 脾：中医视脾为生命活动的核心枢纽，其功能涵盖消化吸收、水液代谢、血液调控及肌肉营养。其病理上以“虚、湿、陷”为特点，调养需兼顾健脾补气、祛湿升阳，并注重情志与饮食的协同作用。现代研究亦证实，脾虚与免疫功能低下、代谢紊乱密切相关，这进一步验证了中医“脾为后天之本”的科学性。

① 脾的生理功能。

• 脾主运化，运化水谷：指脾对饮食物的消化和吸收，并将水谷精微转输至全身的生理功能。饮食物经过脾胃的共同作用，被消化吸收为水谷精微，脾将其向上输送至心肺，通过心肺的作用化生气血，营养全身。若脾的运化水谷功能失常，就会出现食欲减退、腹胀、消化不良、消瘦等症状。

• 脾主运化，运化水液：指脾对水液的吸收、转输和布散作用。脾在运化水谷精微的同时，也对水液进行吸收和转输，将水液上输于肺，通过肺的宣发肃降，将水液布散到全身，以维持人体正常的水液代谢平衡。若脾运化水液功能失常，会导致水液代谢障碍，出现水肿、痰饮等病症。

• 脾主统血：脾有统摄、控制血液在脉中正常运行，防止血液溢出脉外的功能。脾气充足，统摄血液的功能正常，血液就能在脉内正常运行。若脾气虚弱，统血功能失常，就会导致各种出血症状，如便血、尿血、崩漏等，称为“脾不统血”。

② 脾的生理特性。

• 脾气主升：指脾气的升动转输作用，将胃肠道吸收的水谷精微和水液上输于心、肺等脏，通过心、肺的作用化生气血，以营养濡润全身。若脾气不升，清阳之气不能上达，就会出现头晕、目眩等症状。

• 脾升举内脏：脾气上升能维持内脏位置的相对稳定，防止其下垂。若脾气虚弱，升举无力，可导致内脏下垂，如胃下垂、肾下垂、子宫脱垂等。

• 脾喜燥恶湿：脾为阴土，主运化水液，性喜干燥而恶湿邪。湿邪最易困阻脾土，影响脾的运化功能，导致食欲减退、腹胀、便溏等症状。反之，脾气虚弱，运化水液功能失常，也易生内湿，形成脾虚湿盛之证。

③ 脾与其他脏腑的关系。

• 脾与胃相表里：脾升胃降共同完成消化吸收，脾虚则胃气不降，出现嗳气、呕吐，需调和脾胃（如香砂六君子汤）。

• 脾与肺协同水液代谢：脾运化水液上输于肺，肺宣发肃降布散津液，脾虚可致痰饮壅肺（如苓桂术甘汤）。

④ 脾与体表及窍的关系。

• 脾在体合肌肉，主四肢：脾主运化，为气血生化之源，肌肉、四肢的营养来源于脾所运化的水谷精微。脾气健运，气血充足，则肌肉丰满发达，四肢活动有力。若脾失健运，气血生化不足，就会出现肌肉消瘦、四肢倦怠无力等症状。

• 脾在窍为口，其华在唇：脾气通于口，脾的运化功能正常，口味才能正常，食欲才旺盛。若脾失健运，可出现口淡无味、口甜、口腻等口味异常。脾的荣华表现在口唇，脾气健运，气血充足，则口唇红润光泽；若脾气虚弱，气血不足，口唇就会淡白无华。

(5) 肾：在中医理论中，肾是人体极为重要的脏腑，被称为“先天之本”，是人体生命活动的核心，与生长发育、水液代谢、生殖功能等密切相关。

① 肾的生理功能。

• 肾藏精：肾具有储存、封藏人体之精的生理功能。精是构成人体和维持人体生命活动的基本物质，分为先天之精和后天之精。先天之精禀受于父母，与生俱来，是构成胚胎的原始物质；后天之精来源于脾胃运化的水谷精微，具有滋养脏腑组织器官的作用。

• 肾主生长发育和生殖：肾中精气的盛衰，决定着人体的生长发育和生殖功能。人从幼年开始，肾中精气逐渐充盛，出现齿更发长等生理变化；到了青壮年，肾中精气充盛至极，机体发育成熟，具备了生殖能力；随着年龄的增长，肾中精气逐渐衰减，人体也逐渐走向衰老，生殖能力也随之下降直至消失。

• 肾主脏腑气化：肾中精气是机体生命活动的根本，对各脏腑组织器官的功能活动起着推动和调控作用。各脏腑之气的产生、运行和功能的发挥，都依赖于肾中精气的蒸腾气化。

• 肾主水：肾具有主持和调节人体水液代谢的功能。肾通过肾阳的蒸腾气化作用，一方面将由肺下输至肾的水液中的清者重新吸收，上输于肺，再通过肺的宣发肃降布散到全身；另一方面将水液中的浊者化为尿液，下输膀胱，排出体外，从而维持人体水液代谢的平衡。

• 肾主纳气：肾有摄纳肺所吸入的自然界清气，保持吸气的深度，防止呼吸表浅的作用。人体的呼吸功能虽为肺所主，但吸入的清气必须下纳于肾，由肾来摄纳，才能保证呼吸运动的平稳和深沉，从而维持人体内外气体的正常交换。

② 肾的生理特性。

• 肾主蛰藏：蛰藏，即潜藏、封藏之意。肾的这种特性与肾藏精的功能密切相关，肾中精气宜藏不宜泄，只有肾中精气封藏得好，才能发挥其各种生理功能，保证人体的健康。若肾的封藏功能失常，就会出现遗精、滑精、早泄、遗尿、尿频等病症。

• 肾水宜升：在人体的阴阳平衡中，肾阴为一身阴气之本，肾阴充足，肾水才能上济于心，使心火不亢，维持心肾相交的生理状态。若肾阴不足，肾水不能上济于心，就会导致心火亢盛，出现心烦、失眠、多梦等心肾不交的症状。

③ 肾与其他脏腑的关系。

• 肾与心：心为火脏，肾为水脏，心阳下交于肾，以温煦肾阴，使肾水不寒；肾阴上济于心，以滋养心阳，使心火不亢，从而维持心肾之间的水火既济、阴阳平衡。此外，心主血，肾藏精，精血互生，血的化生有赖于肾中精气的气化，而肾中精气的充盛也依赖于血液的滋养。

• 肾与肺：肺主气司呼吸，肾主纳气，共同完成人体的呼吸运动。肺吸入的清气，必须下纳于肾，由肾来摄纳，才能保证呼吸的深度和均匀。此外，肺主通调水道，为水之上源，肾主水液代谢，为水之下源，肺的宣发肃降和通调水道功能，有赖于肾的蒸腾气化的支持；而肾的主水功能，也需要肺的通调水道作用来协同，两者共同维持人体水液代谢的平衡。

- 肾与脾：脾为后天之本，肾为先天之本，脾主运化水谷精微，须借助肾阳的温煦，才能正常发挥运化功能；肾中精气的充盛，也有赖于脾运化的水谷精微的滋养。此外，在水液代谢方面，脾主运化水湿，肾主水液代谢，两者相互协同，共同维持水液的正常代谢。

- 肾与肝：肝藏血，肾藏精，精血同源，相互滋生转化。肝血的充盈，有赖于肾中精气的滋养；肾中精气的充盛，也需要肝血的濡养。此外，肝肾阴阳相互资生、相互制约，肾阴为一身阴气之本，肝阴与肾阴相互滋养，共同制约肝阳，防止肝阳上亢。

- 肾与膀胱：肾与膀胱通过经脉相互络属，构成表里关系。肾主水，司气化，膀胱主储存和排泄尿液，膀胱的排尿功能，依赖于肾的气化作用。肾的气化正常，则膀胱开合有度，尿液排泄正常。

④ 肾与体表及窍的关系。

- 肾在体合骨，生髓，其华在发。

合骨：肾藏精，精能生髓，髓居骨中，骨的生长发育和维持其坚韧刚强的特性，依赖于骨髓的充养。肾中精气充足，则骨髓充盈，骨骼得以滋养，坚固有力；若肾中精气不足，骨髓空虚，骨骼失养，就会出现腰膝酸软、骨质疏松等症状。

生髓：髓有骨髓、脊髓和脑髓之分，皆由肾中精气所化生。脊髓上通于脑，脑为髓海，肾中精气充足，髓海得养，则脑的功能正常，表现为精神饱满、思维敏捷、记忆力强等；若肾中精气不足，髓海空虚，就会出现头晕、耳鸣、健忘、失眠等症状。

其华在发：发的生长与脱落、润泽与枯槁，与肾中精气的盛衰密切相关。肾中精气充足，则头发乌黑亮丽、茂密润泽；肾中精气不足，头发就会变白、脱落、稀疏、干枯。

- 肾在窍为耳及二阴。

在窍为耳：肾开窍于耳，耳的听觉功能依赖于肾中精气的充养。肾中精气充足，听觉就灵敏；肾中精气不足，就会出现耳鸣、耳聋等症状。

在窍为二阴：二阴，即前阴和后阴。前阴主排尿和生殖，后阴主排便。肾与二阴的功能密切相关，肾中精气的盛衰，直接影响着二阴的功能。肾气虚可导致尿频、尿急、遗尿等排尿异常，肾阳虚可导致五更泄泻等排便异常。

2. 六腑

(1) 小肠：在中医理论中，小肠被称为“受盛之官”，是六腑之一，与心经相表里，五行属火。其主要功能涉及消化吸收、水液代谢及与多脏腑的协同作用。

① 小肠的生理功能。

- 小肠可受盛化物。

受盛：小肠接受由胃初步消化后传来的食糜，起到容器的作用，即“受盛”。《素问•灵兰秘典论》说："小肠者，受盛之官，化物出焉。"小肠就像一个盛放食物的容器，为进一步消化做好准备。

化物：在小肠内，食糜在脾气的作用下进一步消化，将水谷化为精微和糟粕两部分，这个过程称为"化物"。

• 小肠可泌别清浊。

清浊分离：小肠将经过消化后的饮食物，分别为水谷精微和食物残渣两个部分。其中，水谷精微属于"清"的部分，由小肠吸收，经脾气转输到全身，营养机体；食物残渣及部分水液等属于"浊"的部分，则下传至大肠或渗入膀胱。

调节二便：小肠在吸收水谷精微的同时，也吸收了大量的水液，参与了人体的水液代谢。小肠吸收的水液与食物残渣在大肠中进一步分离，形成粪便排出体外；而剩余的水分则通过三焦的气化作用，下输到膀胱，形成尿液排出。故小肠的泌别清浊功能正常，则二便正常；若小肠功能失调，清浊不分，就会出现腹泻、小便短少等症状。

② 小肠与其他脏腑的关系。

• 与脾胃协同：小肠的受盛化物与泌别清浊是脾胃"升清降浊"功能的具体体现。脾主运化精微，胃主通降糟粕，三者共同完成饮食物的消化吸收。若小肠功能受损，可导致气血生化不足，出现面色萎黄、倦怠乏力等症。

• 与肝、肺相关：肝主疏泄，调节胆汁分泌以助小肠消化。肝气郁结可引发小肠气滞，表现为小腹绞痛或疝气。肺气的宣降推动浊气排出，与小肠共同维持水液代谢平衡。

③ 小肠与经络的关系：手太阳小肠经与手少阴心经相表里，其循行路线起于小指尺侧端（少泽穴），沿手背、上肢外侧后缘，过肘部，到肩关节后面，绕肩胛部，交肩上（大椎穴），前行入缺盆，深入体腔，络心，沿食管，穿过膈肌，到达胃部，下行，属小肠。其分支从缺盆出来，沿颈部上行到面颊，至目外眦后，退行进入耳中（听宫穴）。另一分支从面颊部分出，向上行于目眶下，至目内眦（睛明穴），交于足太阳膀胱经。

与脏腑表里关系：小肠与心通过经络相互络属，构成了表里关系。心与小肠在生理上相互联系，心主血脉，小肠主化物，心阳可以温煦小肠，促进小肠的化物功能；小肠吸收的水谷精微，又可以通过经脉上输于心，化赤为血，以营养心脏。在病理上，心与小肠也相互影响，例如，心经有热，可下移于小肠，出现小便短赤、涩痛等症状；反之，小肠有热，也可循经上炎于心，出现心烦、口舌生疮等症状。

(2) 大肠：在中医理论中，大肠为"传导之官"，属六腑之一，与肺经相表里，五行属金。其主要功能涉及传导糟粕、吸收水液及与多脏腑的协同作用。

① 大肠的生理功能。

• 传导糟粕：大肠主要负责承接小肠下移的食物残渣，将其中剩余的水分进一步吸收，使糟粕形成粪便，并将粪便排出体外。《素问·灵兰秘典论》说："大肠者，传导之官，变化出焉。"强调了大肠传导变化的功能，即将经过小肠消化吸收后的食物残渣，通过传导作用，转化为粪便排出体外。

• 主津：大肠在传导糟粕的过程中，有吸收水分的功能，能使食物残渣中的多余水分被吸收，从而使粪便成形。大肠吸收的水分，可参与体内津液的代谢，与肺、脾、肾等脏腑共同维持人体津液的平衡。若大肠主津功能失常，可出现大便干结或泄泻等症状。

② 大肠与其他脏腑的关系。

• 大肠与肺相表里：肺与大肠通过经络相互络属。肺主气，司呼吸，肺气的宣发肃降，有助于大肠的传导功能。肺气宣发，可将津液布散至大肠，使大肠保持润泽，有利于粪便的排出；肺气肃降，可推动大肠传导糟粕。反之，大肠传导通畅，也有利于肺气的肃降。若肺失宣降，可影响大肠的传导，导致便秘或排便不畅；而大肠传导失常，也可影响肺气的宣降，出现咳嗽、气喘等症状。

• 大肠与脾胃协同：脾主运化水湿，胃主通降浊气，两者共同维持大肠传导功能。脾虚可致久泻或脱肛；胃热则引发大肠实热便秘。

• 大肠与肾相关：肾阳的温煦与肾阴的滋润影响大肠功能。肾阳虚则大肠虚寒，完谷不化；肾阴虚则肠道失润，大便干结。

③ 大肠与经络的关系：手阳明大肠经起于示指桡侧端（商阳穴），经过手背行于上肢伸侧前缘，上肩，至肩关节前缘，向后到第 7 颈椎棘突下（大椎穴），再向前下行入锁骨上窝（缺盆），进入胸腔络肺，向下通过膈肌下行至大肠，属大肠。其分支从锁骨上窝上行，经颈部至面颊，入下齿中，回出挟口两旁，左右交叉于人中，至对侧鼻翼旁（迎香穴），交于足阳明胃经。

(3) 胆：在中医理论中，胆为“中正之官”，属六腑之一，又为奇恒之腑，兼具“藏精”与“传化”双重特性。其核心功能涵盖储藏排泄胆汁、主决断及调节脏腑气机，与肝、脾胃、心等脏腑关系密切。

① 胆的生理功能。

• 储藏和排泄胆汁：胆具有储藏胆汁的作用，胆汁由肝之精气所化生，汇聚于胆，在进食时，胆汁通过胆道排泄到小肠，以帮助消化食物，特别是对脂肪的消化和吸收起着重要作用。《灵枢 · 本输》称胆为“中精之府”，强调了胆储藏精汁（胆汁）的功能。

• 主决断：胆在精神意识思维活动中，具有判断事物、做出决定的作用。这一功能与人体的情志活动密切相关，胆气充足，则遇事果断，敢于决策；若胆气虚弱，人往往会表现出犹豫不决、胆小怕事等情志变化。《素问 · 灵兰秘典论》说：“胆者，中正之官，决断出焉。”

• 调节脏腑气机：胆合于肝，助肝疏泄以调畅全身气机，中医有“凡十一脏取决于胆”之说，强调胆对脏腑协调的关键作用。胆气通降则脾胃升清降浊有序，气血运行调畅。

② 胆与其他脏腑的关系。

• 与肝相表里：肝胆通过经络相互络属，互为表里。肝胆五行均属木，肝为阴木主谋虑，胆为阳木主决断。肝气疏泄正常，胆汁排泄通畅；肝郁化火则胆汁上泛，见口苦、呕吐黄水。肝主疏泄，调畅气机，胆汁的分泌和排泄依赖于肝的疏泄功能；而胆汁排泄通畅，又有助于肝的疏泄。此外，肝胆在情志活动方面也相互影响，如肝主谋虑，胆主决断，两者协同作用，共同调节人体的精神情志活动。

• 与脾胃协同：胆汁排泄是脾胃运化的基础。若胆气不利，胆汁不降，可致脾失健运，出现脘痞、纳呆；反之，胃热上蒸亦可引发胆火亢盛，形成“胆热犯胃”证。

• 与心相关：胆主决断需依赖心神的统领。心胆气虚者常伴心悸、易惊，治疗需心胆同调，如安神定志丸配伍温胆汤。

③ 胆与经络的关系：足少阳胆经起于目外眦（瞳子髎穴），向上到达额角（颔厌穴），再折向下行至耳后（完骨穴），沿颈部行于手少阳三焦经之前，至肩上，交出手少阳三焦经之后，进入缺盆。其分支从耳后进入耳中，出走于耳前，至目外眦后方。另一分支从目外眦分出，下行至大迎穴，同手少阳经分布于面颊部的支脉相合，行至目眶下，向下经过下颌角部，下行至颈部，与前脉会合于缺盆，然后向下进入胸中，通过横膈，联络肝脏，属于胆，沿胁里浅出气街，绕毛际，横向至环跳穴处。直行的经脉从缺盆下行，经腋中，沿胸侧，过季胁，下行至环跳穴处与前脉会合，再向下沿大腿外侧、膝关节外缘，行于腓骨前面，直下至腓骨下端，浅出外踝之前，沿足背行出于足第 4 趾外侧端（足窍阴穴）。其分支从足背（临泣穴）分出，前行出踇趾外侧端，折回穿过爪甲，分布踇趾爪甲后丛毛处，交于足厥阴肝经。

(4) 胃：在中医理论中，胃被称为“太仓”“水谷之海”，是六腑之一，与脾共同构成“后天之本”，主导饮食物的消化吸收和气血生化。其核心功能包括受纳腐熟水谷、主通降，并与脾、肝等脏腑关系密切。

① 胃的生理功能。

• 胃主受纳、腐熟水谷：受纳是指胃具有接受和容纳饮食水谷的作用，人体摄入的食物首先进入胃中，由胃进行初步的消化。腐熟是指胃将食物进行初步消化，使之成为食糜的过程，就像用锅煮饭一样，胃通过胃气的作用将食物腐熟，为进一步的消化吸收做好准备。《灵枢·玉版》说：“人之所受气者，谷也；谷之所注者，胃也；胃者，水谷气血之海也。”强调了胃受纳腐熟水谷的重要功能。

• 胃主通降：胃的通降是指胃将初步消化后的食糜向下传导至小肠，以便进一步消化吸收，同时，胃还能将食物残渣下传至大肠，形成粪便排出体外。胃气通降正常，则消化功能得以顺利进行。若胃气不降，反而上逆，就会出现恶心、呕吐、呃逆、嗳气等症状。

• 胃气为本：中医强调“有胃气则生，无胃气则死”，胃气强弱直接决定气血盛衰和抗病能力。胃气可通过食欲、舌苔（薄白润泽）、脉象（从容和缓）等判断。

② 胃与其他脏腑的关系。

• 与脾相表里：胃与脾通过经络相互络属，构成表里关系。脾主运化，胃主受纳，两者相互配合，共同完成饮食物的消化吸收及精微物质的输布。胃主受纳，为脾的运化提供物质基础；脾主运化，将胃腐熟后的水谷精微转输至全身，以滋养脏腑经络、四肢百骸。脾气主升，胃气主降，一升一降，相互协调，维持着人体气机的正常升降运动。若脾胃升降失常，就会影响消化功能，出现食欲减退、腹胀、泄泻等症状。

• 与肝的关系：肝主疏泄，调畅气机，有助于脾胃的运化功能。肝的疏泄正常，则胆汁分泌排泄正常，可促进胃的腐熟和脾的运化。同时，胃气的通降也有助于肝气的疏泄。若肝失疏泄，肝气郁结，可横逆犯胃，导致胃失和降，出现胃脘胀痛、嗳气、呃逆等症状；反之，胃失和降，也可影响肝气的疏泄，导致肝胃不和。

• 与肾的关系：肾为先天之本，脾胃为后天之本。先天温养后天，后天滋养先天。肾阳为一身阳气之根，脾胃的运化功能依赖于肾阳的温煦。若肾阳虚衰，不能温煦脾胃，可导致脾胃虚寒，出现腹痛、泄泻等症状。同时，脾胃运化水谷精微，为肾藏精提供物质基础，脾胃虚弱，气血生化不足，也会影响肾的功能。

③ 胃与经络的关系：足阳明胃经是与胃直接相连的经络。它起于鼻翼旁（迎香穴），挟鼻上行，左右侧交会于鼻根部，旁行入目内眦，与足太阳膀胱经相交，向下沿鼻柱外侧，入上齿中，还出，挟口两旁，环绕嘴唇，在颏唇沟承浆穴处左右相交，退回沿下颌骨后下缘到大迎穴处，沿下颌角上行过耳前，经过上关穴，沿发际，到额前。其支脉从大迎穴前方下行到人迎穴，沿喉咙向下后行至大椎，折向前行，入缺盆，深入体腔，下行穿过膈肌，属胃，络脾。

(5) 膀胱：在中医理论中，膀胱被称为“津液之腑”“州都之官”，是六腑之一，与肾相表里，主司尿液的储存和排泄。其功能与肾气密切相关，病理多因肾气不足或湿热下注所致。

① 膀胱的生理功能。

• 储存尿液：人体代谢产生的多余水分和废物，通过肾的气化作用，生成尿液，下输于膀胱，暂时储存。膀胱就像一个“水液之府”，具有一定的容量，能够容纳一定量的尿液，以维持体内水液代谢的平衡。

• 排泄尿液：当膀胱内的尿液储存到一定程度时，会产生尿意，在肾的气化作用和膀胱自身的开合功能协同作用下，膀胱适时开启，将尿液排出体外。膀胱的开合有度，保证了尿液排泄的正常进行，维持了人体水液代谢的动态平衡。如果膀胱的开合功能失常，就会出现排尿异常，如尿频、尿急、尿痛、尿失禁或尿潴留等症状。

② 膀胱与其他脏腑的关系。

• 与肾相表里：膀胱与肾通过经络相互络属，构成表里关系。肾为水脏，主水液代谢和气化功能，膀胱为水腑，主储存和排泄尿液。肾的气化功能正常，是膀胱储存和排泄尿液的前提。肾气充足，气化有权，则膀胱开合有度，尿液排泄正常。若肾气虚衰，气化失常，可影响膀胱的功能，导致尿频、遗尿、尿失禁或尿闭等病症。反之，膀胱的病变也可影响到肾，如膀胱湿热，久蕴不化，可逆传于肾，引起肾的病变。

• 与肺的关系：肺为水之上源，主通调水道。肺气的宣发和肃降，对水液的输布和排泄起着重要的调节作用。肺气宣发，将津液布散到全身；肺气肃降，将津液和代谢后的水液下输于肾和膀胱，经过肾的气化和膀胱的开合，排出体外。因此，肺的功能正常，有助于维持膀胱的正常排尿功能。若肺气失宣或肺失肃降，可导致水液代谢障碍，出现小便不利等症状。

• 与脾的关系：脾主运化水湿，为后天之本。脾将水谷精微中的津液上输于肺，通过肺的通调水道功能，将津液输布全身，并将多余的水液下输到膀胱。同时，脾的运化功能还能协助肾的气化，促进膀胱对尿液的排泄。若脾虚运化失常，水湿内生，可影响膀胱的气化和排尿功能，出现小便浑浊、尿频等症状。

③ 膀胱与经络的关系：足太阳膀胱经是人体十二经脉中最长的一条经脉，起于目内眦（睛明穴），向上到达额部，左右交会于头顶部（百会穴）。其直行经脉从头顶部分出，向后行至枕骨处，进入颅腔，络脑，再浅出沿颈部下行，经过背部，沿脊柱两侧下行，到达腰部，进入脊柱两旁的肌肉，深入体腔，络肾，属膀胱。其分支从腰部继续下行，穿过臀部，进入腘窝中；另一分支从项部开始，经肩胛骨内侧，向下到达腰部，再向下穿过臀部，沿大腿后侧下行，与前一支在腘窝处会合，然后下行至小腿后侧，经过外踝的后面，沿足背外侧缘至小趾外侧端（至阴穴）。

足太阳膀胱经与膀胱直接相连，是膀胱经气运行的通道。它不仅为膀胱输送气血，维持膀胱的正常生理功能，还通过经络之气的运行，调节膀胱的气化、储存和排泄尿液的功能。膀胱经上的众多穴位，如肾俞、膀胱俞等，可反映膀胱的功能状态，刺激这些穴位可以调节膀胱的功能，用于治疗膀胱的相关疾病。此外，足太阳膀胱经主一身之表，外邪侵袭人体，常先侵犯膀胱经，出现恶寒、发热、头项强痛等症状。

(6) 三焦：三焦是上焦、中焦、下焦的合称，为六腑之一。不过，与其他五脏六腑不同，三焦没有具体的形态，是一个相对抽象的概念，主要是基于其生理功能而划分的。三焦理论是中医整体观的典型体现，其功能涵盖气、血、水的运行与代谢，病理上表现为“不通则百病生”。现代研究认为，三焦学说通过调节自主神经、内分泌及免疫系统实现整体平衡。

① 三焦的划分及各自功能特点。

• 上焦：一般将膈以上的胸部，包括心、肺两脏，以及头面部，称为上焦。其主要功能是主气的宣发和升散，将水谷精微和津液布散到全身，以营养滋润全身组织，故有“上焦如雾”的说法，形容上焦心肺敷布气血，如雾露一样弥漫灌溉全身。

• 中焦：中焦是指膈以下、脐以上的上腹部，主要包括脾胃和肝胆等脏腑。中焦具有消化、吸收并输布水谷精微和化生血液的功能，故有“中焦如沤”的说法，形象地描绘了中焦脾胃腐熟、运化水谷，如同沤渍食物使之变化的过程。

• 下焦：脐以下的部位为下焦，包括肾、膀胱、大肠、小肠等脏腑。下焦的主要功能是排泄糟粕和尿液，故有“下焦如渎”的说法，渎即水沟，比喻下焦像沟渠一样，能使水液和糟粕排出体外。

② 三焦的生理功能。

• 通行元气：元气是人体最根本、最重要的气，是生命活动的原动力。三焦是元气运行的通道，元气通过三焦布散到全身，激发和推动各脏腑组织的功能活动，维持人体正常的生命活动。

• 运行水液：三焦是人体水液运行的通道，具有疏通水道、运行水液的作用。全身的水液代谢，是由肺、脾、肾等多个脏腑共同参与完成的，但必须以三焦为通道，才能正常地升降出入。上焦通过宣发卫气，将水液布散到全身；中焦通过脾胃的运化，将水液上输于肺，再通过肺的通调水道功能，将水液下输到下焦；下焦则通过肾和膀胱的气化作用，将代谢后的水液排出体外。

• 疏通水道：三焦调节水液代谢，上焦宣发汗液、中焦运化水湿、下焦排泄尿液，维持水液平衡。若水道不利，可引发水肿、痰饮。

③ 三焦与其他脏腑的关系：三焦与其他脏腑相互关联、相互影响。例如，上焦心肺的功能正常，有助于中焦脾胃的运化和下焦肾与膀胱的气化；中焦脾胃为气血生化之源，脾胃运化功能正常，能为上焦心肺和下焦肾提供充足的营养；下焦肾的气化功能正常，是三焦水液代谢的关键，对维持上焦的宣发和中焦的运化功能也起着重要的作用。同时，三焦的通畅与否，也会影响其他脏腑的功能，如三焦气机不畅，可导致水液代谢障碍，进而影响肺、脾、肾等脏腑的功能。

第 2 章 心脏与免疫

心脏与免疫系统之间存在着复杂而微妙的相互作用。心脏不仅是血液循环的动力泵，还通过其细胞成分与免疫系统发生密切联系。近年来，人们逐渐认识到免疫系统在心脏健康与疾病中的重要作用。一些心血管疾病与免疫系统的异常密切相关。例如，风湿性心脏病就是由于免疫系统错误地攻击心脏瓣膜，引发炎症反应，最终导致瓣膜病变；动脉粥样硬化也被认为有免疫炎症的参与，如免疫细胞参与对血管壁内脂质沉积的反应，加速了斑块的形成和发展。由此可见，免疫细胞在心脏中的分布与功能、心肌细胞与免疫系统的相互作用及免疫系统在心脏疾病中的双重角色在心血管疾病的发生、发展及治疗中具有重要意义。

一、心脏概述

（一）心脏的位置、功能及正常表现

1. 心脏的位置

心脏位于胸腔以内，横膈之上，两肺之间，2/3 分布于胸骨正中线左侧，1/3 分布于胸骨正中线右侧。心脏外形近似前后略扁、倒置的圆锥体，心尖指向左前下方，心底朝向右后上方。

2. 心脏的功能

心脏是人体的泵血器官。在人体静息状态下，心脏每分钟平均搏动 60～80 次，每一次搏动包含一次收缩运动和一次舒张运动。心脏通过收缩运动将血液沿动脉泵出并输送到全身各个组织器官，为它们提供所需的血液、氧气和营养物质；在组织器官中，毛细血管与细胞进行物质交换，将氧气和营养物质输送到细胞内，同时将代谢废物收集到血液中；心脏再通过舒张运动将血液沿静脉回流，并带走二氧化碳和代谢废物，再经过肺循环进行气体交换，重新变成富含氧气的血液，开始新的循环。

3. 心脏的正常表现

正常状态的心脏通常表现出以下特征。

(1) 稳定的心率：正常成年人的静息心率维持在每分钟 55～100 次；当人体进行适度活动时，心率波动范围上升至每分钟 110～160 次；当人体进行剧烈运动时，其最大心率可接近每分钟 190 次。

(2) 良好的泵血功能：正常心脏功能稳定，能够长期进行高效的收缩和舒张，确保身体各组织器官得到充足的血液供应。

(3) 正常的血压水平：心脏能够维持稳定的血压水平。正常成年人的收缩压为110～130mmHg，舒张压为60～85mmHg，可保护心血管系统免受损伤。

(4) 无临床相关症状：日常活动及运动中未出现明显胸闷、心悸、胸痛等症状。

(5) 相关医学检查正常：健康成年人在进行相关医学检查，如心脏超声、动态心电图等，结果均显示正常。

（二）心血管系统与免疫系统

1. 心血管系统

心血管系统是人体重要的循环系统，是生命活动的基础，其正常运行对于维持机体健康至关重要。该系统由心脏、血管和血液组成。它负责运输氧气、营养物质和代谢废物，维持机体内环境的稳态和生命活动。

心脏相关疾病，如冠心病、高血压、动脉粥样硬化等，是威胁人类健康的主要疾病类型之一，其发病都与心血管系统功能异常有关。因此，保持心血管系统的健康对于预防疾病、延长寿命具有重要意义。

2. 心血管系统与免疫系统的关系

心脏作为循环系统的核心，犹如一台永不停歇的泵，将富含氧气和营养物质的血液输送到全身各处。免疫系统则是人体的防御部队，时刻警惕并抵御外来病原体的入侵，维护身体的健康平衡。两者看似独立运作，实则相互影响。心血管系统不仅负责血液循环，还通过其生理状态影响免疫细胞的分布和功能。反之，免疫系统通过调节炎症反应和免疫应答，也能对心血管系统产生重要影响。心血管系统与免疫系统是人体内两个至关重要的系统，它们之间存在着复杂而密切的相互关系。

(1) 心血管系统对免疫系统的影响：心血管系统的生理状态对免疫细胞的分布和功能具有重要影响。例如，血流速度、血管通透性、血压等因素都会影响免疫细胞的迁移和浸润。心血管系统还可以通过释放生物活性物质，如促炎细胞因子、趋化因子等，调节免疫细胞的活性和功能。

(2) 免疫系统对心血管系统的影响：一方面，免疫系统参与维持心脏的正常生理功能。健康的心脏中存在多种免疫细胞亚群，包括单核吞噬细胞、中性粒细胞、B细胞、T细胞、树突状细胞和肥大细胞等多种类型，这些免疫细胞参与心脏的稳态、免疫微环境和损伤修复等过程。另一方面，免疫系统在心血管疾病的发生和发展中起着重要作用。例如，当身体遭受细菌、病毒等病原体侵袭，免疫系统被激活并释放大量的细胞因子和炎症介质。炎症因子可促使血管内皮细胞功能失调，导致血管收缩、血小板聚集，增加心脏负担，甚至引发心律失常、心肌梗死或心肌炎等严重的心脏疾病，对心脏造成不可逆的损害。动脉粥样硬化是一种慢性炎症性疾病，其发生和发展与免疫细胞的浸润和炎症反应密切相关。此外，一些自身免疫病，如风湿性心脏病、系统性红斑狼疮等，也与免疫系统对心血管系统的攻击有关。

（三）小结

心脏与免疫系统之间存在着复杂而密切的关系。心脏不仅负责血液循环，还通过其生理状态影响免疫细胞的分布和功能；同时，免疫系统通过调节炎症反应和免疫应答，对心脏健康产生重要影响。两者之间的相互作用在心血管疾病的发生、发展及治疗中具有重要意义。了解心血管系统与免疫系统之间的关系对于心血管疾病的治疗具有重要意义。通过调节免疫系统的功能，如使用免疫抑制药、免疫调节药等，可以有效地减轻心血管疾病的炎症反应和组织损伤，从而改善患者的预后。

二、心脏疾病与免疫系统的关系

炎症反应是免疫系统对心血管造成损伤的主要原因，适度的炎症反应有助于清除病原体和修复组织损伤，但过度的炎症反应则会导致组织损伤和功能障碍。免疫细胞，如 T 细胞、B 细胞、巨噬细胞等，可以通过分泌促炎细胞因子、趋化因子等生物活性物质，调节心血管细胞的生长、增殖和凋亡，从而影响心血管系统的结构和功能。

（一）巨噬细胞与动脉粥样硬化

动脉粥样硬化是一种复杂的慢性炎症性疾病，其特征是动脉内膜脂质沉积、平滑肌细胞增殖、细胞外基质重塑及单核 / 巨噬细胞浸润，导致血管内膜形成粥样斑块，使冠状动脉管腔逐渐狭窄。不稳定的斑块还可能破裂，引发血栓形成，进一步完全阻塞血管。这将直接导致心肌供血不足，心肌无法获得足够的氧气和营养物质，从而引发心绞痛。长期的心肌供血不足会使心脏的工作负荷加重。心脏为了维持正常的血液循环，不得不更加努力地收缩，久而久之，会导致心肌肥大。心肌肥大会改变心脏的正常结构，影响心脏的舒张和收缩功能，最终可能发展为心力衰竭。若血管阻塞严重且持续时间长，就会造成心肌梗死，部分心肌细胞因缺血而坏死，严重影响心脏的泵血功能。

在动脉粥样硬化的进程中，巨噬细胞起着关键作用。巨噬细胞是免疫系统的重要组成部分，当血管内膜出现脂质沉积时，巨噬细胞会吞噬这些脂质［如氧化 – 低密度脂蛋白（ox-LDL）］，形成动脉粥样硬化形成过程中的标志性病理成分，即泡沫细胞。泡沫细胞会分泌更多的炎症因子和活性氧成分，进一步引发血管内膜斑块中的炎症反应，加速斑块形成，还会导致动脉粥样硬化斑块的不稳定性，增加斑块破裂的风险，一旦斑块破裂，就可能引发急性心血管事件，如心肌梗死、脑卒中等。另外，动脉粥样硬化斑块会诱导巨噬细胞凋亡。凋亡的巨噬细胞会进一步加剧脂质在动脉内膜的沉积。这是由于凋亡的巨噬细胞会将内部的脂质释放出来，从而进一步激活周围的炎症性免疫细胞，使其聚集在动脉内膜斑块周围，导致斑块内脂质核心扩大和斑块纤维帽变薄，从而降低斑块的稳定性。此外，凋亡的巨噬细胞还会影响斑块内平滑肌细胞的增殖和迁移，进一步加剧斑块的不稳定性。

由此可见，巨噬细胞作为动脉粥样硬化斑块中的主要免疫细胞群，通过影响脂质代谢、炎症反应和斑块结构等多方面因素，对动脉粥样硬化的进程产生重要影响。

（二）代谢性炎症与心血管疾病

心血管疾病（cardiovascular disease，CVD）是一类严重影响人类健康的疾病，它不仅导致患者生活质量下降，还常常引发严重的并发症，甚至威胁患者生命。在我国，心血管疾病死亡率占居民疾病死亡构成的40%以上，是导致居民疾病死亡的主要原因之一。常见心血管疾病包括：①冠心病，由冠状动脉粥样硬化引发，包括心绞痛、心肌梗死；②高血压，指体循环动脉血压持续升高，是多种心血管疾病的重要风险因素；③心律失常（如心房颤动），指心脏电活动异常，导致心脏搏动的频率、节律、起源部位、传导速度或激动次序的异常；④心力衰竭，指心脏泵血功能减退，无法满足机体代谢需要的一种病理状态。

代谢性炎症是一种由营养过剩和能量代谢异常引发的慢性低度炎症反应。与传统的急性炎症不同，代谢性炎症通常不伴随明显的红肿热痛等典型表型，但其对机体健康的影响却不容忽视。代谢性炎症会促进动脉粥样硬化等心血管疾病的发生和发展。促炎细胞因子会促进内皮细胞活化、血小板聚集和血栓形成，从而增加心血管事件的发生风险。

1. 代谢性炎症与冠心病

长期摄入大量的油脂导致患者营养过剩，引发血管内膜出现动脉粥样硬化斑块和代谢性炎症。在炎症性趋化因子的作用下，大量单核巨噬细胞黏附于血管内膜并吞噬多余的ox-LDL颗粒以阻止斑块的形成，导致产生泡沫细胞。泡沫细胞分泌更多的炎症因子（如IL-1、IL-6、IL-10、IL-12、TNF-α、TGF-β等），加剧斑块周围的炎症反应，从而导致炎症和泡沫细胞的生成和循环。最终，泡沫细胞凋亡，导致LDL流出，进一步加剧动脉粥样硬化斑块的发展。随着斑块面积增大，逐渐堵塞动脉血管，导致血流不通畅和心肌缺血，引发心绞痛。更严重的是，不断增大的血管内膜斑块容易脱落。当斑块脱落时，其碎片可能随血流进入冠状动脉，导致血管部分或完全阻塞。这种阻塞会切断心肌的血液供应，引发心肌缺血坏死，即心肌梗死。由此可见，由代谢性炎症引发斑块增大和脱落是堵塞血管、诱发冠心病的重要原因之一。

2. 代谢性炎症与高血压

高血压是一种常见的慢性疾病，也是心脑血管疾病的主要风险因素之一。随着生活节奏的加快和饮食结构的改变，高血压的发病率逐年上升，已成为全球范围内的公共卫生问题。高血压本身可能并无明显症状，但其对身体的危害却不容忽视。长期高血压可导致多种严重并发症：①导致动脉硬化，增加冠心病、心肌梗死、脑卒中等心脑血管疾病的发生风险；②是肾脏疾病的重要诱因，长期高血压可导致肾动脉硬化，影响肾脏功能，严重者可导致肾衰竭；③导致视网膜病变、眼底出血等眼部并发症；④导致主动脉夹层等严重并发症。

高血压的发生与代谢性炎症密切相关。代谢性炎症对心血管系统的影响主要表现为血管内皮细胞活化、血小板聚集、血管内斑块和血栓形成、血管平滑肌细胞增殖和迁移等。这些变化可以导致血管阻力增加、血管壁增厚和管腔狭窄，从而引发高血压。

3. 代谢性炎症与心房颤动

心房颤动（atrial fibrillation，AF）简称房颤，是最常见的心律失常状况之一，其发病率随着年龄增长而显著升高。房颤不仅影响患者的生活质量，还显著增加脑卒中、心力衰竭等严重并发症的风险。房颤的主观症状主要表现为心悸、胸闷、气短、乏力、头晕等，客观体征包括脉搏短绌、心律不齐、第一心音强弱不等、血压变化等。房颤的发生不仅与心房重构和电重构有关，也与代谢性炎症密切相关。首先，持续性低丰度的代谢性炎症可改变心房的电生理特性，这成为房颤的诱发因素；其次，低丰度的代谢性炎症持续浸润心血管组织，可重构心脏结构，成为持续房颤的结构基础；再次，低丰度的代谢性炎症可诱导血清中炎症因子（如 IL-6 和 TNF-α）持续上升，这进一步增加房颤发生的概率。

4. 代谢性炎症与心力衰竭

心力衰竭（heart failure,HF）是一种复杂的临床综合征，是各种心脏疾病发展的终末阶段。它导致心脏无法泵出足够的血液以满足全身各器官的需求，从而引起一系列临床症状和体征。心力衰竭的发病率和死亡率在全球范围内均较高，给患者、家庭和社会带来了沉重的负担。心力衰竭的临床表现多样，主要包括呼吸困难、乏力、液体潴留等。呼吸困难是心力衰竭最常见的症状，尤其在活动时更为明显。乏力则表现为体力活动耐力下降，患者常感到疲劳和无力。液体潴留则导致下肢水肿、肺瘀血等体征。此外，心力衰竭患者还可能出现咳嗽、咳痰、夜间阵发性呼吸困难、端坐呼吸等症状。临床研究表明，患者血清中脂肪酸结合蛋白 4（FABP4）浓度与心力衰竭程度呈正相关。

FABP4，也称为 aP2 或 A-FABP，是一种分子量为 15kDa 的细胞内蛋白质，属于脂肪酸结合蛋白（FABP）家族。FABP4 在脂质代谢中发挥着关键作用。它能够将脂肪酸从细胞膜运输到细胞内的不同部位，如线粒体、过氧化物酶体等，进行 β- 氧化或合成代谢。

FABP4 与代谢性炎症之间存在密切联系。在肥胖状态下，脂肪细胞体积增大，导致 FABP4 的表达增加。FABP4 不仅能够调节脂肪细胞的脂质代谢，还能够促进脂肪细胞分泌多种促炎细胞因子，如 TNF-α、IL-6 等，从而引发炎症反应。此外，FABP4 还能够促进巨噬细胞向促炎表型极化，进一步加剧炎症反应。

由此可见，长期高脂饮食和缺乏运动均可导致代谢性炎症，后者会引起炎症因子和炎症介质的持续释放，从而参与多种心血管疾病的发生和发展。深入研究代谢性炎症的发生机制及其对机体健康的影响及治疗策略，对于提高代谢性疾病的防治水平具有重要意义。

（三）细胞因子异常与心血管疾病

细胞因子是一类由免疫细胞及某些非免疫细胞分泌的蛋白质分子，在心血管疾病的发生、发展中扮演重要角色。研究显示细胞因子可通过促炎作用、影响脂质代谢、调节心肌细胞功能等方面参与心血管疾病的发生。

1. 细胞因子与动脉粥样硬化

常见的与动脉粥样硬化相关的细胞因子包括 IL 家族、TNF、IFN、CSF 和黏附分子。

IL-6 和 IL-8 是一种重要的促炎细胞因子，能够刺激单核细胞、巨噬细胞等免疫细胞向病变部位迁移和浸润，从而加剧炎症反应。在动脉粥样硬化病变部位，IL-6 和 IL-8 的含量显著升高并通过促进炎症反应的发生和发展、促进单核细胞和中性粒细胞向病变部位迁移、诱导血管平滑肌细胞增殖和迁移、调节脂质代谢等机制，加速脂质条纹和纤维斑块的形成。

TNF-α 是一种强效的促炎细胞因子，能够刺激内皮细胞、平滑肌细胞等细胞分泌黏附分子和趋化因子，促进单核细胞、T 细胞等免疫细胞向病变部位迁移和浸润，从而加剧炎症反应。

IFN 作为一类具有广泛生物学活性的细胞因子，在动脉粥样硬化的发生和发展中起着重要作用。研究表明，在人的动脉粥样硬化斑块中，IFN-γ 等 IFN 的含量明显增加并可通过调节免疫细胞功能、炎症反应，影响脂质代谢等多种途径参与动脉粥样硬化的病理过程。

CSF 可由动脉血管壁中的内皮细胞分泌产生。CSF 可刺激单核巨噬细胞摄入大量 LDL，进而通过诱导巨噬细胞形成泡沫细胞、影响血管平滑肌细胞增殖和迁移、调节免疫炎症反应等多种途径，参与动脉粥样硬化的病理进程。

黏附分子可促进白细胞与内皮细胞黏附，并诱导白细胞向血管内膜迁移和浸润，形成动脉粥样硬化病变的早期阶段。随着黏附分子血清含量逐渐上升，其进一步促进 IL、TNF-α 和 IFN 的黏附与迁移，进而参与动脉粥样硬化的发生和发展。

2. 细胞因子与心肌肥大

心肌肥大是心脏对多种病理生理刺激的一种适应性反应，主要表现为心肌细胞体积增大、蛋白质合成增加等。这种适应性改变旨在提高心脏泵血功能，以满足机体对血液供应的需求。心肌肥大可分为生理性肥大和病理性肥大两种类型。生理性肥大多见于运动员和妊娠期妇女，是心脏对长期运动或妊娠负荷的一种适应性反应。病理性肥大则多由高血压、冠心病、瓣膜病等心血管疾病引起，是许多心血管疾病发生发展过程中共有的病理过程。其发病机制常由细胞因子和激素长期刺激心肌细胞所致，如病因长期不能被消除，则肥大的心肌不能维持正常功能而转向心力衰竭。

心肌肥大往往伴随着炎症反应的发生。IL-21 是免疫反应中重要的炎症性调节因子，可能通过影响炎症反应的发生和发展，参与心肌肥大的病理过程。例如，研究显示高表达 IL-21β 可使体外培养的心肌细胞诱发特征性心肌肥大，而这一过程可能是通过 IL-21β-JNK/SSAPK-MAPK 级联信号反应介导的。此外，IL-21 能够增强免疫细胞的抗原特异性反应，促进 $CD8^{+}T$ 细胞和 NK 细胞的抗肿瘤活性。在心肌肥大的过程中，免疫细胞的浸润和活化可能起着重要作用。因此，IL-21 还可能通过调控免疫细胞的功能，影响心肌肥大的发生和发展。

TGF-β 是 TGF 家族中重要的成员，参与调节细胞生长、细胞分化、胞外基质合成、炎症反应、创伤修复等多种生物学过程。研究显示，TGF-β 能够刺激心肌细胞增殖，从而参与促进心肌肥大的发生。其潜在机制是，TGF-β 通过与血管紧张素 Ⅱ 受体或 β 肾上腺素受体相互作用，参与血管紧张素 Ⅱ 受体或 β 肾上腺素受体信号通路诱导的心肌肥大，其诱导程度具有剂量依赖性。此外还有研究显示，在大鼠体内 TGF-β 可直接作用于心肌细胞表面受体，进而诱导 Smad2 和 Smad3 蛋白高表达，导致心肌肥大的发生。

3. 细胞因子与心肌缺血

心肌缺血是由冠状动脉供血不足导致心肌缺氧而引发的一种常见心血管疾病，其根本原因是血管内膜脂质沉积、纤维化和钙化，导致冠状动脉管腔狭窄，血流受阻。典型的心肌缺血症状包括胸痛、胸闷、心悸、气短等，严重者可出现心绞痛、心肌梗死等并发症。长期的心肌缺血还可导致心肌纤维化，心肌顺应性降低，心功能减退。心肌缺血常伴随 TNF-α、IL-1β、IL-6、INF 等炎症因子的含量上升，使得机体产生应激反应并激活相关信号通路，这些信号通路通过协同整合导致炎症因子进一步释放，即激活炎症因子的自我放大途径，导致患者出现低氧血症和进一步的心肌缺血及心肌细胞膜受损等症状。

（四）自身免疫与心血管疾病

1. 自身免疫性心肌炎

自身免疫性心肌炎（autoimmune myocarditis，AMC）是一类以心肌炎症细胞浸润、损伤、纤维化为主要特征的疾病，该疾病可导致心肌细胞损伤、心功能不全，甚至心力衰竭，严重影响患者的生活质量和预后，末期多发展为扩张型心脏病。该病的临床表现多样，轻者可无症状或仅表现为轻微的心悸、胸闷等，重者可出现严重的心律失常、心力衰竭甚至猝死。常见的临床表现包括心悸、胸闷、胸痛、呼吸困难、水肿等。体格检查可发现心脏扩大、心律失常、心音减弱等体征。

自身免疫性心肌炎的发病机制涉及多种免疫细胞和分子的异常活化。其中，T 细胞和 B 细胞在自身免疫性心肌炎的发病中起着关键作用。T 细胞，特别是 $CD4^+$T 细胞和 $CD8^+$T 细胞过度活化，通过分泌多种细胞因子（如 INF-γ、TNF-α、IL-17 等）攻击自身心肌细胞，导致心肌细胞损伤和炎症反应。B 细胞则通过产生自身抗体，如抗心肌肌球蛋白抗体、抗 β_1 肾上腺素受体抗体等，与心肌细胞表面的抗原结合，导致心肌细胞损伤和功能障碍。此外，细胞因子（如 IL-1、IL-6、TNF-α 等）在自身免疫性心肌炎的发病中也起着重要作用，它们通过促进炎症反应和心肌细胞损伤，加速心肌炎的进展。

2. 系统性红斑狼疮

系统性红斑狼疮（systemic lupus erythematosus，SLE）是一种累及多系统、多器官的慢性自身免疫病，可累及心脏、关节、皮肤、肺、肝脏、肾脏、神经系统等器官和部位。

Ⅲ型超敏反应在 SLE 发病中起着重要作用。在 SLE 患者体内，自身抗体与抗原结合形成免疫复合物，这些复合物可沉积于血管壁、肾小球基底膜、关节滑膜等组织，激活补体系统，引起炎症反应和组织损伤。这一过程正是Ⅲ型超敏反应的特征。这种超敏反应一方面能够引起炎症反应和组织损伤，导致 SLE 患者出现各种临床表现；另一方面还能够促进自身抗体的产生和免疫复合物的形成，进一步加剧 SLE 的病情。

在 SLE 的发病过程中，T 细胞、B 细胞、巨噬细胞等免疫细胞发生异常活化。T 细胞能够识别自身抗原并分泌多种细胞因子，如 INF-γ、TNF-α 等，这些细胞因子进一步促进 B 细胞的增殖和分化，产生大量自身抗体，进而与抗原结合形成免疫复合物，参与 SLE 的发病过程。

此外，巨噬细胞等吞噬细胞能够吞噬和消化免疫复合物，但在SLE患者中，这些细胞的吞噬和消化功能可能受损，导致免疫复合物在体内的沉积和积累。

（五）病毒性心肌炎

病毒性心肌炎（viral myocarditis，VM）是由病毒感染引起的心肌炎症性疾病，该疾病不仅可导致心脏结构和功能的改变，严重时甚至可能引发心律失常、心力衰竭甚至猝死等严重后果。一般来说，病毒感染是引发心肌炎的主要原因，其中柯萨奇病毒B组、腺病毒、流感病毒等是较为常见的病原体。

病毒性心肌炎的临床表现多样，轻者可无症状或仅表现为轻度的心悸、胸闷等，重者可出现严重的心律失常、心力衰竭甚至猝死。常见的症状包括发热、乏力、胸痛、呼吸困难等。体格检查可发现心脏扩大、心律失常、心音减弱等体征。

病毒性心肌炎的发病机制复杂，涉及病毒直接损伤、免疫反应等多个方面。病毒感染心肌细胞后，可直接导致心肌细胞坏死和凋亡。同时，病毒复制过程中产生的病毒蛋白和核酸片段可作为抗原，激活机体的免疫反应。这种免疫反应包括先天免疫反应和适应性免疫反应两部分，它们共同作用于心肌细胞，加剧心肌炎症和损伤。先天免疫反应是机体对病原体的第一道防线，包括巨噬细胞、自然杀伤细胞等免疫细胞的活化。这些细胞通过吞噬病毒颗粒、释放细胞因子等方式，参与抗病毒反应。然而，过度的先天免疫反应也可能导致心肌细胞的损伤。

适应性免疫主要包括T细胞和B细胞介导的免疫反应。病毒感染后，T细胞被活化并分化为效应T细胞和记忆T细胞。效应T细胞能够直接杀伤病毒感染的心肌细胞，而记忆T细胞则能在再次感染时迅速活化，提供长期保护。B细胞则通过产生特异性抗体，与病毒抗原结合，促进病毒颗粒的清除。然而，在病毒性心肌炎中，T细胞和B细胞的异常活化也可能导致心肌细胞的损伤。

三、心血管疾病的自检自查

中西医结合的免疫自查理念在心血管疾病的预防和自查中可发挥重要的协同作用。《黄帝内经》有云："心者，君主之官，神明出焉。故主明则下安，主不明，则十二官危。"西医普遍认为心脏是人体血液循环的能量来源，发挥着"泵"的作用。因此，通过结合中医的整体观念和辨证施治，以及西医的客观证据和量化指标，可以更加全面地评估个体的心血管健康状况，及时发现问题并就医。同时，保持健康的生活方式和定期进行体检也是预防心血管疾病的重要手段。

（一）高血压的早期表现

中医并无"高血压"之病名，一般将眩晕、头痛、血压升高、弦脉等相关症候特点归为"眩晕""头痛""中风"等范畴。在日常生活中，反复出现以下症状，就要考虑高血压的可能性并及早就医。

1. 头晕、头痛

早期高血压患者会出现搏动样头痛，疼痛部位在后脑和两侧太阳穴居多，并且在下午出现此症状的频率更高。

2. 心悸

心悸，即患者自觉心脏搏动异常，常伴有心慌、不适等感觉，是心血管疾病的常见症状之一。高血压患者由于长期血压升高，会对心脏造成一定的负担。心脏为了维持正常的血液循环，需要更用力地收缩和舒张，久而久之可能导致心脏结构和功能的改变，如心肌肥大、心室扩大等。这些改变会影响心脏的正常节律，引发心律失常，从而导致心悸的发生。

3. 四肢麻木

四肢麻木，甚至出现蚁行感，与高血压有一定关联。这是由于患者长期血压升高导致血管舒缩功能紊乱，甚至会引起血管壁增厚、管腔狭窄、弹性下降等一系列变化。这些病变会影响肢体的血液循环，使肢体远端得不到充足的血液供应，从而引发肢体麻木。特别是四肢末梢的血液循环更容易受到影响，因此肢体麻木症状在这些部位更为常见。

4. 下肢水肿

高血压是有可能引起下肢水肿的。具体来说，高血压对心脏的影响可能导致心脏收缩或舒张功能下降，引起心力衰竭。在心力衰竭的情况下，心脏不能有效地将血液泵出，使得血液在静脉系统中淤积，导致静脉压力升高，液体渗出到组织间隙中，从而引发下肢水肿，尤其是足踝部的水肿。此外，高血压对肾脏的损害也可能导致下肢水肿。当肾脏排水、排钠功能异常时，会发生水钠潴留，这也是引起下肢水肿的一个重要原因。

（二）冠心病的早期表现

冠心病主要是由冠状动脉粥样硬化引发血管腔狭窄或闭塞，导致心肌缺氧缺血而产生的心脏病。中医并无“冠心病”之病名，一般以“胸痹”“真心痛”“胸暴卒心痛”等症候描述。在日常生活中，反复出现以下症状，就要考虑冠心病的可能性并及早就医。

1. 胸痛

当心肌缺氧缺血导致心肌耗氧量增加时，由于冠状动脉供血不足，会引发心绞痛，表现为发作性胸痛。这种胸痛通常发生在胸骨后或心前区，呈压榨性、闷胀性或窒息性疼痛，可向左肩、左臂内侧等部位放射，疼痛持续时间一般较短，会自行缓解。

2. 呼吸困难

冠心病患者的冠状动脉发生粥样硬化，导致血管狭窄或阻塞，心肌供血不足。随着病情发展，心脏的泵血功能会逐渐受到影响。当心脏不能有效地将血液泵出时，肺部的血液回流到心脏就会受阻，从而引起肺瘀血。肺瘀血会使肺部的气体交换功能受限，氧气不能充分进入血液，二氧化碳也不能及时排出，进而导致呼吸困难。一般患者出现胸闷、憋气、呼吸困难、不能平卧等症状时，提示急性左心衰竭，应立即就医。

3. 心口发热

当心肌缺血时，会刺激心脏的感觉神经末梢，引起心口发热、烧灼感等不适感觉。过度劳累后频繁出现心口发热等症状，提示冠状动脉供血不足，对于怀疑有冠心病的患者，应及时就医进行详细的检查和评估。

4. 耳褶心征与鼻褶心征

(1) 耳褶心征：也被称为 Frank 征，表现为位于外耳耳轮内侧与耳垂交界处的皮肤皱褶，其深度超过正常范围。这种体征可能与冠心病有关，有一种解释认为当动脉粥样硬化时，耳垂作为耳朵最缺血、最敏感的部位，由于供血不足，局部真皮、结缔组织胶原纤维断裂而出现皱褶。

(2) 鼻褶心征：是指鼻梁根部（两眼之间）出现一道横纹，可能与心血管健康相关，可能提示冠状动脉粥样硬化、心肌缺血等心血管疾病风险增加。

因此，如果发现有耳褶心征和鼻褶心征的患者，并伴有心绞痛、胸闷等症状，应提高警惕，尽早前往医院接受进一步的检查以明确诊断。

（三）心血管异常的其他表现

1. 胸闷背痛

患有高血压和冠心病的患者，常伴有胸闷、背痛等症状。这是因为高血压造成末梢血流受阻及心脏射血受阻，长此以往造成心脏负荷过重、心肌肥大、心肌缺血，患者就会感觉胸闷背痛。严重的患者无论在安静状态还是活动状态，都可能出现胸闷、气短、背痛症状，这会导致心律失常和心力衰竭，需及时就医。

2. 舌象变化

中医学认为，舌与心相连，舌为心之苗，心开窍于舌。通过观察舌头的颜色、形状、舌苔等特征，可以初步判断心脏及其他内脏的健康状况。

心脏功能正常的人，舌质红润，舌体柔软，味觉灵敏。舌头颜色过于深红，可能暗示心脏有热；颜色苍白则可能表示心血不足。舌的形状也是心脏健康的重要指标，如舌肿胀可能与心脏功能异常有关；舌瘦小可能与心血亏虚有关。舌苔的厚薄和质地变化，同样能反映出心脏的状况，如舌苔过厚可能表示心脏有湿热，舌苔过薄则可能表示心血不足。此外，舌的味觉变化，如口苦、口甜、口咸等，也可能是心脏疾病的信号。

3. 脉率变化

脉搏是心脏搏动的直接反映，心脏的收缩和舒张会导致血液在血管中流动，从而产生脉搏。脉搏的快慢常常与心脏的健康状况、功能及其他生理或病理因素息息相关。如果脉搏持续偏快，医学上称为心动过速。长期的心动过速可能会对心脏造成负担，增加心脏病发作或其他心血管疾病的风险。另外，脉搏过慢也可能是心脏问题的表现。例如，心动过缓可能由多种因素引起，包括心脏传导阻滞、甲状腺功能减退等。

四、心脏的免疫保健与养护

心脏的免疫保健是一个重要的健康议题，旨在通过一系列措施增强心脏抵抗疾病的能力，维持其正常功能。中医调理在心脏保健方面有着悠久的历史和丰富的经验。《黄帝内经》有云："不治已病，治未病。"强调在疾病发生之前，通过调养身体、增强体质，提高机体的抗病能力，来预防疾病的发生。在心脏的保健和养护方面，中医的策略也以"治未病"为主。中医心脏保健的方法包括情志调理、饮食调养、起居环境、运动锻炼和中药调理等多个方面。

（一）充足的睡眠与心脏养护

充足的睡眠对心脏养护至关重要，中医提倡：人应当"与日月共阴阳。"充足的睡眠有助于恢复气血，平衡阴阳，恢复心脏功能，降低心脏负荷，维持心脏健康；相反，长期睡眠不足或睡眠质量差会增加心血管疾病的风险。缺乏足够的休息会导致血压升高、心率加快，甚至引发炎症反应，这些因素都会对心脏造成损害。

那么，什么时间睡、睡多长时间为宜呢？中医讲究睡子午觉，具体指在每天的子时（23:00—次日 01:00）和午时（11:00—13:00）各休息一段时间。子时阴气最盛，阳气开始升发，此时进入深度睡眠状态，有助于养阴，对心脏的恢复有益。午时阳气最盛，阴气初生，适当的小憩可以帮助心脏得到休息，降低心血管疾病的风险。一般建议午休 15～30 分钟即可，不宜过长，以免影响晚上的睡眠质量。

总之，睡子午觉是一种符合人体生物钟和中医养生理论的良好习惯，对维护心脏健康和整体身体健康都有积极作用。

（二）合理饮食与心脏养护

1. 平时应注重低盐饮食，因为高盐饮食会增加高血压的风险，进而对心脏造成负担。

2. 低脂饮食，减少饱和脂肪和反式脂肪的摄入，可以选择鱼类、豆类、蔬菜和水果等食物，这些食物有助于降低胆固醇水平，预防动脉粥样硬化。

3. 常吃富含粗纤维的食物，如粗粮、蔬菜、水果等，有助于降低胆固醇，保持血糖稳定。

4. 适量食入橄榄油、鱼油等富含不饱和脂肪酸的油脂，尽量避免食入以反式脂肪酸为主的油脂类食物，可降低血液中的胆固醇水平，预防心脏病的发生。

5. 多吃坚果和种子类富含健康脂肪的食材，如杏仁、核桃、腰果、南瓜子、葵花籽等，对心脏有益。

6. 选择低脂、高蛋白的食物，如鱼类、瘦肉、禽肉、豆类等，有助于增强免疫力，维护心脏健康。特别是深海鱼类，富含 ω-3 脂肪酸，对心脏健康特别有益。

7. 中医讲究"药食同源"，即不同食物可以养护不同的器官。《黄帝内经》有云："赤入心。"即红色的食物配属心脏，平常可通过多吃胡萝卜、红辣椒、番茄、山楂、红薯、苹果等红色食物养护心脏。

（三）适度运动与心脏养护

快走是一项低冲击、适合大多数人群的有氧运动。它能够促进血液循环，提高心脏的耐力和功能，增强心血管系统的健康。快走也可以加快心率，增加心肺功能的负荷，从而提高心脏的耐力和强度。研究表明，每天快走 30 分钟，有助于降低心脏病和脑卒中的发病率，还能有效控制体重和调节血糖。

慢跑是一种高强度的有氧运动，对心脏具有很好的锻炼效果。通过慢跑，可以提高心脏的耐力、强度和心肺功能。慢跑可以促进血液循环，降低血压、血脂和血糖水平，减少动脉粥样硬化的发生，从而降低心血管疾病的风险。慢跑还能帮助控制体重，减轻肥胖对心脏的压力，降低心脏负荷。

对于心脏养护而言，快走和慢跑都是很好的选择。建议根据自身情况，每周进行 3～4 天的中低强度有氧运动，每次 30～40 分钟。

（四）情志调理与心脏养护

情志调理在中医心脏养护中占据着极为重要的地位。中医学认为，情志是人体内在的精神活动，与五脏六腑、经络气血密切相关。情志的和谐与失调直接影响着人体的气血运行、脏腑功能，进而影响心脏健康。

保持心态平和，避免大喜大悲、过度焦虑、愤怒等负面情绪，这些情绪会导致气血失调，增加心脏负担。学会调整心态，保持平和、乐观的心情，有助于心脏健康。

多参与社交活动，与亲朋好友交流心情，分享快乐和烦恼。良好的社交关系和社会支持有助于维护心理健康，进而促进心脏健康。

培养兴趣爱好，从事自己感兴趣的活动，如书法、绘画、园艺等，有助于陶冶情操，缓解压力，对心脏养护也有积极作用。

情志调理不仅有助于心脏养护，还能提高整体生活质量。通过综合运用这些方法，可以有效地缓解负面情绪，促进心理健康，进而达到养护心脏的目的。

（五）四季养心

四季养心，即根据四季的气候特点和人体生理变化，采取相应的养心措施。

春季万物复苏，人们的心情也随之变得愉悦。此时应注重调和气血，保持心情愉悦，避免情绪波动对心脏造成不良影响。可以多参加户外活动，与亲朋好友交流，分享快乐时光。

夏季炎热，人易烦躁，应保持平和心态，避免大喜大悲、焦虑愤怒等情绪波动。可以通过听音乐、阅读、冥想等方式来放松身心。夏季气温高，应做好避暑降温工作，避免长时间暴露在高温环境中。可以适当使用空调、电扇等调节室内温度，但需注意避免温差过大。

秋季气候干燥，容易导致人体阴液不足，影响心脏功能。此时应注重润肺养阴，保持心情愉悦，避免悲秋情绪的影响。秋季早晚温差较大，应及时添加衣物，特别是保护好胸部和背部，避免寒冷刺激对心脏造成损伤。

冬季气候寒冷，人们容易产生消极情绪。此时应保持乐观心态，避免过度焦虑、抑郁等负面情绪对心脏的影响。可以通过与朋友交流、参加社交活动等方式来放松心情。冬季气温低，应做好保暖防寒工作，避免寒冷刺激对心脏造成损伤。可以多穿几层衣服，尤其是保护好胸部和背部。

四季养心需要根据不同季节的气候特点和人体生理变化来采取相应的措施。通过合理的情志调理、饮食调养、运动保健和起居作息等方面的综合调理，可以有效地保护心脏健康。

（六）经络调理与心脏养护

中医学认为，心脏通过气血调和来维持正常的生理活动，而经络则是气血运行的通道。因此，通过疏通经络，可以促进气血运行，从而改善心脏功能，达到养护心脏的目的。

经络调理的方法多种多样，其中按摩是较为常用且简便易行的一种。通过按摩心经、心包经等经络上的特定穴位，如内关穴、膻中穴、心俞穴等，可以疏通经络，调理气血，缓解心悸、胸闷、气短等症状，有助于保护心脏健康。

经络调理是中医心脏养护的重要手段之一，通过疏通经络、调理气血，可以有效改善心脏功能，保护心脏健康。不过，需注意在进行经络调理时应遵循专业医师的指导，并结合其他综合措施来共同维护心脏健康。

第3章　小肠与免疫

小肠作为人体消化系统的重要组成部分，不仅负责食物的消化和吸收，还在免疫系统中扮演着至关重要的角色。小肠内含有丰富的免疫细胞，包括巨噬细胞、T 细胞、B 细胞、树突状细胞等。这些免疫细胞主要分布在黏膜层、黏膜下层及派尔集合淋巴结中。小肠内的免疫细胞还参与了免疫耐受的形成和维持。通过诱导免疫耐受，小肠能够防止机体对自身组织的攻击，从而降低自身免疫病的发生风险。小肠疾病如炎症性肠病（包括克罗恩病和溃疡性结肠炎）和小肠癌等，往往与肠道微生物群落失衡、免疫分子与免疫细胞功能异常等因素有关。治疗这些疾病时，除针对病因进行治疗外，还需要调节免疫系统的功能，以达到缓解症状、控制病情的目的。

一、小肠概述

（一）小肠的位置

小肠位于腹腔中下部，是消化系统的重要组成部分。其全长 7～9 米，是人体最长的器官之一。小肠上端连接胃的幽门，下端通过回盲瓣与大肠相连，呈蜿蜒曲折的管状结构，周围环绕肝、脾、肾等器官。小肠的这种位置布局，有助于其充分发挥消化和吸收功能。

（二）小肠的结构

小肠的结构复杂而精细，主要分为十二指肠、空肠和回肠三个部分。

1. 十二指肠

十二指肠位于腹腔的后上部，连接胃幽门，是小肠中最短、最粗、位置最深且最固定的部分。它呈 C 形，从右侧包绕胰头，可分为上部、降部、水平部和升部四部分。十二指肠不仅接受胃液，还接受胰液和胆汁的注入，是食物消化和吸收的重要场所。十二指肠管壁内血管丰富，有凸起的环状皱襞，黏膜表面覆盖着密集的绒毛，有助于增大吸收面积，提高消化效率。

2. 空肠

空肠连接十二指肠，占小肠全长的 2/5，位于腹腔的左上部，主要负责消化和吸收食物中的营养物质，如氨基酸、葡萄糖等。空肠的管腔较大，管壁较厚，血管较多，颜色较红，呈粉红色。其黏膜层具有高而密的环状皱襞和丰富的绒毛，这些结构极大地增加了小肠的吸收面积。

3. 回肠

回肠位于右下腹，占小肠全长的 3/5，连接空肠和大肠。回肠的主要功能是将未被完全吸收的食物残渣输送到大肠，同时继续吸收一些营养物质和水分，如维生素 B_{12}、胆汁酸等。回肠的管腔较小，管壁较薄，血管较少，颜色较浅，呈粉灰色。其黏膜层也有环状皱襞和绒毛，但数量相对较少，并且随着肠道的延伸逐渐消失。

小肠壁由黏膜层、黏膜下层、肌层和浆膜层构成。黏膜层表面布满了大量的环状皱襞和绒毛突起，这些结构大大增加了小肠的表面积。黏膜层内还含有丰富的消化腺和淋巴组织，如派尔集合淋巴结，是免疫细胞的重要聚集地。小肠黏膜构成了机体与外界环境之间的第一道防线，能够识别并清除异物和病原体。当外来抗原进入小肠时，会刺激免疫细胞产生相应的抗体和炎症反应，从而保护小肠免受感染和损伤。此外，小肠内的免疫细胞还能够调节全身性免疫应答，参与机体的免疫防御和免疫调节过程。

（三）小肠的功能

小肠的功能主要包括消化吸收功能、分泌功能、运动功能，以及免疫防御和调节水盐平衡等功能。

1. 消化吸收功能

小肠是消化管道中最长的一部分，也是食物消化和吸收的主要场所。食物在小肠内经过胰液、胆汁和小肠液的化学性消化及小肠运动的机械性消化后，基本上完成消化过程。同时，小肠黏膜具有极大的表面积，布满绒毛和微绒毛，这些结构极大地增加了吸收面积，使得小肠能够高效地吸收食物中的糖类、氨基酸、脂肪酸、甘油、无机盐和维生素等营养物质，为身体提供所需的能量和原料。

2. 分泌功能

小肠能够分泌小肠液，小肠液中含有多种消化酶，如肠肽酶、肠脂肪酶、肠淀粉酶、肠麦芽糖酶、肠蔗糖酶、肠乳糖酶等，这些酶能够进一步分解食物中的营养成分，促进营养物质的吸收。此外，小肠液还能起到润滑肠道、中和胃酸的作用，为食物的消化和吸收创造良好的环境。

3. 运动功能

小肠具有一定的紧张性收缩、分节运动和蠕动功能，通过运动完成机体的正常消化功能。小肠的运动有助于食糜的推进和混合，使食物与消化液充分混合，促进营养物质的吸收。

4. 免疫防御功能

小肠内存在大量的淋巴组织和免疫细胞，如派尔集合淋巴结、巨噬细胞、T细胞、B细胞等，它们能够产生抗体和细胞因子，对抗外来病原体和有害物质，维护肠道的免疫平衡和健康。此外，小肠还能通过分泌抗菌物质和调节肠道菌群等方式，增强身体的免疫力。

5. 调节水盐平衡功能

小肠在吸收营养物质的同时，也会吸收大量的水分和电解质，这有助于维持体内的水盐平衡和电解质稳定。当身体需要时，小肠可以调整其吸收和分泌功能，以满足身体对水分和电解质的需求。

二、小肠疾病与免疫系统的关系

小肠不仅是人体消化和吸收营养物质的主要场所，还具有重要的免疫防御功能。当小肠发生疾病时，往往会影响到免疫系统的正常功能，而免疫系统的异常也可能导致小肠疾病的发生和发展。

（一）炎症性小肠炎

炎症性小肠炎以肠道黏膜持续或反复发作的炎症为特点，病因主要有细菌、病毒、寄生虫感染等，严重时可引发肠穿孔、肠梗阻等并发症。炎症性小肠炎的发病机制与免疫系统异常密切相关。

1. 急性细菌性胃肠炎

急性胃肠炎（acute gastroenteritis，AG）主要是由细菌感染而引起的胃肠道急性炎症性反应，表现为急性发作的腹痛、腹泻，如霍乱和伤寒等急性肠道感染性疾病。其中，细菌是引起急性胃肠炎的最常见致病因素。常见的致病菌包含沙门杆菌、嗜盐杆菌、大肠埃希菌、变形杆菌、肉毒杆菌等。这些致病菌主要经口腔进入消化道，通过释放细菌内毒素等物质攻击小肠黏膜，引起小肠炎症和肠功能紊乱。

2. 病毒性胃肠炎

病毒性胃肠炎（viral gastroenteritis，VG）是由多种病毒感染引起的小肠炎症性病变，多见婴幼儿感染。感染患者的前驱症状不明显，一般在感染 1～3 天时出现呕吐、腹泻等症状，每天数十次，呈水样便或稀黄便，有酸臭味，部分患者伴有低热症状。该病持续时间为 3～7 天，少数可达 10 天以上。引起该病的病毒主要包括轮状病毒和杯状病毒。这两种病毒常侵犯十二指肠和空肠上皮细胞，严重者可扩散至整个小肠，导致小肠上皮绒毛基底层细胞迅速向顶部移行并分化为成熟上皮细胞，进而降低小肠的消化吸收功能。

轮状病毒属呼肠弧病毒科，广泛存在于世界各地。此类病毒能稳定地存在于外界环境中，耐酸、耐低温，可保持 7 个月以上。室温状态下其传染性因毒株而异，根据病毒抗原性不同，轮状病毒又分为 A、B、C、D、E、F、G 七组，A、B、C 组与人类感染有关，其中 A 组轮状病毒是导致儿童病毒性胃肠炎的主要病原体。儿童腹泻患者中平均有 33% 由 A 组轮状病毒所致。

杯状病毒以诺沃克病毒为代表，因其最早在美国诺沃克镇引发病毒性胃肠炎，因此得名。该病毒感染可全年发生，并且常见于冬季，以粪 – 口传播途径为主。

3. 寄生虫性肠炎

寄生虫感染小肠后，会破坏小肠黏膜的完整性，引发一系列的炎症反应，导致小肠炎症的发生。经口腔感染是该病最常见的感染途径，如食入未熟的肉、海鲜、蔬菜等，都可能导致寄生虫的传播。常见的临床表现包括：①腹痛，多为阵发性绞痛，位于脐周或下腹部；②腹泻，大便次数增多，呈稀便、水样便或黏液便，有时可带有脓血；③消化不良，食欲减退、恶心、呕吐等；全身症状，如发热、乏力、消瘦等。

常见的因寄生虫感染引起的小肠炎症包括贾第虫病、蛔虫病、钩虫病、肠绦虫病、姜片虫病、粪类圆线虫病等。

4. 炎症性小肠炎与免疫系统的关系

当病原体侵入小肠时，肠道黏膜屏障首先阻挡病原体进一步进入人体，并通过其黏液层中的抗菌肽和免疫球蛋白杀伤病原体；接着，免疫系统会迅速做出反应，这一过程涉及多个免疫细胞和分子的参与。例如，巨噬细胞和中性粒细胞等固有免疫应答类细胞开始激活，并吞噬和杀死入侵的细菌。然后，树突状细胞通过识别和提呈病原体抗原，激活 T 细胞，从而启动适应性免疫应答。T 细胞激活后，会分化为效应 T 细胞（如 Th1 和 Th2 细胞）和调节性 T 细胞（Treg 细胞）。效应 T 细胞能够分泌细胞因子，促进炎症反应和杀死细菌；而 Treg 细胞则能够抑制过度的炎症反应，防止组织损伤。

在正常情况下，免疫系统能够有效地清除入侵的细菌，并维持肠道的免疫平衡。然而，在某些情况下，免疫系统的过度反应可能导致肠道黏膜的过度损伤和慢性炎症的发生。

(1) 获得性免疫应答过度激活引起的炎症扩大化：在炎症性小肠炎中，T 细胞的过度活化，尤其是 Th1/Th2 的比例失衡，可使炎症反应扩大化。例如，Th1 细胞过度活化一方面可释放 IFN-γ、TNF-α、IL-12 等促炎细胞因子，促使小肠炎症反应加剧；另一方面，这些促炎细胞因子会反馈性加重 Th1/Th2 失衡，形成恶性循环。

(2) 细胞因子、黏附分子分泌引起的炎症扩大化：在炎症性小肠炎中，肠道黏膜内被激活的巨噬细胞可分泌促炎细胞因子 IL-1、IL-6、TNF-α 及 IFN-γ，后者可激活适应性免疫应答细胞，引起 Th1/Th2 的比例失衡并诱导 Th1 细胞分泌 IL-6，进一步加剧肠黏膜炎症。此外，TNF-α 还可诱导炎症介质（如前列腺素、白三烯等）的释放，并进一步造成小肠内壁充血、水肿、小肠黏膜血管通透性增加，使毛细血管中的免疫球蛋白及一些炎症性分子渗出至肠腔，这一作用又放大了免疫炎症性反应。

由此可见，免疫系统在炎症性小肠炎的发病过程中发挥重要作用。通过深入了解免疫系统与炎症性小肠炎的相互作用机制，可以为该类疾病的治疗和预防提供新的思路和方法。

（二）小肠肿瘤

小肠肿瘤是指从十二指肠起到回盲瓣止的小肠肠管所发生的肿瘤，其临床表现因肿瘤的类型、部位和大小而异，常见症状包括腹痛、便血及腹部肿块等。小肠肿瘤又分为良性肿瘤和恶性肿瘤。良性肿瘤通常没有症状，但较大的肿瘤也可能有临床表现，如梗阻、黄疸、肠套叠等。恶性肿瘤则多有症状，如发热、厌食、消瘦、肠套叠、黄疸、穿孔等。

1. 小肠良性肿瘤

小肠良性肿瘤可见于小肠各段，其类型多样，最常见的是腺瘤，占小肠良性肿瘤的 1/3 左右。其他常见的类型还包括平滑肌瘤、脂肪瘤、血管瘤等。

(1) 腺瘤：亦称腺瘤性息肉，主要发生于十二指肠或空肠段的小肠黏膜或肠腺体上皮，是小肠良性肿瘤中最常见的类型。腺瘤一般呈球状，直径在 1～3cm。腺瘤的主要临床表现为腹痛、消化道出血和小肠梗阻。小肠腺瘤有 30% 的概率发生恶变，在治疗上以手术切除为主，切除后预后较好。

(2) 平滑肌瘤：常位于小肠肌层黏膜下，呈单发，灰白色，内部组织可见分化良好的平滑肌束，属于间质瘤的一种，可见于小肠各段。平滑肌瘤可向腔内、壁间、腔外及肠壁面处凸出生长，导致小肠扭曲、肠梗阻、肠套叠、肠扭转及穿孔。平滑肌瘤有 15% 的概率发生恶变。

(3) 脂肪瘤：小肠脂肪瘤是源自小肠黏膜下或浆膜下脂肪组织的良性肿瘤，位于回肠末端者居多。小肠脂肪瘤生长缓慢，早期无特殊临床表现，随着肿瘤增大可出现腹痛、消化道出血、肠梗阻、腹部肿块等症状。

(4) 血管瘤：血管瘤多位于小肠黏膜下层，可见于小肠各段，呈球状或息肉状凸起。由于局部血管形状异常发育，大多数患者在婴幼儿时期即出现小肠血管瘤，随着年龄增长会出现消化道出血和腹痛为主的临床症状。常见小肠良性血管瘤有遗传性出血性毛细血管扩张症、乳头状血管瘤、海绵状血管瘤等。

2. 小肠恶性肿瘤

小肠恶性肿瘤发病率相对较低，但因其症状隐蔽且恶性程度高，一旦发现往往已处于中晚期，治疗难度较大。常见的小肠恶性肿瘤包括小肠腺癌、淋巴瘤、平滑肌肉瘤、小肠类癌等。

(1) 小肠腺癌：小肠腺癌常见于十二指肠段，一般呈息肉样隆起，凸出肠腔，或沿肠壁内生长浸润，引起肠穿孔。早期小肠腺癌无典型症状，随病情进展会出现肠梗阻、腹痛及大便出血等症状。确诊时多属晚期且出现全身广泛转移。小肠腺癌按形态可分为环形浸润腺癌、息肉样乳头状癌和溃疡型癌 3 种类型。手术治疗是小肠腺癌的首选治疗方法，对于病变较局限的肿瘤可行根治性切除。

(2) 小肠淋巴瘤：分为原发性和继发性小肠淋巴瘤。原发性小肠淋巴瘤可发生于小肠各段，继发性小肠淋巴瘤为全身性疾病，主要由其他部位的肿瘤转移到小肠而形成。在继发性小肠淋巴瘤中，非霍奇金淋巴瘤的占比较高。小肠淋巴瘤的临床表现多样，可能包括腹痛、腹泻、腹部肿块、体重减轻、消化道出血等。

(3) 小肠平滑肌肉瘤：常发于小肠各段的黏膜肌层，呈球形膨胀性生长，肿瘤增大后可向肠腔或肠壁外发展，向周围组织的转移率和浸润率较低。其临床表现为消化道出血及肠梗阻，患者带瘤生存时间长。

(4) 小肠类癌：类癌生长缓慢、恶性程度较低，故称之。胃肠道黏膜内的嗜银细胞浸润转移至回肠末端，形成小肠类癌。其临床表现包括发作性潮红、腹泻、哮喘等症状，很少形成溃疡、消化道出血或肠梗阻。小肠类癌发展较慢，治疗以手术切除为首选，预后良好。

3. 小肠肿瘤发生与免疫系统的关系

一般认为，小肠肿瘤的发生与免疫系统的异常存在着密切关系。免疫系统监视功能受损，或部分小肠肿瘤细胞逃避免疫系统的攻击（即免疫逃逸），就可能导致癌细胞的逃脱和肿瘤的形成。

(1) 免疫监视功能异常：免疫系统具有识别和清除体内异常细胞的能力，包括潜在的癌细胞。然而，当免疫系统功能低下时，其监视功能可能受损，无法有效识别和清除小肠腺瘤性息肉等异常细胞，从而增加恶变的风险。

(2) 小肠癌细胞的免疫逃逸：部分小肠腺瘤性息肉细胞可能通过表达抑制免疫应答的分子或改变自身抗原性等方式，逃避免疫系统的攻击，即免疫逃逸。这种逃逸机制有助于息肉细胞的生长和扩散。

(3) 免疫炎症性反应：免疫系统在应对小肠腺瘤性息肉时，可能会产生炎症反应。虽然这种反应旨在清除异常细胞，但长期的慢性炎症也可能促进息肉细胞的恶变。最常见炎症性小肠疾病是乳糜泻，也被认为是小肠癌前病变的主要形式之一。乳糜泻的免疫学发病机制是，患者在摄入含有麦胶蛋白的食物后，麦胶蛋白在胃肠道中被分解为多种肽链。这些肽链的一些特定肽段在乳糜泻患者中会诱发异常免疫反应，从而启动 $CD4^{+}T$ 细胞的免疫反应。活化的 $CD4^{+}T$ 细胞会释放多种炎症介质（如 TNF-α、IFN-γ 等），活化 NK 细胞和小肠上皮细胞，活化的 NK 细胞进一步释放穿孔素和颗粒酶，杀死损伤的小肠上皮细胞，导致小肠黏膜的炎症和上皮细胞损伤。由于免疫系统的异常反应，乳糜泻患者的小肠黏膜会出现绒毛萎缩、隐窝增深等病理变化。这些变化会影响小肠对营养物质的吸收功能，导致患者出现营养不良、体重减轻、贫血、维生素和矿物质缺乏等症状。因此，乳糜泻患者有自身免疫病的特征。

三、小肠疾病的自检自查

以下主要介绍针对炎症性小肠炎和小肠肿瘤的常见自查方法。需要指出，为了准确诊断小肠相关疾病，还需要依赖专业医疗的诊断作为依据。

（一）炎症性小肠炎的自查

1. 观察症状

(1) 腹痛：炎症性小肠炎常表现为腹痛，疼痛位置一般在脐周或中下腹部，疼痛性质多样，常见为隐痛、绞痛或胀痛，手压腹部会加重压痛感，尤其是脐周或中下腹部。

(2) 腹泻：炎症性小肠炎的常见症状是频繁的腹泻，粪便可能呈稀水样、糊状，有时可能带有黏液、脓血。

(3) 恶心和呕吐：炎症性小肠炎可引起恶心和呕吐，呕吐物多为胃内容物。

(4) 体重减轻：由于长期腹泻和食欲减退，患者可能出现体重减轻。

(5) 营养不良：由于小肠吸收功能受损，患者可能出现贫血、维生素缺乏等营养不良症状。

(6) 腹部包块：在炎症性小肠炎的某些情况下，腹部可能触及包块，这可能是由于肠道炎症导致的肠道增厚或粘连。

2. 自查注意事项

(1) 记录症状：详细记录症状的出现时间、持续时间和严重程度，有助于医生进行诊断。

(2) 观察饮食与症状的关系：注意观察饮食与症状的关系，某些食物可能诱发或加重症状。

(3) 及时就医：如果出现上述症状，尤其是持续或加重的症状，应及时就医进行专业检查和治疗。

（二）小肠肿瘤的自查

1. 观察症状

(1) 腹痛：小肠肿瘤常引起腹痛，疼痛可能为间歇性或持续性，程度轻重不一。在腹痛发作时，手压腹部会加重压痛感。

(2) 肠道出血：部分患者可能出现便血，血液可能附着在粪便表面或混合在粪便中。表现为黑便，提示上消化道出血。有时可能伴有呕血。

(3) 腹部肿块：在腹部触诊时，有时可能触及肿块，肿块位置可能因肿瘤部位而异。

(4) 肠梗阻：肿瘤可能导致肠道梗阻，表现为腹痛、呕吐、腹胀、停止排气排便等。

(5) 全身症状：如体重减轻、贫血、乏力、低热等，可能是由肿瘤消耗或出血导致。

(6) 腹部膨隆：晚期小肠肿瘤可能导致腹部隆起。

2. 自查注意事项

(1) 记录症状：详细记录症状的出现时间、持续时间和严重程度，以及任何可能的相关因素。

(2) 观察大便颜色和形状：留意大便的颜色和形状变化，如有异常应及时就医。

(3) 定期体检：对于有家族史或其他高风险因素的人群，应定期进行肠道检查。

四、小肠的免疫保健与养护

《黄帝内经》有云，“心与小肠相表里。”可知心脏与小肠之间存在着密切的联系。具体来说，心主血脉，心阳温煦，心血濡养，有助于小肠的化物功能，使水谷在小肠内充分分化为可以被机体利用的营养物质和糟粕；小肠主化物，泌别清浊，吸收水谷精微和水液，其中浓厚部分经脾气转输于心，化血以养其心脉。因此，保养好小肠，就是保养好心脏。以下介绍几种小肠免疫保健养护的方法。

（一）提高腹温

人体 70% 的免疫系统和大多数体内益生菌群主要分布在肠道，这也包括小肠。通过提高腹温可以有效促进小肠免疫系统的循环和肠道菌群的健康，进而帮助抵抗肠道疾病的发生。常见的提高腹温的方法如下。

1. 腹部晒太阳

腹部晒太阳是一种简单而有效的保健方法，具有温阳散寒的功效，可以促进肠道局部的血液循环，有助于缓解便秘，还能辅助治疗腹痛、腹泻等症状，改善体质。可以选在上午 9:00—10:00 进行腹部晒太阳，此时的阳光较为温和，既能避免紫外线过强而晒伤皮肤，又能确保阳光中的紫外线足够强，可以激活腹部免疫系统。

2. 食疗

适量摄入温性食物，如生姜、辣椒、大蒜、羊肉等，有助于提升腹温；避免摄入寒凉食物，如冷饮、冰淇淋、生冷瓜果等，特别是在小肠经活跃的时间段（如13:00—15:00），以免降低小肠温度。

3. 热敷与按摩

使用热毛巾对腹部进行热敷，并采取适当的按摩，有助于促进局部血液循环，提高腹温。

4. 经络艾灸

对于由小肠经问题引起的小肠炎症、疼痛、消化不良等症状，艾灸能够起到显著的缓解作用。通过刺激小肠经穴位，促进气血运行，从而疏通经络，缓解因气血不畅引起的疼痛等症状。艾灸小肠经还具有消肿散结的功效，对于局部出现的红肿、硬块等不适症状有一定的辅助治疗作用。可以选择小肠经上的主要穴位（及合谷穴、足三里穴、内关穴、曲池穴、天泉穴等）进行艾灸，这些穴位能够全面调理小肠经的气血运行。

（二）卫生饮食

小肠的炎症性疾病多由食入病原微生物引起，因此，遵循卫生饮食的原则和建议，养成良好的饮食卫生习惯，可以有效地保护小肠健康，预防小肠炎症性疾病的发生。

（三）避免滥用药物

滥用药物可能诱发小肠疾病，如药物性肠炎、小肠溃疡等，严重时可能导致肠穿孔、出血等严重后果。例如，长期使用抗生素等药物可能破坏肠道内的益生菌和有害菌的平衡，导致肠道菌群失调，进而影响小肠的吸收和消化功能。此外，某些药物（如非甾体抗炎药等）可能对小肠黏膜产生刺激和损伤，导致黏膜屏障功能下降，增加感染风险。因此，避免滥用药物是保护小肠健康的重要措施之一。可通过遵循医嘱用药、了解药物信息、避免自行购药及注意药物相互作用等方法，有效减少药物对小肠的不良影响。

第4章　肺与免疫

肺是人体的呼吸器官，在胚胎期和成体应激状态下也参与有限造血（尤其是血小板生成），位于胸腔内，左右各一。肺的主要功能是与外界进行气体交换，吸入氧气，排出二氧化碳，以维持机体血气平衡和内环境稳定。肺的结构复杂，包括肺叶、肺门、肺根、支气管肺段等部分，其中肺泡是肺部气体交换的主要部位。肺还参与人体的代谢过程，有助于过滤循环中的有害物质，并具有一定的防御功能。在中医理论中，肺也占有重要地位，与气血运行、水液代谢等密切相关。

此外，肺与免疫系统也密切相关。肺是人体的“免疫大将”，是外界病原体进入人体的第一道屏障。肺部健康与免疫力有着密不可分的关系，肺气充足时，免疫力自然强健。肺通过其防御功能，如免疫细胞、纤毛及杯状细胞等构成的防御屏障，能够抵御细菌、病毒等病原体的入侵。一旦肺的防御功能减弱，疾病就会乘虚而入。中医也认为肺与免疫有关，肺气充足有助于增强身体的防御能力。因此，保护肺部健康对于维护整体免疫功能至关重要。

一、肺概述

（一）肺的位置

肺位于胸腔内，左右各一，居于膈肌之上，纵隔两侧，被肋骨、胸骨和脊柱构成的胸廓保护。其中左肺分2叶（上叶、下叶），较窄长；右肺分3叶（上叶、中叶、下叶），略宽短。肺尖向上突入颈根部，肺底位于膈与胸壁交界处。肺的位置相对固定，但由于胸腔的负压和肺组织的弹性，肺可以随着呼吸运动而扩张和缩小。其具体位置如下。

1. 横向位置

肺居于纵隔两侧，左右各一，右肺位于右侧胸腔，左肺位于左侧胸腔，左右胸腔之间由心脏和大血管、壁胸膜、脏胸膜组成的纵隔所隔断。

2. 纵向位置

肺的上部位于锁骨水平线上，肺尖圆钝，伸向颈根部，高出锁骨内侧1/3上方2.5cm；下部位于膈肌上方，与膈肌相贴，肺底又称膈面，稍向上凹。

3. 前后位置

肺在胸腔内前后延伸自胸骨上缘至膈顶部，肋面（外侧面）圆凸，贴近肋和肋间肌。

（二）肺的结构

肺的结构可以从宏观和微观两个层面来认识。

1. 宏观结构

(1) 肺叶与肺段。

① 肺叶：左肺被斜裂分为上、下两叶，右肺被斜裂和水平裂分为上、中、下三叶。不过，少数人肺裂发育不完全，也可能出现额外的肺裂和肺叶。

② 肺段：每一肺段支气管及其分布区域的肺组织在结构和功能上均为一个独立的单位，称为支气管肺段，简称肺段。通常左、右肺各有 10 个支气管肺段，有时左肺出现共干肺段支气管，此时左肺只有 8 个支气管肺段。

(2) 气道系统：由支气管到细支气管并延续到肺泡。支气管最末端的分枝呈囊状，称为肺泡，是气体交换的场所。

(3) 血管系统：包括肺动脉和肺静脉等，负责将含二氧化碳的血液从心脏输送到肺进行气体交换，再将含氧的血液输送回心脏。

(4) 支气管树：气管从喉部向下延伸，进入胸腔后分成左右主支气管，分别通向左右肺。主支气管在肺内不断分支，形成叶支气管、段支气管、小支气管、细支气管、终末细支气管等，如树枝一样越分越细，最终连接到肺泡。

2. 微观结构

(1) 肺泡：是肺部进行气体交换的基本单位，由单层上皮细胞构成，周围环绕着毛细血管和弹性纤维，形似葡萄串。其数量庞大，有 3 亿～4 亿个，极大地增加了肺与气体接触的表面积，有利于气体交换的高效进行。

(2) 毛细血管：是肺部血液循环的基本单位，负责将氧气和营养物质输送到肺泡，同时将二氧化碳和代谢废物运回心脏。

(3) 肺间质：由支气管、动静脉、淋巴管等组成，为肺提供支持和营养。肺间质包括结缔组织、血管、淋巴管和神经等，主要起到支持、营养、防御等作用，为肺实质的正常功能发挥提供保障。

(4) 胸膜：分为壁胸膜和脏胸膜两部分，起到减少摩擦，保证肺脏正常通气的作用。脏胸膜紧紧包裹着肺，壁胸膜则贴附在胸腔内壁。两层胸膜之间有一个潜在的腔隙，叫作胸膜腔，里面含有少量起润滑作用的液体，能够减少呼吸时肺与胸壁之间的摩擦。

（三）肺的功能

肺是人体呼吸系统的主要器官，具有气体交换、防御、代谢等多种重要功能。

1. 气体交换功能

肺是主要的呼吸器官，负责吸入氧气并排出二氧化碳，维持机体的气体交换和血氧饱和度，确保身体各器官得到充足的氧气供应。

(1) 肺通气：通过呼吸运动，肺与外界环境进行气体交换。吸气时，胸廓扩大，肺内压低于外界大气压，空气被吸入肺内；呼气时，胸廓缩小，肺内压高于外界大气压，肺内气体排出体外。以此实现氧气的摄入和二氧化碳的排出，维持人体正常的气体平衡。

(2) 肺换气：在肺泡和肺毛细血管之间进行气体交换。肺泡内的氧气分压高于肺毛细血管内的氧气分压，氧气顺着分压差从肺泡扩散进入血液；而二氧化碳则相反，血液中的二氧化碳分压高于肺泡内的二氧化碳分压，二氧化碳从血液扩散到肺泡，然后排出体外。通过以上过程，使静脉血转变为动脉血，为全身组织提供氧气。

2. 调节代谢功能

肺参与人体的新陈代谢过程，能够辅助肝脏等器官将有毒有害物质转化为无害物质，并排出体外。

(1) 参与凝血与纤溶平衡：肺血管内皮细胞能合成和释放多种生物活性物质，如组织型纤溶酶原激活物等，参与调节血液的凝血和纤溶过程，维持肺部及全身的血液平衡状态，防止血栓形成和出血等异常情况。

(2) 生物活性物质代谢：肺可以合成、释放和代谢一些生物活性物质，如前列腺素、血管紧张素等。这些物质在调节肺血管张力、支气管平滑肌张力及全身的心血管功能等方面发挥着重要作用。例如，肺中的血管紧张素转换酶可将血管紧张素Ⅰ转化为具有强烈缩血管作用的血管紧张素Ⅱ，对维持血压和心血管功能稳定具有重要意义。

(3) 调节酸碱平衡：肺通过控制二氧化碳的排出量来调节血液的酸碱平衡。当体内酸性物质增多时，呼吸加深加快，二氧化碳排出增加，使血液中的碳酸浓度降低，从而维持血液 pH 的相对稳定；反之，当体内碱性物质增多时，呼吸变浅变慢，减少二氧化碳的排出，使血液中的碳酸浓度升高，以调节酸碱平衡。

(4) 声音产生：呼吸时呼出的气流通过喉部的声带，使声带振动，从而产生声音，肺为发声提供了动力来源，在语言交流和声音表达等方面具有重要作用。

(5) 调节水代谢：在中医理论中，肺还具有调节水液代谢的功能，参与体内水液的输布和排泄。

3. 免疫功能

肺的呼吸道黏膜具有防御功能，可以通过纤毛运动、咳嗽反射等方式，将吸入的异物、细菌和病毒等排出体外，保护肺部免受感染。肺部的免疫细胞也可以识别和清除病原体，保护机体免受病原体的侵害。

(1) 物理屏障：呼吸道的鼻毛、黏膜等结构可以阻挡和过滤空气中的灰尘、细菌等异物，使进入肺部的空气相对清洁。气管和支气管的黏膜上皮细胞具有纤毛，这些纤毛可以进行有规律的摆动，将黏液和附着在其上的异物向咽喉方向推送，通过咳嗽等动作排出体外，这就是呼吸道的纤毛黏液排送系统，对保护肺部免受外界有害物质的侵害起着重要作用。此外，肺泡上皮细胞间通过紧密连接形成物理屏障，阻止病原体侵入深层组织；分泌抗菌肽（如防御素、溶菌酶），直接杀灭微生物。

(2) 免疫防御：肺内存在多种免疫细胞，如肺泡巨噬细胞、淋巴细胞等。肺泡巨噬细胞可以吞噬和清除进入肺泡的细菌、病毒和其他异物，是肺部抵御感染的重要防线。此外，肺还能产生免疫球蛋白等免疫物质，参与机体的免疫反应，增强对病原体的抵抗力。

①肺部具有以下主要免疫细胞及分子。

• 肺泡巨噬细胞：肺内最主要的免疫细胞，可吞噬病原体、凋亡细胞及颗粒物，还可通过释放细胞因子（如 TNF-α、IL-1β）招募中性粒细胞，启动炎症反应。

• 中性粒细胞：感染早期快速募集至肺组织，通过吞噬、产生活性氧（ROS）和中性粒细胞胞外陷阱（NET）杀灭病原体。

• 自然杀伤细胞：识别并杀伤病毒感染的肺泡上皮细胞或肿瘤细胞。

• 树突状细胞（DC）：摄取抗原后迁移至淋巴结，激活初始 T 细胞，启动抗原特异性免疫应答。

• Th1 细胞：分泌 IFN-γ 激活巨噬细胞，对抗胞内病原体（如结核杆菌）。

• Th2 细胞：介导过敏反应（如哮喘），分泌 IL-4、IL-5 促进嗜酸性粒细胞浸润。

• 调节性 T 细胞：抑制过度炎症反应，维持免疫耐受（对无害抗原如花粉的耐受）。

• B 细胞：在黏膜相关淋巴组织（如支气管相关淋巴组织）中分化为浆细胞，分泌 IgA 中和病原体。

• 补体系统：通过经典 / 旁路途径激活，形成膜攻击复合物（MAC）溶解病原体，或标记病原体促进吞噬。

②肺部的免疫调节机制包括以下方式。

• 对无害抗原的免疫耐受：吸入的粉尘、花粉等无害抗原通常诱导调节性 T 细胞活化，而非炎症反应。肺泡巨噬细胞分泌 IL-10、TGF-β，抑制过度免疫激活。

• 共生菌群的调控：呼吸道常驻菌群通过竞争营养、分泌抗菌物质抑制病原体在呼吸道定植，并训练免疫系统。

• 促炎与抗炎平衡：感染时，促炎细胞因子（IL-6、IL-8）快速启动免疫防御；病原体清除后，抗炎细胞因子（IL-10、IL-1RA）抑制炎症，防止组织损伤。

• 诱导程序性细胞死亡：凋亡的免疫细胞被巨噬细胞清除（“沉默清除”），避免坏死引发的继发炎症。

二、肺部疾病与免疫系统的关系

肺部疾病与免疫系统的关系极为密切，免疫系统的功能状态直接影响肺部的防御能力和疾病进展。免疫系统既保护肺组织免受病原体侵害，也可能因过度激活或失调导致炎症损伤、过敏反应、自身免疫病及肿瘤的发生。常见的免疫异常相关的肺部疾病包括感染性肺炎、自身免疫性肺部疾病与肺部肿瘤。

（一）免疫防御失效导致的感染性肺炎

免疫防御失效导致的感染性肺炎，是由于机体免疫系统的功能异常或缺陷，肺部容易受到细菌、病毒、支原体等病原体的侵袭，从而引发的肺部炎症。在这种情况下，由于免疫防御机制受损，病原体能够更容易地在肺部繁殖并引发感染。

1. 肺部免疫防御失效的机制

(1) 先天性免疫缺陷：如先天性无丙种球蛋白血症，患者体内缺乏免疫球蛋白，无法有效识别和清除病原体；严重联合免疫缺陷病患者,T 细胞和 B 细胞功能均存在严重缺陷，对细菌、病毒、真菌等各种病原体的抵抗力都极低。

(2) 后天性免疫功能下降。

① 疾病因素：获得性免疫缺陷综合征患者由于 HIV 攻击 $CD4^+$T 细胞，免疫系统严重受损；糖尿病患者血糖控制不佳时，白细胞的趋化、吞噬和杀菌功能会受到影响；恶性肿瘤患者因肿瘤细胞释放的免疫抑制因子等，可导致机体免疫功能下降。

② 医源性因素：长期使用糖皮质激素、免疫抑制药等药物，会抑制免疫系统的功能；器官移植后为防止排斥反应使用的免疫抑制药物，也会使机体免疫防御能力降低。

③ 其他因素：老年人因免疫器官功能衰退，免疫细胞功能下降，导致免疫防御能力减弱；长期营养不良会导致机体缺乏蛋白质、维生素等营养物质，影响免疫细胞的生成和功能；严重创伤、烧伤等可使机体处于应激状态，抑制免疫系统功能。

2. 常见的感染性肺炎疾病

(1) 细菌感染。

① 肺炎链球菌：是社区获得性肺炎最常见的病原体之一。免疫防御失效时，肺炎链球菌可大量繁殖并侵入肺泡，引发炎症。患者常表现为高热、寒战、咳嗽、咳铁锈色痰等症状。

② 金黄色葡萄球菌：常引起医院获得性肺炎，尤其在有创操作、机械通气等情况下容易感染。该菌可产生多种毒素和酶，导致肺部组织坏死，形成脓肿，患者病情往往较重，可出现高热、脓血痰等症状。

(2) 病毒感染。

① 流感病毒：具有较强的传染性，可通过飞沫传播。免疫防御失效人群感染后，病毒可迅速在呼吸道上皮细胞复制，引发炎症，患者可出现高热、头痛、乏力、咳嗽等症状，严重者可并发呼吸衰竭。

② 巨细胞病毒：对于免疫功能低下的患者，如器官移植受者、获得性免疫缺陷综合征患者等，潜伏在体内的巨细胞病毒可重新激活或造成新感染，导致间质性肺炎，患者可表现为发热、咳嗽、呼吸困难等症状。

(3) 真菌感染。

① 念珠菌：白念珠菌等念珠菌属是常见的肺部真菌感染病原体，多见于长期使用广谱抗生素、糖皮质激素、免疫抑制药的患者。念珠菌可在呼吸道定植并侵入肺组织，引起炎症，患者可出现咳嗽、咳痰，痰液呈白色黏稠或胶冻样。

② 曲霉菌：曲霉菌孢子被吸入呼吸道，在免疫防御失效时，可在肺部生长繁殖，引起侵袭性肺曲霉病，患者可出现发热、咳嗽、咯血等症状，病情进展迅速，病死率较高。

(4) 肺炎支原体感染：主要通过飞沫传播，病原体可黏附在呼吸道上皮细胞表面，逃避机体免疫清除。免疫防御失效时，肺炎支原体感染后可引起支原体肺炎，患者症状相对较轻，起病较缓，有发热、咳嗽，多为刺激性干咳，可持续数周。

（二）免疫过度反应引起的肺部疾病

免疫过度反应引起的肺部疾病，通常被称为免疫相关性肺部疾病，这类疾病源于机体免疫系统异常激活，错误地将肺部正常组织视为“敌人”并进行攻击，从而导致肺部炎症和组织损伤。免疫过度反应引起的肺部疾病症状多样，可能包括咳嗽、呼吸困难、胸痛、发热、疲劳和虚弱等，严重时甚至可能导致急性呼吸衰竭。这类疾病的治疗通常需要使用免疫抑制药来抑制免疫系统的过度反应，以减轻炎症和缓解症状。

1. 过敏性肺炎

过敏性肺炎是指易感个体反复吸入有机粉尘、抗原后，诱发的一种主要通过细胞免疫和体液免疫介导的肺部炎症反应性疾病。过敏性肺炎可以是急性、亚急性和慢性的。急性过敏性肺炎是最常见、最典型的表现形式，一般在接触抗原 4～8 小时之后，出现畏寒、发热、全身不适，伴胸闷、呼吸困难和咳嗽。亚急性形式表现为持续进行性呼吸困难，伴体重减轻。慢性形式表现为进行性发作的呼吸困难，伴咳嗽、咳痰、体重减轻，少数患者有杵状指。

(1) 诱导因素：机体反复吸入发霉的干草、谷物中的嗜热放线菌、鸟类羽毛、粪便中的蛋白等有机粉尘抗原后，免疫系统将其识别为外来抗原，激活 T 细胞，释放细胞因子，吸引巨噬细胞、淋巴细胞等在肺内聚集，引发以淋巴细胞和浆细胞浸润为主的免疫反应，导致肺泡炎和间质性肺炎。

(2) 过敏性肺炎发病的免疫机制。

① 免疫识别：在过敏性肺炎的发生过程中，机体的免疫系统首先要对变应原进行识别。常见的变应原包括嗜热放线菌、霉菌孢子、动物蛋白等。这些变应原通常具有特定的抗原结构，可被抗原提呈细胞（如巨噬细胞、树突状细胞等）识别并摄取。抗原提呈细胞将抗原处理后，以抗原肽 –MHC 复合物的形式提呈给 T 淋巴细胞，启动免疫反应。

② T 细胞活化与细胞因子释放：被激活的 T 细胞主要是 $CD4^+$ 辅助性 T 细胞，可分化为 Th1 细胞和 Th2 细胞等不同亚群。在过敏性肺炎中，Th1 细胞和 Th17 细胞的反应较为突出。Th1 细胞可分泌 IFN-γ 等细胞因子，Th17 细胞则分泌 IL-17 等，这些细胞因子可以招募和激活巨噬细胞、中性粒细胞等炎症细胞，使其聚集在肺部，引发炎症反应。

③ 免疫细胞浸润与炎症形成：在细胞因子的作用下，巨噬细胞、淋巴细胞、中性粒细胞等大量免疫细胞会迁移到肺部组织，尤其是肺泡和肺间质。巨噬细胞被激活后，会释放更多的炎症介质，如 TNF-α、IL-1 等，进一步加重炎症反应，导致肺泡炎和间质性肺炎的发生。长期反复的炎症刺激还可引起肺组织的纤维化。

2. 急性呼吸窘迫综合征

急性呼吸窘迫综合征（acute respiratory distress syndrome，ARDS）是一种由肺内外因素引

起的急性弥漫性炎症性肺损伤，导致急性呼吸衰竭。其特征是顽固性低氧血症和呼吸衰竭，肺部影像学表现为双肺弥漫渗出性病变。ARDS 的病因多样，包括肺炎、误吸、肺挫伤、淹溺、全身严重感染、严重多发伤等。其临床表现为呼吸窘迫、呼吸频速和窘迫、进行性低氧血症等。ARDS 起病急骤，发展迅猛，预后极差，病死率较高，有效的治疗策略和措施是降低病死率、改善预后的关键因素。

(1) 诱发因素：严重感染、创伤、休克等多种因素可诱发机体的炎症反应失控，免疫系统过度激活，释放大量炎症介质，如 TNF-α、IL-1 等，这些炎症介质会损伤肺泡上皮细胞和毛细血管内皮细胞，导致肺泡－毛细血管膜通透性增加，造成大量液体和蛋白质渗出到肺泡和肺间质，引起肺水肿和肺透明膜形成，影响气体交换。

(2) 临床表现：患者在原发病基础上，突然出现进行性呼吸困难、呼吸频率加快、发绀，常伴有烦躁、焦虑等，肺部听诊可闻及湿啰音，病情严重者可出现呼吸衰竭。

(3) 急性呼吸窘迫综合征发病的免疫机制。

① 炎症介质的释放：在严重感染、创伤、休克等诱因作用下，机体免疫系统会被过度激活。巨噬细胞、中性粒细胞等免疫细胞大量释放炎症介质，如 TNF-α、IL-1、IL-6 等。这些炎症介质通过血液循环到达肺部，可直接损伤肺泡上皮细胞和肺毛细血管内皮细胞，使肺泡－毛细血管膜的通透性增加，导致血管内的液体和蛋白质渗出到肺泡和肺间质，引发肺水肿，这是急性呼吸窘迫综合征的重要病理生理改变之一。

② 中性粒细胞的作用：被激活的中性粒细胞在趋化因子的作用下大量聚集到肺部，它们通过释放蛋白酶、氧自由基等物质，进一步加重肺泡上皮细胞和肺毛细血管内皮细胞的损伤。同时，中性粒细胞还可通过黏附分子与血管内皮细胞黏附，阻塞微血管，影响肺部的微循环，导致气体交换障碍，促进急性呼吸窘迫综合征的发生发展。

③ 补体系统的激活：感染、创伤等因素可激活补体系统，产生 C3a、C5a 等补体片段。C5a 具有很强的趋化作用，能吸引中性粒细胞、单核细胞等免疫细胞至炎症部位，同时还可激活中性粒细胞和巨噬细胞，使其释放更多的炎症介质和细胞毒性物质，加剧肺部炎症反应和组织损伤，在急性呼吸窘迫综合征的发病中起到重要作用。

3. 药物诱导的自身免疫性肺炎

药物诱导的自身免疫性肺炎是一种由药物引起的罕见但严重的不良反应。这类药物通常包括免疫治疗药物，如 PD-1 抑制药和 PD-L1 抑制药等。这些药物通过抑制肿瘤细胞对 T 细胞的免疫逃逸机制来增强免疫系统，但同时也可能导致免疫系统异常激活，错误地攻击正常肺组织，从而引发肺炎。一旦诊断出药物诱导的自身免疫性肺炎，通常需要立即停用相关药物，并可能使用糖皮质激素等药物进行抗炎治疗，以减轻免疫系统对肺部的攻击。

(1) 诱发因素。

① 药物作为半抗原：许多药物本身分子量较小，属于半抗原，进入人体后需要与体内的蛋白质等大分子物质结合形成抗原复合物，才能激活免疫系统。这些抗原复合物可能被抗原提

呈细胞识别并提呈给 T 细胞，启动免疫反应。例如，一些抗生素、抗心律失常药物等可通过这种方式引发免疫反应。

② 免疫细胞活化与细胞因子释放：被激活的 T 细胞可分化为不同亚群，如 Th1 细胞和 Th17 细胞等。Th1 细胞分泌 IFN-γ 等细胞因子，Th17 细胞分泌 IL-17 等，它们招募和激活巨噬细胞、中性粒细胞等炎症细胞，使这些炎症细胞聚集在肺部，释放炎症介质，导致肺部炎症。

③ 自身抗体产生：药物诱导的免疫反应可能导致机体产生自身抗体。例如，在药物作用下，肺组织细胞的抗原结构可能发生改变，成为自身抗原，刺激机体产生相应的自身抗体。这些自身抗体与肺组织中的抗原结合，形成免疫复合物，激活补体系统，吸引炎症细胞，造成肺组织损伤。

(2) 临床表现：患者通常表现为咳嗽、呼吸困难、发热等症状，症状可能在用药后的数周甚至数月后逐渐出现。咳嗽一般为干咳，随着病情进展，呼吸困难会逐渐加重，严重时可出现呼吸衰竭。胸部影像学检查（如胸部 CT）可表现为多种形态，如磨玻璃影、实变影、间质性改变等。磨玻璃影通常提示肺泡内有渗出或炎症细胞浸润，实变影可能表示肺泡内充满了炎性渗出物，间质性改变则反映了肺间质的炎症和纤维化。

(3) 药物诱导的自身免疫性肺炎发病的免疫机制。

① 免疫细胞的异常活化。

• T 细胞活化：药物或其代谢产物进入人体后，可能被抗原提呈细胞摄取、加工并提呈给 T 细胞，使 T 细胞活化。一些药物可以直接与 T 细胞受体结合，导致 T 细胞的非特异性激活。活化的 T 细胞增殖并分化为效应 T 细胞，如 Th1、Th17 等亚群，这些效应 T 细胞可迁移至肺部，释放细胞因子，介导肺部的免疫炎症反应。

• B 细胞活化：在药物诱导的免疫反应中，B 细胞也可被激活。一方面，在 T 细胞依赖途径中，活化的 Th 细胞可辅助 B 细胞活化、增殖和分化为浆细胞，产生针对药物或自身抗原的抗体。另一方面，某些药物可能通过 T 细胞非依赖途径直接激活 B 细胞，使其产生抗体。这些抗体与相应抗原结合形成免疫复合物，可在肺部沉积，激活补体系统，引发炎症反应。

② 自身抗原的产生与识别。

• 药物修饰自身抗原：药物或其代谢产物可能与肺组织中的正常蛋白质、脂质等成分结合，形成新的抗原结构。这些修饰后的自身抗原可能改变了原有抗原的免疫原性，使其能够被免疫系统识别为外来抗原，从而引发免疫反应。

• 组织损伤暴露隐蔽抗原：药物引起的肺部组织损伤可能导致一些原本处于免疫赦免状态的隐蔽抗原暴露。这些隐蔽抗原在正常情况下不与免疫系统接触，因此免疫系统将其识别为外来抗原，启动免疫应答，产生针对自身肺组织的免疫反应，进一步加重肺部炎症。

③ 细胞因子与炎症介质的作用。

• 促炎细胞因子的释放：免疫细胞活化后会释放大量促炎细胞因子，如 TNF-α、IL-1、IL-6、IL-17 等。TNF-α 可激活内皮细胞，增加血管通透性，使炎症细胞和血浆蛋白渗出到组织间隙。

IL-1 能刺激其他细胞释放更多的细胞因子，放大炎症反应。IL-6 参与免疫细胞的增殖、分化和激活，促进急性期反应蛋白的合成。IL-17 可招募中性粒细胞等炎症细胞至肺部，增强炎症反应。

• 趋化因子的作用：趋化因子在吸引免疫细胞到肺部炎症部位中起关键作用。例如，CXCL8（也称为 IL-8）对中性粒细胞有强烈的趋化作用，可使其在肺部聚集并释放蛋白酶和活性氧等物质，造成肺组织损伤。趋化因子 CCL2 等则对单核细胞、巨噬细胞有趋化作用，促使它们迁移至肺部，参与炎症反应。

④ 补体系统的激活。

• 免疫复合物激活途径：药物诱导产生的自身抗体与相应抗原结合形成免疫复合物，可激活补体经典途径。补体成分 C1q 与免疫复合物中的抗体 Fc 段结合，依次激活 C1r、C1s，进而激活 C4、C2，形成 C3 转化酶，裂解 C3 产生 C3a 和 C3b。C3b 可进一步参与形成 C5 转化酶，裂解 C5 产生 C5a 和 C5b，C5b 可启动膜攻击复合物的组装，导致细胞溶解破坏。

• 旁路激活途径：某些药物或其代谢产物可能直接激活补体旁路途径。在正常情况下，补体成分 C3 会缓慢地自发水解产生少量 C3b，当有合适的激活物（如药物相关物质）存在时，C3b 可与激活物结合，再与 B 因子、D 因子等相互作用，形成稳定的 C3 转化酶，从而放大补体激活过程，产生大量的 C3a、C5a 等炎症介质，引发炎症反应。

⑤ 免疫调节失衡。

• 调节性 T 细胞功能异常：调节性 T 细胞具有抑制免疫反应、维持免疫耐受的作用。在药物诱导的自身免疫性肺炎中，Treg 细胞的数量可能减少或功能受损，无法有效抑制过度的免疫反应，使得效应 T 细胞等免疫细胞的活化和增殖不能得到及时控制，导致肺部免疫炎症持续存在和加重。

• 免疫检查点异常：免疫检查点分子，如 PD-1 及其配体 PD-L1 等，在维持免疫耐受和调节免疫反应强度方面起重要作用。药物可能影响免疫检查点的表达或功能，使免疫细胞的活化和增殖失去正常的负反馈调节，导致免疫系统过度激活，对肺部组织产生免疫攻击。

（三）免疫监视失效引起的肺癌

肺癌的发生与多种因素有关，如长期吸烟、空气污染、慢性肺部疾病等，而免疫系统的状态也会影响这些因素对肺癌的进程。正常的免疫系统具有天然抗肿瘤作用，能够识别并清除异常突变细胞，包括肿瘤细胞，从而在一定程度上抑制肿瘤的生长和扩散。然而，当免疫系统功能下降时，其识别和清除肿瘤细胞的能力也会减弱，从而增加肿瘤发生的风险。

此外，对于肺癌患者来说，免疫治疗已成为肺部肿瘤治疗的重要手段之一，可通过激活或增强患者的免疫系统来对抗肿瘤。因此，在治疗肺癌时，除传统的手术、放疗和化疗等方法外，还需要关注患者的免疫状态，并考虑免疫治疗的可能性。

1. 肺癌的类型

肺癌主要分为小细胞肺癌和非小细胞肺癌两大类。非小细胞肺癌进一步细分为鳞状细胞癌、腺癌和大细胞癌等。

(1) 小细胞肺癌：小细胞肺癌占肺癌总数的 15%～20%，是一种恶性程度较高的肺癌类型。其癌细胞生长迅速，倍增时间短，较早出现淋巴转移和血行转移。在影像学检查中，肿瘤常表现为中央型肿块，与周围组织分界不清。其病理上可分为燕麦细胞型、中间细胞型和复合燕麦细胞型。燕麦细胞型癌细胞呈短梭形或淋巴细胞样，胞质少，核呈圆形或卵圆形，染色质细颗粒状，无核仁；中间细胞型癌细胞形态多样，可为梭形、多角形等，较燕麦细胞型大；复合燕麦细胞型则同时伴有其他类型癌细胞成分，如鳞状细胞癌或腺癌成分。

(2) 非小细胞肺癌（NSCLC）。

① 腺癌：是最常见的肺癌类型，约占肺癌总数的 40%。近年来其发病率呈上升趋势，并且在女性和不吸烟患者中更为常见。肿瘤多起源于支气管黏膜上皮的黏液腺，常表现为周围型肿块，在影像学上可呈现为磨玻璃结节、实性结节等多种形态。早期症状不明显，发现时往往已处于中晚期。根据 2015 年世界卫生组织（WHO）肺肿瘤分类，腺癌分型主要包括贴壁生长型、腺泡型、乳头状型、微乳头型和实体型等亚型。不同亚型在预后和治疗反应上可能存在差异，其中贴壁生长型预后相对较好，而微乳头型和实体型预后较差。

② 鳞状细胞癌：占肺癌总数的 25%～30%，与吸烟关系密切，多起源于段和亚段支气管黏膜的鳞状上皮细胞，常为中央型肺癌，易导致支气管阻塞，引起肺不张、阻塞性肺炎等并发症。肿瘤质地较硬，生长速度相对较慢，但局部侵袭性较强。其病理上可分为角化型、非角化型和基底细胞样型。角化型鳞癌可见细胞间桥和角化珠形成；非角化型鳞癌无明显角化现象，但有细胞间桥；基底细胞样型鳞癌癌细胞呈基底细胞样，常伴有神经内分泌分化特征。

③ 大细胞癌：约占肺癌总数的 10%，是一种未分化的非小细胞肺癌，恶性程度较高，生长迅速，转移早，预后差。肿瘤通常体积较大，多为周围型，影像学上表现为边界不清的肿块，可伴有坏死、空洞形成等。其病理上分为大细胞神经内分泌癌、基底细胞样癌、淋巴上皮瘤样癌、透明细胞癌等多种亚型，不同亚型在形态学和免疫组化特征上有所不同。

2. 肺癌的进程

肺癌的进展过程通常经历以下几个阶段。

(1) 癌前病变阶段。

① 细胞异常增生：正常的肺细胞在长期受到吸烟、空气污染、遗传因素等致癌因素的刺激下，开始发生形态和功能上的改变，出现细胞异常增生。此时的细胞虽然还没有完全转化为癌细胞，但已经具有了一定的异型性，如细胞大小不一、核质比例增大、细胞核形态不规则等。

② 支气管上皮化生：在持续的刺激下，支气管黏膜的正常上皮细胞逐渐被鳞状上皮细胞所取代，这种现象称为支气管上皮化生，是肺癌发生的重要癌前病变阶段。化生的上皮细胞进一步发展，可能会出现不典型增生，从轻度不典型增生逐渐发展为中度、重度不典型增生，细胞的异型性越来越明显，癌变的风险也逐渐增加。

(2) 原位癌阶段：当细胞的不典型增生发展到一定程度，细胞发生了不可逆的基因改变，形成了癌细胞，但此时癌细胞仍然局限在支气管或肺泡的上皮层内，没有突破基底膜向周围组织浸润，称为原位癌。原位癌阶段的肺癌通常没有明显的症状，往往是在体检或因其他疾病进行肺部检查时偶然发现，如通过胸部低剂量螺旋 CT 检查可能发现肺部的小结节影。

(3) 浸润癌阶段。

① 突破基底膜：随着癌细胞的不断增殖，癌细胞会突破基底膜，向周围的肺组织、血管、淋巴管等结构浸润生长，标志着肺癌进入浸润癌阶段。此时，癌细胞可以通过直接侵犯周围的肺实质、支气管、血管等，导致肺组织的破坏和功能障碍，患者可能会出现咳嗽、咳痰、咯血、胸痛等症状。

② 区域淋巴结转移：癌细胞还可以通过淋巴管转移到肺门、纵隔等区域的淋巴结，在淋巴结内继续生长繁殖，导致淋巴结肿大。区域淋巴结转移的情况对于肺癌分期和治疗方案选择具有重要意义，一般来说，淋巴结转移范围越广，肺癌的分期越晚，治疗难度也越大。

(4) 远处转移阶段。

① 血行转移：当肺癌细胞侵入血管后，可随着血液循环转移到身体的其他部位，常见的转移部位包括脑、骨、肝脏、肾上腺等。血行转移是肺癌晚期的重要标志，也是导致患者预后不良的主要原因之一。不同部位的转移会引起相应的症状，如脑转移可导致头痛、头晕、恶心、呕吐、肢体偏瘫、癫痫发作等神经系统症状；骨转移可引起骨痛、病理性骨折等。

② 广泛转移与全身影响：肺癌细胞在远处器官形成转移灶后，会继续生长并破坏转移部位的组织和器官功能，同时，肿瘤细胞还会释放各种细胞因子和代谢产物，影响机体的整体功能，导致患者出现消瘦、乏力、贫血、食欲减退等全身症状，即恶病质状态。此时，患者的身体状况逐渐恶化，治疗难度极大，预后很差。

3. 肺癌的免疫逃逸机制

(1) 免疫抑制微环境形成。

① 抑制性免疫细胞浸润：调节性 T 细胞、M_2 型肿瘤相关巨噬细胞（TAM）、髓源性抑制细胞（MDSC）大量聚集，分泌 IL-10、TGF-β 等抑制效应 T 细胞功能。

② 免疫检查点分子高表达：肿瘤细胞或免疫细胞表达 PD-L1，与 T 细胞 PD-1 结合，抑制 T 细胞活性（20%～30% 的肺癌患者 PD-L1 阳性）。其他靶点（如 LAG-3、TIM-3、CTLA-4 等）共抑制分子协同抑制抗肿瘤免疫。

(2) 抗原提呈缺陷。

① MHC-Ⅰ类分子下调：肿瘤细胞通过表观遗传修饰或突变（如 β_2 微球蛋白基因缺失）减少抗原提呈，逃避免疫识别。

② 肿瘤抗原异质性：肿瘤新抗原（如 EGFR、KRAS 突变相关抗原）可能因克隆进化丢失或突变，导致免疫逃逸。

(3) 代谢重编程抑制免疫。

① 色氨酸消耗：肿瘤微环境中吲哚胺 2,3– 双加氧酶（IDO）过度活化，降解色氨酸导致

T 细胞功能抑制。

② 乳酸堆积：肿瘤细胞的糖酵解增强，乳酸大量堆积，抑制 T 细胞增殖及细胞毒性。

(4) 肿瘤逃逸：肺部肿瘤细胞可通过多种机制逃避机体的免疫监视。例如，肿瘤细胞可能降低其表面抗原的表达，使免疫系统难以识别；还能分泌免疫抑制因子，如 TGF-β、IL-10 等，抑制免疫细胞的活性和功能，营造免疫抑制微环境，从而实现免疫逃逸并得以增殖和发展。

4. 肺癌微环境中免疫细胞的类型

(1) 促癌免疫细胞。

① 肿瘤相关巨噬细胞：在肺癌微环境中，TAM 多为 M_2 型，可促进肿瘤血管生成、细胞外基质降解和肿瘤细胞迁移侵袭，还能抑制 T 细胞和 NK 细胞的抗肿瘤活性。

② 髓源性抑制细胞：可通过多种机制抑制 T 细胞、NK 细胞等的功能，促进肺癌细胞的免疫逃逸和肿瘤进展，并且在肺癌患者中，MDSC 数量与肿瘤分期和预后相关。

(2) 抗癌免疫细胞。

① 细胞毒性 T 淋巴细胞（CTL）：是重要的抗肿瘤细胞，可特异性识别并杀伤肺癌细胞，但在肺癌微环境中，CTL 功能可能受抑制，出现耗竭状态。

② 自然杀伤细胞：无须抗原致敏即可杀伤肺癌细胞，在肺癌早期发挥免疫监视作用，但肺癌细胞可通过多种机制逃避 NK 细胞的杀伤作用。

③ 树突状细胞：能摄取、加工和提呈肺癌抗原，激活 T 细胞，启动特异性抗肿瘤免疫反应，但肺癌微环境中的 DC 功能常受损，影响抗原提呈和 T 细胞激活。

5. 肺癌的免疫治疗

(1) 免疫检查点抑制药治疗：通过阻断 PD-1/PD-L1、CTLA-4 等免疫检查点信号通路，解除肺癌细胞对免疫系统的抑制，使 T 细胞重新发挥对肺癌细胞的杀伤作用，显著提高了部分肺癌患者的生存率和生活质量。

① PD-1/PD-L1 抑制药：适应于非小细胞肺癌一线或二线治疗（如帕博利珠单抗、阿替利珠单抗）。在疗效上，PD-L1 高表达（≥50%）患者客观缓解率（ORR）可达 40%～50%，5 年生存率提升至约 30%。

② CTLA-4 抑制药：与 PD-1 抑制药联用（如伊匹木单抗 + 纳武利尤单抗），用于治疗基因阴性晚期 NSCLC。

(2) 过继性细胞免疫治疗：如 CAR-T 细胞疗法、肿瘤浸润淋巴细胞疗法（TIL 疗法）等，将体外改造或激活的具有抗肿瘤活性的免疫细胞回输到患者体内，直接杀伤肺癌细胞，但在肺癌治疗中还面临一些挑战，如靶点选择、细胞因子释放综合征等。

(3) 肿瘤疫苗：包括多肽疫苗、病毒载体疫苗等，旨在激活机体特异性抗肿瘤免疫反应，但目前肿瘤疫苗在肺癌治疗中的效果尚需进一步提高和验证。

① 个体化新抗原疫苗：基于肿瘤突变谱设计 mRNA 或肽疫苗，激活特异性 T 细胞（如 NeoVax 疫苗早期试验显示免疫应答）。

② 双特异性抗体：同时靶向肿瘤抗原和 T 细胞（如 CD3 × EGFR），引导 T 细胞杀伤肿瘤。

(4) 联合治疗策略。

① 免疫 + 化疗：化疗诱导免疫原性细胞死亡，释放肿瘤抗原，增强免疫应答（如 KEYNOTE-189 研究显示帕博利珠单抗 + 培美曲塞 / 铂类显著延长生存）。

② 免疫 + 靶向：EGFR/ALK 阳性患者耐药后，免疫治疗需谨慎（高炎症风险），但部分研究探索了 PD-1 抑制药联合抗血管生成药（如贝伐单抗）。

③ 免疫 + 放疗：放疗诱导原位疫苗效应，促进全身抗肿瘤免疫（“远隔效应”）。

三、肺部疾病的自检自查

肺部疾病早期症状常隐匿，但通过日常观察和简单自查，可帮助发现潜在问题。需要注意的是，自检自查只能作为初步判断，不能确诊肺部疾病。如果发现上述异常情况，应及时前往医院进行详细的检查，如胸部 X 线、胸部 CT、肺功能检查、痰液检查等，以便早期发现和治疗肺部疾病。

（一）症状观察

1. 咳嗽

注意咳嗽的频率、性质和时间。偶尔的轻咳可能是正常现象，但如果咳嗽持续不缓解，超过 2 周，或者伴有咳痰、咯血，尤其是干咳无痰且呈刺激性，要警惕肺部疾病的可能性，如肺癌、肺炎等。

2. 咳痰

观察痰液的颜色、性状和量。正常痰液为无色或白色黏液痰。若痰液呈黄色、绿色，可能提示细菌感染；痰液呈铁锈色，可能与大叶性肺炎有关；粉红色泡沫痰可能是肺水肿的表现；而痰液中带血，可能是肺结核、肺癌等疾病的信号。

3. 呼吸困难

留意是否在活动后或休息时出现呼吸急促、气短、喘息等呼吸困难症状。如果在轻微活动后就感觉呼吸费力，或者伴有胸闷、胸痛，可能是肺部疾病导致肺功能下降，如慢性阻塞性肺疾病、肺栓塞等。

4. 发热

不明原因的发热，尤其是低热持续不退，或伴有盗汗、乏力等全身症状，可能与肺部感染、肺结核等疾病有关。高热可能由细菌性肺炎引起。

5. 胸痛

胸部出现隐痛、刺痛或闷痛，并且与呼吸、咳嗽有关，可能是胸膜炎、肺炎累及胸膜等肺部疾病引起的。若胸痛剧烈且伴有呼吸困难，要警惕气胸等紧急情况。

6. 其他全身症状

(1) 体重下降：不明原因消瘦（警惕肺癌或结核）。

(2) 杵状指：指尖膨大（慢性缺氧，如肺癌、肺纤维化）。

（二）简单功能测试

1. 憋气测试

深吸一口气后，紧闭嘴巴，捏住鼻子，开始憋气。一般来说，健康人可以憋气 30 秒以上。如果憋气时间明显缩短，可能提示肺功能有一定程度的下降，但憋气测试结果仅供参考，不能作为诊断依据。

2. 爬楼测试

以平时正常的速度爬楼梯，观察自己的呼吸和身体反应。如果爬 2～3 层楼就出现明显的呼吸急促、喘息、胸闷等症状，可能说明心肺功能存在问题，需要进一步检查肺部情况。

（三）身体状态评估

1. 呼吸频率

正常成年人在安静状态下呼吸频率为 12～20 次 / 分。可以自行数一下呼吸次数，如果呼吸频率明显加快，超过 24 次 / 分，可能提示肺部存在问题，但运动后、情绪激动等因素也会使呼吸频率暂时升高，故需要在平静状态下测量。

2. 心率

肺炎可能会引起心率加快。正常成年人安静时心率在 60～100 次 / 分，若静息状态下心率明显高于 100 次 / 分，并且排除运动、紧张等因素，同时伴有其他肺炎症状，也可能与肺炎有关。

（四）观察胸廓和皮肤

1. 胸廓形态

观察和触摸胸廓，看两侧是否对称，有无异常隆起或凹陷。同时感受胸廓在呼吸时的运动幅度，若有异常可能与肺部疾病相关。

2. 皮肤变化

观察嘴唇的颜色是否为青紫色（医学上称为发绀），这提示可能存在缺氧。观察手指末端是否肿大，如果是杵状指，也提示缺氧严重或者可能存在肺部疾病。

（五）重点监测人群

1. 长期吸烟者

肺癌、COPD 风险高，即使无症状也应每年进行低剂量 CT 筛查。

2. 职业暴露人群

接触粉尘（矽肺）、石棉（间皮瘤）、化学气体（职业性哮喘）的人群应重点监测。

3. 慢性病患者

哮喘、COPD 患者：监测峰流速值（PEF）变化。

4. 心脏病患者

心脏病患者应警惕肺水肿（夜间阵发性呼吸困难）的发生。

5. 家族史

直系亲属有肺癌、囊性纤维化等遗传性肺病的人群应注意重点监测。

四、肺部的自我保健与养护

肺部的自我保健与养护可从生活习惯、饮食调整、运动锻炼等多方面入手。通过以下方法综合调理，可有效维护肺部健康。若出现持续咳嗽、胸痛等症状，应及时就医。

（一）日常习惯养护

1. 戒烟并远离污染

吸烟是肺部健康的第一大威胁，烟草中的有害物质会直接损伤肺组织。同时，应避免长时间处于雾霾、油烟等污染环境中，必要时佩戴口罩。

2. 保持环境清洁通风

定期开窗通风，每天 2～3 次，每次 15 分钟以上，保持室内空气流通。室内可摆放绿萝、吊兰等植物净化空气。

3. 注意保暖与湿度

寒冷天气减少外出，避免肺部受寒引发感冒；干燥季节使用加湿器，保持呼吸道湿润。

4. 充足睡眠

保持良好的作息习惯，保证充足的睡眠时间，有助于身体恢复和肺部健康。

5. 注意职业防护

如果工作环境中存在粉尘、化学物质等有害因素，如煤矿工人、建筑工人、油漆工等，应严格遵守操作规程，佩戴好防尘口罩、防毒面具等防护用品，减少有害物对肺部的损害。

6. 预防呼吸道感染

注意个人卫生，勤洗手，避免与呼吸道感染患者密切接触。在流感高发季节，尽量避免前往人员密集的场所，必要时可佩戴口罩。还可以接种流感疫苗、肺炎疫苗等，以降低呼吸道感染的风险。

（二）饮食调理

1. 多吃润肺食物

梨、银耳、百合、白萝卜、莲藕等白色食物，可滋阴润肺。推荐蒸梨、银耳茶等食疗方。

2. 避免辛辣刺激食物

辛辣、油腻食物会加重肺部负担，需减少摄入。

3. 均衡营养

摄入足够的蛋白质、脂肪和糖类，多吃新鲜蔬菜和水果，补充维生素和矿物质，促进身体健康。每天至少饮用 1500ml 水，保持呼吸道湿润。多吃柑橘类水果、坚果，增强抗氧化能力。

（三）运动与呼吸锻炼

1. 有氧运动增强肺活量

如慢跑、游泳、太极拳等运动，每周 3～5 次，每次 30 分钟，可提升心肺功能。

2. 练习腹式呼吸与缩唇呼吸

用腹部带动呼吸，深吸气时腹部鼓起，呼气时缓慢收缩，每天练习 2～3 次，每次 10～15 分钟。通过深呼吸、扩胸运动等，有助于改善呼吸功能，提高肺活量。

3. 主动咳嗽清理呼吸道

在空气清新的地方，有意识地咳嗽以排出肺内异物。

（四）中医调理与穴位按摩

1. 穴位按摩

(1) 按摩肺俞穴：肺俞穴位于背部第 3 胸椎棘突下，旁开 1.5 寸。用双手拇指指腹按压肺俞穴，力度适中，以局部有酸胀感为度，每次按压 5～10 分钟，每天可按摩 2～3 次。常按此穴有调补肺气、补虚清热的功效，可增强肺功能。

(2) 按揉迎香穴：迎香穴位于鼻翼外缘中点旁，鼻唇沟中。用示指指腹轻轻按揉迎香穴，顺时针和逆时针方向各按揉 30～50 次，以穴位局部有微微发热感为宜。经常按摩迎香穴可以通利鼻窍，预防感冒等呼吸道疾病，间接起到保护肺部的作用。

(3) 擦膻中穴：膻中穴位于胸部，两乳头连线中点。用手掌从胸骨上方向下擦至剑突，以膻中穴为中心，擦动频率稍快，以局部皮肤微红、有温热感为度，每次擦 1～2 分钟，每天可操作 3～5 次。能宽胸理气，调节肺气的升降。

2. 中药调理

(1) 服用中药茶饮：可选用一些具有润肺止咳、益气养阴功效的中药泡茶饮用，如沙参、麦冬、百合、玉竹等。取适量药材用开水冲泡，代茶饮，可根据个人口味适当调整药材用量和配伍。

(2) 使用中药膏方：在专业中医师的指导下，根据个人体质选用合适的中药膏方进行调理。例如，肺气虚的人群，可选用含有人参、黄芪、白术等补气药物的膏方；肺阴虚者，可选用含有熟地、阿胶、龟板等滋阴药物的膏方，以达到补肺益气、滋阴润肺的目的。

3. 传统运动

(1) 太极拳：太极拳以掤、捋、挤、按、采、挒、肘、靠、进、退、顾、盼、定等为基本方法，动作舒缓，呼吸深长均匀。练习时，通过呼吸与动作的配合，能够调节呼吸功能，增强肺部的通气和换气功能，促进肺气的宣发和肃降。

(2) 八段锦：八段锦的每组动作都有特定的呼吸方式和身体姿势，如“调理脾胃须单举”、“五劳七伤往后瞧”等动作，在伸展、扭转身体的同时，配合深呼吸，可以拉伸肺部经络，增强肺部功能，起到宣肺理气、止咳平喘的作用。

(3) 呼吸吐纳法：如六字诀，通过嘘、呵、呼、呬、吹、嘻六个字的发音口型，配合呼吸运动，调节脏腑气血功能，其中“呬”字诀对应肺脏，常练可起到清肺泻火、止咳平喘等作用。

4. 情志调节

(1) 保持心态平和：长期的焦虑、抑郁等不良情绪会影响身体的免疫系统，进而影响肺部健康。可以通过听音乐、阅读、旅游、与朋友交流等方式缓解压力，调节情绪，保持心情愉悦。中医学认为，情志过度会影响脏腑功能，“忧伤肺”，过度的悲伤、忧愁等情绪会损伤肺气。因此，要学会调节自己的情绪，保持心态平和，避免过度悲伤、忧愁。

(2) 晒太阳、听音乐：多晒太阳可以增加 5– 羟色胺和多巴胺的分泌，有助于改善心情；听轻松愉快的音乐也能调节情志，使肺气舒畅，达到养生保健的目的。

（五）特殊体质调理（中医角度）

1. 肺气虚

肺气虚表现为易感冒、乏力，可用红景天、冬虫夏草泡水或制作木耳猪肺汤。

2. 阴虚肺燥

阴虚肺燥出现干咳、盗汗，推荐沙参麦冬茶、无花果等滋阴润燥。

3. 痰热壅肺

咳嗽伴黄痰，可食用枇杷、冬瓜，或者用黄芩泡水辅助清肺化。

（六）定期体检

尤其有吸烟史或呼吸道症状者，建议每年进行肺功能检查或低剂量 CT 筛查。

第5章　大肠与免疫

大肠是人体重要的消化器官，负责吸收水分、电解质、部分营养物质及消化排便。同时大肠也是人体免疫系统的重要组成部分，不仅能够活化免疫细胞、产生抗体、增强机体免疫力，还能维护肠道菌群平衡，保持大肠健康，降低感染和过敏等风险。

作为免疫系统的一部分，大肠的黏膜层首先构成一道物理屏障，能够有效阻挡病原体和其他有害物质入侵。其次，黏膜下的黏液层和免疫细胞层构成免疫屏障，其中的免疫细胞（如淋巴细胞、巨噬细胞等）分泌免疫分子（如抗体、细胞因子等），以防御外来细菌、病毒和寄生虫等病原体的入侵，保护机体免受损害。另外，免疫系统的异常可导致大肠疾病的发生，如炎症性大肠病和肠癌等。

大肠内的肠道菌群对于维护肠道内环境稳定具有重要作用，它们与免疫系统之间存在复杂的相互作用。有益菌能够帮助人体消化食物、合成维生素，还能刺激肠道免疫系统的发育和成熟。当肠道菌群失衡时，可能导致肠道黏膜屏障受损，免疫细胞功能紊乱，进而增加感染、过敏等健康问题的风险。

一、大肠概述

（一）大肠的位置

大肠位于人体的腹腔四周，全长约 1.5 米，环绕在空肠和回肠的周围。它起自回肠末端，与回肠相连，终于肛门。在外形上，大肠与小肠有明显的不同，其口径较粗，肠壁较薄。

（二）大肠的结构

大肠可分为盲肠、阑尾、结肠、直肠和肛管五部分。

1. 盲肠

盲肠是大肠的起始部位，长 6～8cm，在回肠左侧并与回肠相连通，连接端称为回盲口，此处肠壁内的环行肌增厚，并覆以黏膜而形成上、下两片半月形的皱襞称回盲瓣。回盲瓣的作用是阻止小肠内容物过快地流入大肠，以便食物在小肠内充分消化吸收，并可防止盲肠内容物逆流回小肠。在回盲口下方约 2cm 处即为阑尾，通过盲肠继续上升即为结肠。

2. 阑尾

阑尾是从盲肠下端后内侧壁向外延伸的一条细管状器官，因外形酷似蚯蚓，故又称蚓突。阑尾具有黏膜免疫功能，能够产生 B 细胞，起到防御外来细菌、病毒的作用。

3. 结肠

结肠是大肠中最长的一段，介于盲肠与直肠之间，整体呈 M 形。结肠包绕于空肠和回肠周围。结肠分为升结肠、横结肠、降结肠和乙状结肠四部分。升结肠起自盲肠，上至肝右叶下方，向左弯成结肠右曲（肝曲）而移行于横结肠；横结肠自结肠右曲开始横位于腹腔中部，于脾门下方弯成锐角，形成结肠左曲（脾曲），向下移行于降结肠；降结肠自结肠脾曲开始，向下并稍向内至左髂嵴平面移行于乙状结肠；乙状结肠位于降结肠和直肠之间，通常有两个弯曲，是恶性肿瘤的多发部位。

结肠还具有三种特征性结构，即结肠带、结肠袋和肠脂垂。结肠带由肠壁的纵行肌增厚所形成，沿大肠的纵轴平行排列，分为独立带、网膜带和系膜带 3 条，均会聚于阑尾根部；结肠袋是由于内环行肌节段性局部增厚而形成的；肠脂垂则是由外膜结缔组织中脂肪细胞聚集构成的。

4. 直肠

直肠是消化管位于盆腔下部的一段，介于乙状结肠和肛管之间，全长 10～14cm。直肠的主要功能是吸收水分和无机盐，并将食物残渣转化为粪便。直肠黏膜表面光滑，无绒毛。直肠黏膜柱状上皮细胞和杯状细胞能够分泌大肠黏液，润滑粪便，保护肠黏膜免受机械损伤。

5. 肛管

肛管向内连接直肠口，向外延伸至肛门，长约 4cm。肛管被肛门括约肌所包绕，括约肌层由两层平滑肌构成，其内环行肌增厚形成肛门内括约肌；近肛门处由外纵行肌周围的骨骼肌形成肛门外括约肌。肛管平时处于收缩状态，有控制排便的作用。肛管黏膜下层的结缔组织中有密集的静脉丛，如静脉瘀血扩张则形成痔。

（三）大肠的功能

大肠在人体消化和免疫调节中起着重要的作用，其主要功能包括以下几个方面。

1. 吸收水分和电解质

大肠能够吸收食物残渣中的多余水分和电解质（主要是钠离子和钾离子），使粪便变得干燥和坚实，便于排出体外。这一过程对于维持人体的水和电解质平衡至关重要。

2. 形成和储存粪便

大肠通过肠蠕动和袋状往返等运动形式，将食物残渣中的水分和电解质进一步吸收，同时肠道菌群对食物残渣进行发酵和分解，最终形成粪便。这些粪便可以暂时储存于肠道中，直到达到一定的体积和压力后，触发排便反射。

3. 分泌功能

大肠黏膜能够分泌黏液，这些黏液具有润滑作用，有助于粪便顺利通过大肠并排出，并保护肠黏膜免受机械损伤。此外，黏液中还含有少量的二肽酶和淀粉酶等成分，有助于消化。

4. 免疫功能

作为人体重要的免疫器官之一，大肠包含人体约 70% 的免疫细胞（如 T 细胞、B 细胞、中性粒细胞、巨噬细胞等），其中大部分免疫细胞都分布在肠道相关淋巴组织中（如大肠内的阑尾及盲肠处的淋巴结），这些细胞在肠道免疫防御中起着重要作用，能够防御外来细菌、病毒等病原体的入侵，保护机体免受损害。肠道免疫系统的健康直接影响全身免疫力和疾病风险。具体来说，大肠的免疫功能主要体现在以下几个方面。

(1) 淋巴组织生成：大肠内的阑尾及盲肠处富含淋巴结，这些淋巴结是产生 B 细胞的重要场所。B 细胞在免疫系统中扮演着重要角色，能够产生抗体，帮助机体抵抗病原体入侵。

(2) 免疫细胞分布：大肠黏膜和黏膜下层分布着大量的免疫细胞，包括 T 细胞、B 细胞、巨噬细胞、树突状细胞等。这些免疫细胞能够识别并清除进入大肠的病原体，维持肠道的免疫平衡。

(3) 黏液屏障保护：大肠黏膜的柱状上皮细胞和杯状细胞能够分泌大肠黏液，这些黏液中含有多种免疫活性物质，如溶菌酶、免疫球蛋白 A（IgA）等。这些物质能够形成一道黏液屏障，保护肠黏膜免受病原体和有害物质的侵害。

(4) 免疫应答调节：大肠内的免疫细胞能够分泌多种细胞因子，如 IL、IFN 等。这些细胞因子能够调节免疫系统的应答反应，增强机体对病原体的抵抗力。

5. 肠道菌群调节

大肠内存在大量有益菌群，这些细菌能够合成 B 族维生素等物质，对人体的营养补充起积极作用。此外，大肠内的肠道菌群与免疫系统之间存在着复杂的相互作用。这些益生菌能够刺激免疫细胞发育和成熟，从而间接调节免疫系统的反应。同时，免疫系统也能够识别和调控肠道菌群，防止肠道菌群失衡引发疾病。由此可见，肠道菌群和肠道免疫系统互相调节，维持平衡，这对保持大肠健康和免疫功能正常至关重要。

二、大肠疾病与免疫系统的关系

大肠是人体最大的免疫器官之一，容纳了人体 70% 的免疫细胞。这些细胞分布在肠道内壁及肠道相关淋巴组织中。大肠的免疫功能出现异常时，就会引起一系列肠道相关疾病。

一方面，当大肠出现疾病时，如肠炎、肠应激综合征、结直肠癌等，往往会伴随免疫功能的异常。例如，免疫力低下时，肠道易受病原体侵袭引发肠炎，出现腹痛、腹泻、恶心、呕吐等症状。此外，大肠疾病还可能导致肠道黏膜受损，进而降低细胞间的相互识别能力，影响淋巴细胞和单核细胞的功能，从而进一步降低机体的免疫应答反应。

另一方面，免疫系统的异常也可能导致大肠疾病的发生。例如，自身免疫病（溃疡性结肠炎），就是由免疫系统错误地攻击自身肠道组织引起的。此外，肠道菌群失调也可能导致大肠疾病的发生，而肠道菌群与免疫系统之间存在着密切的相互作用。

我们将从炎症性疾病和癌症两方面探讨大肠疾病与免疫系统的关系。

（一）炎症性大肠炎

炎症性大肠炎，是一种慢性、复发性的肠道炎症性疾病。其发病原因与遗传因素、环境因素及免疫系统的异常密切相关。具体来说，遗传易感性、肠道菌群失调、肠道黏膜屏障功能受损及免疫系统的异常激活等因素都可能参与其发病过程。

1. 慢性溃疡性结肠炎

溃疡性结肠炎是一种慢性炎症性大肠病，以溃疡为主要表现，多发于结肠或直肠部位。溃疡性结肠炎的主要症状包括腹泻、便血、腹痛等。

(1) 腹泻：是最常见的症状，表现为大便次数增多，粪便呈水样或黏液样，可能混有血丝或鲜红色血液。

(2) 便血：程度与病情严重程度相关，严重便血可能导致贫血。

(3) 腹痛：多位于左下腹，可能与肠道炎症、痉挛和肠鸣有关，腹痛在排便后可能缓解。

此外，病情严重时患者还可能出现肠穿孔、巨结肠甚至结肠癌等症状。该病的发病机制与肠黏膜下中性粒细胞、淋巴细胞和单核细胞的异常活化及局部浸润有关。

2. 阑尾炎

阑尾本就是一个免疫器官，尤其在青少年时期，阑尾具有发达的淋巴组织，能分化和传输具有免疫活性的淋巴细胞，参与机体的细胞免疫和体液免疫。阑尾存储大量 B 淋巴细胞，可以分泌肠道免疫球蛋白，对保护宿主和抑制外来细菌起到有效的屏障作用。成年后阑尾的免疫功能逐渐被全身的淋巴结和脾脏所代替。

阑尾炎是指发生在阑尾部位的急性或慢性炎症，其发病多与免疫系统异常有关。阑尾炎的临床表现多样，急性阑尾炎常表现为转移性右下腹痛、恶心、呕吐、腹泻、乏力、发热等，而慢性阑尾炎则可能出现右下腹痛、胃肠道症状及全身症状。当阑尾发生炎症等病变时，可能需要通过手术切除阑尾来治疗疾病。但即使切除了阑尾，人体的免疫系统和肠道功能通常也可以通过其他途径和机制来进行代偿和维持平衡。

（二）感染性大肠炎

感染性大肠炎是由多种病原体引起的以腹泻为主要临床表现的一组急性肠道炎症。病原体包括病毒、细菌、寄生虫及真菌等。其发病多由饮食不当造成，如进食不洁食物等。

感染性大肠炎的主要症状包括腹泻、腹痛、恶心、呕吐等，严重者可能还会出现黏液脓血便、发热、脱水、电解质紊乱等。在结肠镜下，感染性大肠炎急性期黏膜呈弥漫性充血水肿、不规则糜烂和不规则溃疡，部分病变呈口疮样改变，可见伪膜成形。

1. 细菌性痢疾

细菌性痢疾是一种由痢疾杆菌（主要是志贺菌）引起的肠道传染病。其传播途径主要为粪－口传播，即病菌经消化道进入人体，来到结肠并侵入肠黏膜，进而激活免疫系统，引起炎症反应，结果导致肠黏膜炎症、坏死和溃疡。细菌性痢疾主要表现为畏寒、发热、腹痛、腹泻、里急后重及排黏液脓血样大便等。腹痛多为左下腹的阵发性疼痛或绞痛，腹泻次数频繁，每天可达数十次，并且每次排便量少。黏液脓血便是由于志贺菌在大肠腔内大量繁殖并释放毒素，导致黏液、细胞碎屑、中性粒细胞、渗出液和血液同时排出而形成的。此外，一些特敏体征患者还会对志贺菌释放的内毒素产生超敏反应，过度激活自身的神经及免疫系统，进而释放组胺等血管活性物质，导致神经系统功能受累，即中毒性菌痢。

2. 肠道真菌病

肠道真菌病是指由各种条件致病性真菌引起的肠道感染性疾病。常见的肠道真菌病有念珠菌病、放线菌病和组织胞浆菌病。

(1) 念珠菌病：念珠菌属酵母菌目，可存在于人体的口腔及消化道中，是大肠的正常寄居菌之一。常见的念珠菌有白念珠菌，属于机会性致病原，易感染长期免疫功能极度低下的患者。感染时主要累及口腔及胃肠道黏膜。当感染累及大肠，会大量繁殖并释放毒素物质，在肠道局部形成真菌性肉芽肿或附着白色隆起的斑块，可造成肠道正常黏膜纹理消失、蠕动失常、黏膜脱落缺损、狭窄和假憩室形成。严重时病菌可穿过大肠黏膜并进入毛细血管传播，从而累及腹膜、肝脏、肾脏、脾脏及肺等器官，可引起败血症或导致死亡。该病亦可累及肛门附近，引起局部刺激和瘙痒。为了应对该细菌，肠道的炎症性免疫细胞迅速激活并开始浸润，从而引起肠道黏膜充血水肿，导致大肠黏膜出现假性脱落和坏死，形成溃疡，严重时可引起肠道出血及溃疡性穿孔。

(2) 放线菌病：放线菌是人体的正常菌群之一，口腔中常见。当人体出现创伤性感染、长期使用抗生素或免疫力下降时，放线菌可由口腔进入肠道，侵入盲肠部黏膜，引起黏膜感染。表现为肠道局部肿胀、肉芽肿形成、肠道组织纤维化、引流窦道及排出物现淡黄色“硫黄颗粒”等。患者常出现发热、盗汗、乏力、消瘦等全身慢性感染表现，症状类似急性或慢性阑尾炎。

3. 伪膜性结肠炎

伪膜性结肠炎是一种主要发生于结肠的急性黏膜坏死性炎症，一般可见受累肠段出现肠腔扩张且有浅表性溃疡，结肠膜表面的病变处覆有斑块状伪膜，系肠黏膜的炎症性免疫细胞浸润所致。伪膜斑块可脱落，脱落后肠黏膜局部呈黏膜剥脱坏死状态。此病的发生与免疫系统的异常有关，常见于过量使用抗生素的患者。此类患者肠道内正常菌群失调，导致致病性细菌（如艰难梭状芽孢杆菌）过度生长，从而引发炎症。尤其是当人体免疫力下降时，肠道正常的防御机制被削弱，使得艰难梭状芽孢杆菌更容易滋生和致病。伪膜性结肠炎的主要症状包括腹泻、腹痛等。腹泻的严重程度不一，轻症患者每天腹泻 2～3 次，重症患者可达 20～30 次，大便呈水样，部分患者可排出伪膜。腹痛多位于下腹部，表现为阵发性痉挛性疼痛或钝痛。还可能出现恶心、呕吐、发热、腹胀等症状。少数患者有肠穿孔表征。

（三）大肠癌

大肠癌，又称为结直肠癌，是来源于大肠腺上皮的恶性肿瘤，包括盲肠癌、阑尾肿瘤、结肠癌、乙状结肠癌、直肠癌等。大肠癌是全球常见的恶性肿瘤之一，其发病率和病死率均居全部恶性肿瘤前 5 位。在我国，东南沿海地区发病率高于西北地区，城市高于农村，男性高于女性。大肠癌起病隐匿，早期常无明显症状，或仅表现为消化不良、大便隐血等。随着癌肿发展，可能出现排便习惯与粪便形状改变、腹痛、便血、腹部包块、肠梗阻等症状，伴或不伴贫血、发热和消瘦等全身症状。大肠癌的并发症多见于晚期，主要有肠梗阻、肠出血及癌肿腹腔转移引起的相关并发症。

大肠癌的发生起源于腺瘤样癌变，又分为管状腺瘤和绒毛状腺瘤，进一步发展可导致肠息肉（即癌前黏膜）形成。组织学上，早期管状腺瘤样病变仅见肠腔黏膜隐窝部位密集排列大量高柱状细胞，间质有少量结缔组织、毛细血管和炎症性免疫细胞浸润；随着病变的进展，可见腺瘤明显增生和扩张并向腔内凸出，呈乳头状。与管状腺瘤不同，绒毛状腺瘤呈典型的纤细绒毛状结构，内含少量毛细血管和炎症性免疫细胞。通常由大肠黏膜表面上皮细胞向肠腔生长，形成乳头状凸起。如能在腺瘤样癌变时期及早发现并干预切除，则可终止癌变发展，减少大肠癌的发生。

1. 盲肠癌

盲肠癌属于结肠癌的特殊类型，因其病变部位于盲肠而得名。盲肠癌的症状包括突然体重减轻、原因不明的贫血、腹胀、腹痛、消化不良、食欲减退、腹部有肿块、大便带血（或出现黑便）及有下坠感等。盲肠癌的治愈率与肿瘤分期有关，分期越早，治愈率越高。早期盲肠癌的治愈率可达 90% 以上，而晚期盲肠癌的治愈率则显著降低。盲肠癌的治疗方法主要包括手术治疗、化疗、放疗及免疫靶向治疗等。对于可手术的患者，根治性手术切除是首选治疗方法，术后根据病理分期和患者情况，可能还需要进行辅助化疗或放疗。

2. 阑尾肿瘤

阑尾肿瘤是由阑尾细胞病变而引发的胃肠系统疾病，其性质不定，良恶性均有。阑尾肿瘤可分为阑尾类癌、阑尾腺癌和阑尾囊性肿瘤。阑尾肿瘤无特异性症状，可表现为右下腹部疼痛、右下腹包块等。阑尾类癌发病率最高，占所有阑尾肿瘤的 50%～70%，但临床上非常少见，多在阑尾切除术中或尸体解剖中被诊断。阑尾肿瘤好发于 15—29 岁女性、50—60 岁男性、阑尾肿瘤家族史者，以及患有神经内分泌瘤、息肉、慢性溃疡性结肠炎等疾病的人群。阑尾肿瘤的治疗多以手术治疗为主，也可根据肿瘤的性质及部位进行联合术后化疗。

阑尾作为一个免疫器官，其免疫功能的异常可能与阑尾肿瘤的形成有关。例如，部分患者体内存在免疫系统异常，如自身抗体、淋巴组织增生等，这些异常可能会损伤阑尾细胞，进而引发肿瘤。

3. 结肠癌

结肠癌主要为腺癌、黏液腺癌、未分化癌，大体形态呈息肉状、溃疡型等。结肠癌可沿肠壁环行发展，沿肠管纵径上下蔓延或向肠壁深层浸润，除经淋巴管、血流转移和局部侵犯外，还可向腹腔内种植或沿缝线、切口面扩散转移。

结肠癌早期可能无明显症状，随着病情进展，可出现排便习惯与粪便形状改变、腹痛、黏液便或黏液脓性血便等症状。结肠癌的并发症多见于晚期，主要有肠梗阻、肠出血及癌肿腹腔转移引起的相关并发症。结肠癌的唯一根治方法是癌肿早期切除，其他治疗方法包括化疗、放疗、免疫靶向治疗等。

结肠癌的发病与多种因素有关，如高脂肪低纤维素饮食、结肠的慢性炎症、结肠息肉、遗传因素等。预防结肠癌需要调整生活方式，避免吸烟酗酒等不良嗜好，优化饮食习惯，适当锻炼，并针对高危人群进行筛查以及早发现病变。

4. 乙状结肠癌

乙状结肠癌是结肠癌的一种类型，起源于乙状结肠的肠上皮细胞。乙状结肠位于直肠的上方，从距离肛门大概 15cm 的部位向上，一直到降结肠，整体呈“乙”字形。当这段“乙”字形肠道的上皮细胞发生恶变时，就会形成乙状结肠癌。乙状结肠癌早期症状可能不太明显，可能仅表现为腹痛、消化不良、腹胀等，后期可出现排便不正常、大便性状改变（如变细、变扁或有沟槽）、肠梗阻、腹部肿块、便血等症状。乙状结肠癌的发病年龄多在 50 岁以后，并且具有一定的家族聚集性。

乙状结肠癌的治疗方法主要包括手术治疗、化疗、放疗等。早期乙状结肠癌手术治疗后 5 年生存率可达 90% 以上，而晚期乙状结肠癌手术治疗后 5 年生存率则显著降低。因此，早期发现、早期治疗对于提高乙状结肠癌的治愈率至关重要。预防乙状结肠癌需要保持健康的生活方式，如均衡饮食、戒烟限酒、适量运动等，并定期进行体检，特别是对于有家族史等高危人群。

5. 直肠癌

直肠癌是一种起源于直肠黏膜上皮细胞的恶性肿瘤，属于胃肠道较常见的癌症。其发病原因包括环境因素、遗传因素、腺瘤性息肉演变及不良生活习惯(如长期吸烟、过量饮酒、肥胖）等。直肠癌早期症状不明显，可能出现便血、便秘等。随着病情发展，症状可能包括便频、便细、黏液便、肛门痛等。治疗方法主要有手术切除、放疗、化疗和靶向治疗。预后与多种因素有关，如肿瘤分期、病理类型、治疗方法等。早期直肠癌的治愈率较高，因此出现原因不明的腹痛、便血、腹部肿块、体重下降等症状时应及时就医。

6. 大肠癌发生与免疫系统的关系

大肠癌的发生是免疫系统与肿瘤细胞动态博弈的结果。免疫监视功能下降、慢性炎症、菌群失调及肿瘤免疫逃逸共同推动癌变进程。

(1) 免疫监视功能异常：正常免疫系统可识别并清除癌变细胞，称为“免疫监视”。当免疫功能异常(如免疫力下降、衰老、慢性病、使用免疫抑制药等），免疫细胞(如T细胞、NK细胞）对大肠肿瘤细胞的识别能力降低，导致大肠黏膜局部的癌细胞异常积累，最终发展为肠癌。

(2) 肿瘤细胞免疫逃逸：大肠癌细胞可通过多种途径抑制免疫细胞活性，从而逃避免疫系统的攻击。高表达 PD-L1 等免疫抑制检查点分子，通过与 T 细胞表面的 PD-1 分子结合，抑制 T 细胞功能；招募调节性 T 细胞和肿瘤相关巨噬细胞等免疫抑制细胞，通过分泌免疫抑制因子（如 IL-10、TGF-β 等），抑制抗肿瘤免疫反应；削弱 DC 细胞针对肿瘤细胞表面 MHC 分子的抗原递呈能力，使免疫细胞难以发现。

(3) 调节肠道的炎症免疫微环境：研究显示，炎症性肠病（如溃疡性结肠炎、克罗恩病）

患者的大肠癌风险显著升高。免疫系统异常引起的慢性肠道炎症可导致免疫细胞（如中性粒细胞、巨噬细胞）持续活化，从而释放活性氧、炎症因子（如 TNF-α、IL-6），促进肠道细胞增殖和癌变。

(4) 肠道菌群失调与免疫调控：一方面，某些促癌型肠道菌群可通过激活肠道局部免疫应答，影响大肠癌发生。例如，具核梭杆菌可激活 TLR4-NF-κB 信号通路，促进肠道炎症，进而抑制 NK 细胞杀伤癌细胞的功能；产肠毒素脆弱拟杆菌（ETBF）可诱导 Th17 细胞应答，从而加剧肠道炎症。

另一方面，部分益生菌及菌群代谢产物可通过抑制肠道局部免疫应答，阻止大肠癌的发生。例如，双歧杆菌通过调节 Treg/Th17 平衡抑制肠道炎症，从而增强肠道屏障功能；经膳食纤维菌群发酵产生的代谢产物（如短链脂肪酸、丁酸等），可抑制组蛋白去乙酰化酶的活性和促进肠上皮细胞正常分化，还能增强 Treg 细胞的免疫调节功能，抑制肠道炎症。

未来研究需进一步解析免疫微环境异质性，开发针对不同亚型的精准免疫疗法，同时关注菌群干预和炎症调控的预防潜力。

三、大肠疾病的自检自查

大肠疾病的免疫自查并非专业医疗手段，但可以通过关注一些与免疫系统相关的大肠疾病症状，来初步评估自身健康状况。需要强调的是，任何自查结果都不能替代专业医疗诊断。

（一）炎症性大肠炎的自查

炎症性大肠炎可关注肠道症状、全身症状和免疫系统相关症状进行判断。

1. 慢性溃疡性结肠炎的自查

出现以下症状，并且持续时间较长或症状较为严重的，应考虑慢性结肠炎的可能性，并及时就医进行专业检查和治疗。

(1) 大便习惯改变：如大便次数增多或减少，或者便秘和腹泻交替出现。大便可能变得稀薄或带有黏液，有时还混有血液。

(2) 腹部疼痛：可能感到腹部隐痛、胀痛或绞痛，疼痛部位多位于左下腹部，也可能出现在脐周或整个腹部。疼痛可能在排便后得到缓解，但也可能伴随排便出现或加重。

(3) 腹部胀气：结肠炎可能导致肠道内气体增加，表现为腹部胀气、胀满不适，有时还可能出现肠鸣音亢进。

(4) 消化系统症状：可能出现恶心、呕吐、反酸、嗳气、食欲减退、腹胀等症状。

(5) 全身症状：如发热、乏力、疲劳等，可能是由于肠道炎症引起的全身性炎症反应。虽然这些症状不一定直接指向大肠疾病，但它们可能提示免疫系统存在某种程度的异常，从而增加患大肠疾病的风险。

2. 阑尾炎的自查

(1) 转移性右下腹痛：阑尾炎的典型症状是开始时上腹部或脐周疼痛，数小时后疼痛转移至右下腹并固定。

(2) 右下腹压痛与反跳痛：轻轻按压右下腹麦氏点，如果出现明显疼痛，并在迅速松手后疼痛加剧（反跳痛），则可能是阑尾炎。

(3) 胃肠道症状：可能伴有恶心、呕吐、食欲减退等。

(4) 发热：可能出现低热，体温一般在38℃以下，若病情严重体温可能更高。

阑尾炎的诊断需要综合考虑患者的症状、体征及相关辅助检查结果。如果怀疑患有阑尾炎时，应立即前往医院进行详细检查和治疗，以避免病情恶化或并发症的发生。

（二）感染性大肠炎的免疫自查

如果近期接触过（主要指经口腔途径）肠炎性病原体，如细菌、真菌和病毒等，并且短时间内出现腹痛腹泻、恶心呕吐、全身发热、便血、里急后重等症状，应考虑感染性大肠炎并尽快就医。

1. 细菌性痢疾的自查

首先自我判断短期内是否有不洁饮食史、接触史、当地本病流行情况及流行区域的旅游史等，并且出现如下症状。

(1) 腹泻，初期可能为稀水样便，随后逐渐转变为黏液脓血便，次数频繁，伴有里急后重感。

(2) 腹痛，常为左下腹的阵发性疼痛或绞痛，有时疼痛可通过排便得到暂时缓解。

(3) 发热，多表现为高热，体温可达39℃以上，也可能是中度发热。

(4) 部分患者可能伴有恶心、呕吐、体重减轻等症状。

(5) 在中毒性菌痢等严重情况下，可能出现意识模糊等神经系统症状。

如果出现疑似细菌性痢疾的症状，建议及时就医，通过专业医疗手段进行确诊和治疗。

2. 肠道真菌病的自查

可以通过关注一些与免疫系统相关的症状来初步评估自身是否存在肠道真菌感染的风险。

(1) 长期或反复使用抗生素：抗生素会破坏肠道正常菌群，为真菌的生长创造条件。

(2) 免疫系统功能低下：如患有获得性免疫缺陷综合征、白血病等疾病，或正在接受免疫抑制药治疗。

(3) 消化道症状：如恶心、呕吐、腹痛、腹泻等，这些症状可能与真菌感染引起的肠道炎症有关。

(4) 全身症状：如发热、乏力、体重下降等，这些症状可能与真菌感染引起的全身炎症反应有关。

如果出现上述症状，并不能直接判断为肠道真菌病，还需关注自身是否存在高风险因素和相关症状，并及时就医进行专业检查。

3. 伪膜性结肠炎的自查

在长期使用抗生素（尤其是广谱抗生素）后出现以下症状，应怀疑伪膜性结肠炎的可能。

(1) 腹泻：是最主要的症状，腹泻程度和次数不一，可能伴有水样便或含有伪膜的排出物。

(2) 腹痛：多为下腹部疼痛，可能为持续性或阵发性。

(3) 发热：部分患者可能出现发热症状。

(4) 其他症状：如恶心、呕吐、腹胀、腹部压痛等。

需注意，这些症状并非伪膜性结肠炎所特有，其他疾病也可能引起类似症状。因此，如果出现上述症状，应及时就医，通过专业的医疗检查（如结肠镜检查、粪便检查等）来确诊。此外，预防伪膜性结肠炎的关键是合理使用抗生素，避免滥用和过度使用广谱抗生素。对于老年体弱、免疫功能低下等高危人群，更应谨慎使用抗生素。

（三）大肠癌的免疫自查

通过关注一些大肠癌的高危因素和症状来初步评估自身风险。例如，大肠癌的高危因素包括年龄（40 岁以上）、家族史、肠道疾病史（如溃疡性结肠炎、克罗恩病等）、不良生活方式（如高脂饮食、缺乏运动、吸烟等）及某些遗传性疾病等。

1. 常见大肠癌的典型症状

(1) 排便习惯改变：便秘与腹泻交替出现、便血、黑便、大便变细、黏液便等。

(2) 体重下降：无明显原因的体重减轻、贫血或乏力。

(3) 腹部不适：腹部肿块、腹痛、贫血等。

2. 常见大肠癌的免疫相关症状

(1) 肠道慢性炎症或肠道免疫异常：长期患有炎症性肠病（如溃疡性结肠炎、克罗恩病）的人群，需定期接受肠镜检查。此外，自身免疫病患者（如类风湿关节炎、红斑狼疮）若长期使用免疫抑制药，可能增加癌变风险。

(2) 免疫力低下：反复感染、疲劳、伤口愈合缓慢等可能提示免疫功能异常，需警惕潜在健康问题。

(3) 肠道菌群失调：长期腹泻、便秘、腹胀或肠道敏感可能与菌群失调相关，可通过调整饮食（如补充益生菌、高纤维食物）改善。

虽然无法通过自检直接诊断大肠癌，但可通过关注免疫力相关信号（如慢性炎症、菌群失调）、警惕典型症状，并结合医学筛查手段实现早发现。保持健康的生活方式、调节免疫状态是降低风险的重要措施，但最终确诊仍需依赖专业医疗检查。

四、大肠的免疫保健与养护

以下从饮食、生活习惯、菌群调节等方面，系统解析大肠的免疫保健与养护方法。

（一）健康饮食

1. 增加膳食纤维摄入

膳食纤维有助于促进肠道蠕动，预防便秘，减少有害物质在大肠内停留的时间。常见的膳食纤维类食物有全谷物（燕麦、糙米）、蔬菜（西兰花、菠菜）、水果（苹果、香蕉）、豆类（鹰嘴豆、扁豆）等。

2. 保持饮食均衡

摄入足够的蛋白质、维生素和矿物质，以支持大肠的正常功能和免疫系统的健康。同时注意补充多酚类、姜黄素类和深海鱼油类食物，这些食物可起到抗炎症和抗氧化的效果，从而缓解肠道的慢性炎症。

3. 避免高脂高糖食物

常见的此类食物有加工食品、过量红肉和酒精等，这类食物可增加大肠癌的风险，并影响免疫系统的功能。

（二）生活习惯

1. 充足睡眠

保持良好的睡眠习惯，有助于免疫系统的恢复和增强。

2. 减少压力

长期的精神压力可能影响免疫系统的功能，因此要学会放松身心，保持心情愉悦。

3. 适度有氧运动

快走、游泳等每周 150 分钟，促进肠道蠕动，减少毒素滞留。

4. 力量训练

增强核心肌群，改善腹腔血液循环，提升免疫细胞运输效率。

5. 避免久坐

长时间坐着不动可能影响大肠的蠕动和血液循环，增加便秘和大肠癌的风险。

6. 保证充足的日照

多晒太阳，尤其是注重腹部晒太阳，可以提高腹温，激活免疫系统，同时还能促进维生素 D 的吸收，而维生素 D 对大肠健康有积极作用。

（三）主动监测

关注排便变化，定期医学筛查。

第 6 章　脾脏与免疫

脾脏是人体最大的免疫器官，在免疫系统中扮演着至关重要的角色。其主要功能包括免疫细胞产生和储存的场所、免疫应答的场所、产生抗体的主要场所、分泌各类细胞因子、发挥免疫调节功能等。此外，脾脏还具有储血、造血、清除衰老红细胞和调节血液成分等功能。脾脏的健康对于维持整体的免疫状态至关重要。若脾脏功能异常，可能导致免疫低下，增加感染性疾病的概率，甚至引发免疫缺陷性疾病。

一、脾脏概述

（一）脾脏的位置

脾脏位于腹腔的左上方，左季肋区胃底与膈之间，与第 9～11 肋相对，其长轴与第 10 肋一致。正常情况下，脾脏被肋骨遮挡，在左肋弓下缘无法触及，当脾大时，可能会超出肋弓下缘，此时可通过触诊进行初步诊断。脾脏的上方是膈肌，左边紧邻胃，下方则与左肾、左肾上腺等器官相邻，脏面还与胰尾和结肠左曲为邻。这种毗邻关系使得脾在功能上与其他器官相互关联，共同维持人体的正常生理功能。此外，脾的位置可因体位、呼吸及胃的充盈程度而有所变化（如平卧比站立时高约 2.5cm）。

（二）脾脏的结构

脾脏的结构主要包括被膜与小梁、实质部分、血管与神经、韧带几个部分。

1. 被膜与小梁

脾脏表面覆有一层较厚的被膜，被膜内含有许多散在的平滑肌细胞，这些细胞能够收缩以调节脾内的血量。被膜结缔组织伸入脾内形成许多分支的小梁，它们与门部分支形成的小梁相互连接，构成一粗的支架，支撑脾脏的结构。

2. 实质部分

脾脏的实质部分分为白髓、红髓和边缘区三部分。

(1) 白髓：由密集的淋巴细胞构成，主要包括动脉周围淋巴鞘和淋巴小结，是机体发生特异性免疫的主要场所。动脉周围淋巴鞘中心可见一条小动脉，T 淋巴细胞围绕该小动脉聚集，呈弥散淋巴组织形态，其间可见少量巨噬细胞和其他胞质稍丰富但浅染的细胞。淋巴小结又称脾小体，常位于动脉周围淋巴鞘的一侧，结构与淋巴结内的淋巴小结相似，有时可见生发中心。

(2) 红髓：由脾索及血窦组成，约占脾实质的 2/3，因含有大量血细胞而呈现红色。脾索由富含血细胞的索状淋巴组织构成，在血窦之间相互连接成网，脾索含较多的 B 细胞、浆细胞、巨噬细胞和树突状细胞。脾血窦是一种静脉性血窦，宽 12～40μm，形态不规则，相互连接成网。窦壁由一层长杆状的内皮细胞平行排列而构成，内皮细胞之间常见许多宽 0.2～0.5μm 的间隙，脾索内的血细胞可经此穿越进入血窦。红髓内血流缓慢，有助于抗原与吞噬细胞的充分接触，是免疫细胞发生吞噬作用的主要场所。

(3) 边缘区：位于红髓和白髓的交界处，此区淋巴细胞较白髓稀疏，但较脾索密集，并混有少量红细胞，是脾内捕获抗原、识别抗原和诱发免疫应答的重要部位。

3. 血管与神经

脾脏有丰富的血管和神经分布。脾动脉从脾门入脾后分支进入小梁，称为小梁动脉，再分支形成毛细血管供应白髓和红髓。脾静脉则在脾门处汇成主干，与肠系膜上静脉汇合成肝门静脉。支配脾脏的神经主要是腹腔交感神经节后纤维，它们与脉管系统伴随分布，也分布于脾组织实质内。

4. 韧带连接

脾脏通过胃脾韧带、脾肾韧带、膈脾韧带和脾结肠韧带与邻近器官相连，这些韧带对脾脏的固定和支撑具有重要作用。

（三）脾脏的功能

脾脏的功能主要包括以下几个方面。

1. 免疫功能

脾脏是人体最大的免疫器官，含有大量的淋巴细胞和巨噬细胞等免疫细胞。这些细胞能够识别和清除侵入体内的病原体，如细菌、病毒等，以及体内衰老、受损或突变的细胞。在感染发生时，脾脏可迅速启动免疫反应，通过吞噬作用和免疫细胞的活化来抵御疾病。

(1) 识别和清除病原体：脾脏中有大量的淋巴细胞和巨噬细胞等免疫细胞。当细菌、病毒等病原体随血液流经脾脏时，巨噬细胞可直接吞噬和清除病原体，而淋巴细胞能识别病原体抗原，启动特异性免疫反应，通过产生抗体或激活免疫细胞来消灭病原体，从而保护机体免受感染。

(2) 免疫应答与抗体生成：作为人体免疫系统的重要组成部分，脾脏是对血源性抗原产生免疫应答的主要部位。当机体遭遇抗原刺激时，脾脏中的 B 淋巴细胞可在抗原提呈细胞的作用下，增殖分化为浆细胞，大量合成和分泌抗体，即免疫球蛋白，从而实现体液免疫功能，以清除相应的抗原。

2. 造血功能

在胚胎发育早期，脾脏是重要的造血器官，能够产生红细胞、血小板等。虽然成年后脾脏的造血功能基本停止，但在某些特殊的病理状况下，如严重的造血障碍性疾病或某些骨髓增生性疾病时，脾脏可恢复部分造血功能。

(1) 胚胎期造血：在胚胎发育早期，脾脏是重要的造血器官之一，能够产生红细胞、粒细胞、淋巴细胞和单核细胞等各种血细胞，为胚胎的发育和生长提供必要的血细胞。

(2) 成年期应急造血：成年后，脾脏的造血功能基本消失，但在某些特殊的病理情况下，如严重的骨髓造血功能障碍、机体严重缺血缺氧等，脾脏可重新恢复部分造血功能，以满足机体的需求，这是一种代偿性的造血反应。

3. 储血与调节血容量功能

脾脏就像一个血液储备库，可以储存一定量的血液。在人体休息、安静状态下，脾脏会储存一部分血液；当身体处于应激状态，如剧烈运动、大量失血等情况时，脾脏会收缩，将储存的血液释放到血液循环中，以维持血容量的稳定。

4. 滤血功能

(1) 清除衰老血细胞：红细胞等血细胞在体内循环一定时间后会衰老或受损。脾脏中的巨噬细胞能够识别并吞噬这些衰老、变形能力差的红细胞，将其分解，清除出血液循环，保证血液中细胞的正常功能和形态，维持血液的纯净和健康。

(2) 清除异物和抗原：除了衰老的血细胞，脾脏还能过滤和清除血液中的其他异物，如细菌、病毒、寄生虫及其他不溶性颗粒等抗原性物质，防止它们在体内扩散和引发疾病，起到净化血液的作用。

5. 修正红细胞功能

脾脏对红细胞具有修正作用。一些被破坏的红细胞会进入脾脏，在那里进行再加工，随后将新鲜的红细胞输送到人体。

此外，脾脏还参与铁代谢的调节，影响红细胞的生成和功能。总的来说，脾脏在人体中发挥着多种重要功能，对于维持机体的正常生理状态具有重要意义。

二、脾脏异常与免疫相关疾病

脾脏作为人体重要的免疫器官，其功能涉及血液过滤、免疫应答和细胞代谢等多个方面。脾脏疾病与免疫系统的异常密切相关，涉及感染、肿瘤、自身免疫等多重机制。

（一）感染性疾病

1. 脾大（脾功能亢进）

脾大常见于传染性单核细胞增多症、疟疾等感染。病原体刺激脾脏巨噬细胞和淋巴细胞过度增殖，导致脾大并加速清除血细胞（包括正常细胞），引发贫血、血小板减少等。

2. 败血症

脾脏作为血液过滤器，严重感染时可能因过度激活免疫反应导致全身炎症风暴，加重多器官衰竭风险。

3. 脾脓肿

脾脓肿多由细菌、真菌等病原体感染引起。常因身体其他部位的感染灶，如疖、痈、骨髓炎等，病原体经血液循环播散至脾脏，或因脾外伤、脾梗死等局部组织坏死继发感染所致。患者主要表现为发热、寒战、左上腹疼痛，疼痛可向左肩部或左背部放射，伴有恶心、呕吐等症状。

4. 脾结核

脾结核由结核分枝杆菌感染脾脏引起，常继发于肺结核等其他部位的结核。多数患者起病隐匿，可有低热、盗汗、乏力、消瘦等全身结核中毒症状，以及左上腹隐痛、腹胀等局部症状。

（二）血液系统疾病

1. 脾功能亢进性贫血

多种原因可导致脾功能亢进，如肝硬化门静脉高压时，脾静脉回流受阻，脾脏瘀血增大，可引起脾功能亢进。此外，血液系统疾病，如慢性粒细胞白血病、恶性淋巴瘤等，也可使脾脏内的造血细胞或免疫细胞异常增生，导致脾大及功能亢进。患者会出现白细胞、红细胞、血小板等血细胞不同程度的减少，表现为贫血、感染、出血等一系列症状。

2. 遗传性球形红细胞增多症

这是一种遗传性溶血性贫血，由于红细胞膜蛋白基因缺陷，导致红细胞呈球形，变形能力降低，在通过脾脏时易被破坏，引起溶血。主要表现为贫血、黄疸、脾大，病情常因感染等因素加重。

3. 溶血性贫血

红细胞破坏增加，脾脏过度清除受损红细胞，进一步加剧贫血，同时释放炎症因子（如 TNF-α）加重组织损伤。

4. 白血病与淋巴瘤

恶性肿瘤细胞浸润脾脏，破坏其正常结构，导致免疫功能抑制或紊乱。例如，慢性淋巴细胞白血病患者的脾脏中 B 细胞异常增殖，抑制正常免疫应答。

（三）自身免疫病

1. 脾脏功能亢进与免疫

脾脏功能亢进时，会过度破坏血细胞，包括白细胞、红细胞和血小板等，导致机体免疫力下降，容易出现贫血、感染和出血等一系列症状。同时，脾脏产生的自身抗体也可能增多，引发自身免疫病，如自身免疫性溶血性贫血等。

2. 类风湿性关节炎、系统性红斑狼疮

脾脏中的 B 细胞可能产生针对自身组织的抗体，Treg 细胞功能缺陷导致免疫耐受失衡。

3. 原发性免疫性血小板减少症

是由于免疫介导的自身抗体致敏的血小板被单核巨噬细胞系统过度破坏，导致血小板计数减少引起的出血性疾病。其主要特点是患者脾脏中巨噬细胞异常吞噬血小板，致血小板过度破坏和血小板生成受到抑制，最终引起血小板减少。同时免疫系统产生的抗体攻击了自身体内的血小板，加速血小板破坏。

（四）外伤与手术相关疾病

1. 脾切除后的免疫问题

脾脏缺失后，机体的免疫功能会受到一定影响，尤其是对血液中病原体的清除能力下降，导致感染的风险增加，特别是对于肺炎球菌、脑膜炎球菌等细菌的易感性明显提高。患者可能更容易发生呼吸道感染、败血症等疾病，并且感染后的病情往往较重。

2. 脾破裂

外伤导致脾脏出血，需紧急切除（脾切除术）。术后因免疫球蛋白 M（IgM）减少和补体激活能力下降，患者易发生肺炎球菌、脑膜炎球菌等感染。

（五）脾脏肿瘤

脾脏内出现良性或恶性肿瘤，常见于淋巴瘤、转移性肿瘤等。原发性脾肿瘤少见，良性肿瘤多为血管瘤、淋巴管瘤等，恶性肿瘤多为淋巴肉瘤、网织细胞肉瘤等。

1. 脾血管瘤

脾血管瘤是脾脏最常见的良性肿瘤，多为海绵状血管瘤。瘤体较小时多无明显症状，常在体检或因其他疾病进行检查时偶然发现。当瘤体较大时，可出现左上腹隐痛、胀痛，有时可触及腹部肿块。

2. 脾恶性淋巴瘤

脾恶性淋巴瘤是一种起源于脾脏淋巴组织的恶性肿瘤，可分为霍奇金淋巴瘤和非霍奇金淋巴瘤。患者主要表现为脾脏进行性增大，伴有发热、盗汗、消瘦、乏力等全身症状，还可能出现腹部疼痛、腹部肿块等局部症状。

3. 脾动脉瘤

脾动脉瘤是最常见的内脏动脉瘤，女性多于男性，60 岁以上老年人发病率高于其他年龄组。

（六）脾脏疾病的免疫学机制

脾脏疾病的免疫学机制涉及两个方面，脾脏损伤或切除可导致显著免疫缺陷，而脾脏异常活化则参与自身免疫病和血液系统疾病。在此过程中涉及脾脏对感染性疾病、血液疾病、自身免疫系统疾病及肿瘤等疾病的免疫调节。

1. 感染性脾脏疾病

正常情况下，脾脏中的巨噬细胞、树突状细胞等抗原提呈细胞可摄取、加工和提呈病原体抗原给 T 细胞、B 细胞，启动免疫应答。但当病原体毒力过强或机体免疫功能低下时，如获得性免疫缺陷综合征患者因 $CD4^{+}$T 细胞大量减少，免疫功能严重受损，脾脏的免疫防御功能难以有效发挥，易发生脾结核等感染性疾病。在脾脏感染时，病原体相关分子模式可激活脾脏内的免疫细胞，释放大量炎症因子，如 TNF-α、IL-1 等。适度的炎症反应有助于清除病原体，但如果炎症反应过度，会引发炎症风暴，导致脾脏组织细胞损伤，加重病情，如在脾脓肿形成过程中，过度的炎症反应可造成局部组织液化坏死。

2. 血液系统相关的脾脏疾病

以脾功能亢进为例，可能由于自身免疫反应产生针对血细胞的自身抗体，使血细胞表面被抗体或补体标记，脾脏中的巨噬细胞识别并过度吞噬这些被标记的血细胞，导致白细胞、红细胞、血小板等减少。此外，在遗传性球形红细胞增多症中，红细胞膜缺陷使红细胞变形能力下降，在通过脾脏时易被巨噬细胞识别为异常细胞而大量破坏，引发溶血性贫血。

此外，某些血液系统疾病会导致脾脏内免疫细胞比例和功能失调。如慢性粒细胞白血病时，大量异常的粒细胞在脾脏中积聚，干扰了正常的免疫细胞功能和免疫调节网络，使得脾脏正常的造血调控和免疫监视功能紊乱，进一步影响机体的免疫平衡。

3. 自身免疫性脾脏疾病

在感染、药物等因素作用下，脾脏内的自身抗原可能发生修饰或释放，成为新的抗原刺激机体免疫系统，导致脾脏中 B 淋巴细胞产生自身反应性抗体，引起血小板减少、紫癜等症状。例如，系统性红斑狼疮患者体内可能因细胞凋亡异常，大量核抗原释放，脾脏中的免疫细胞将其识别为外来抗原，激活自身反应性 T 细胞和 B 细胞，产生大量自身抗体，形成免疫复合物沉积在脾脏等组织器官，引发炎症和组织损伤。此外，在自身免疫病中，脾脏中的树突状细胞等抗原提呈细胞功能异常，可能错误地将自身抗原提呈给 T 细胞，同时共刺激信号异常，使 T 细胞激活，打破免疫耐受，启动针对自身组织的免疫攻击，导致脾脏及其他器官的损伤。

4. 脾脏肿瘤发生的相关免疫学机制

(1) 免疫逃逸：脾脏肿瘤细胞可通过多种机制逃避机体免疫系统的识别和攻击。例如，肿瘤细胞表面的抗原表达下调或缺失，使免疫系统难以识别；肿瘤细胞还可分泌免疫抑制因子，如 TGF-β 等，抑制脾脏中 T 细胞、NK 细胞等免疫细胞的活性和功能，阻碍免疫细胞对肿瘤细胞的杀伤，从而实现免疫逃逸，导致肿瘤细胞在脾脏内增殖生长。

(2) 肿瘤微环境改变：脾脏肿瘤细胞会营造有利于自身生长的肿瘤微环境，招募大量免疫抑制细胞，如调节性 T 细胞、髓源性抑制细胞等，这些细胞聚集在肿瘤周围，抑制抗肿瘤免疫反应。同时，肿瘤微环境中的细胞因子、趋化因子等也发生改变，进一步促进肿瘤细胞的增殖、侵袭和转移。

三、脾脏疾病的自检自查

《黄帝内经》有云：“脾为后天之本，主运化，生气血。”中医学认为脾主运化，能将摄入的食物转化为精微物质，吸收并转输到全身各脏腑组织，以维持正常的生命活动；脾主统血，能统摄血液，防止血液逸出脉外，保证血液在脉管内正常运行；脾主升清，能将吸收的营养物质上输于心、肺、头目，通过心肺的作用化生气血，以营养全身，并维持内脏位置的相对稳定。脾脏功能好坏，直接影响人体的情志、气血和食欲等。因此，及时发现并评估自身脾脏的异常，对于维持人体正常生理功能具有重要意义。脾脏相关异常和疾病的种类症状较多，并且不同疾病的表现可能相似，因此脾脏异常和脾脏疾病的自查需要结合症状观察、体征识别及风险因素评估，结合多个方面进行综合考虑。

（一）脾脏疾病的常见症状自查

1. 腹部症状

(1) 左上腹疼痛或不适：脾脏位于左上腹深部，若出现持续性隐痛、钝痛或触痛，可能提示脾大、脾破裂或感染（如脾脓肿）。

(2) 触及包块：左上腹可摸到质硬包块（如脾大至正常 2～3 倍时），可能伴随腹胀、压迫感，提示脾功能亢进或肿瘤。

2. 血液系统异常

(1) 贫血体征：嘴唇、甲床苍白，乏力，可能与脾功能亢进导致红细胞破坏过多相关。

(2) 出血倾向：皮肤瘀点、瘀斑或鼻出血，因脾大时血小板被过度清除。

3. 消化系统症状

(1) 食欲减退、恶心呕吐：由脾功能异常影响消化酶分泌，或脾大压迫胃部导致。

(2) 大便异常：脾虚可致腹泻或便秘，大便黏腻、冲厕困难（中医“脾虚泄泻”）。

4. 全身性表现

(1) 发热或低热：感染性脾病（如疟疾、脾脓肿）常伴寒战、高热；慢性疾病可能表现为持续低热。

(2) 体重下降、乏力：长期脾脏疾病导致代谢异常或营养吸收障碍。

5. 免疫功能下降

反复感染：脾脏参与免疫应答，脾切除或功能低下者易患肺炎、脑膜炎等。

（二）中医视角的脾虚自查

1. 舌象与脉象

(1) 舌苔薄白或淡胖：提示脾虚湿盛；舌苔黄腻则可能为湿热困脾。

(2) 脉象濡弱或细数：反映气血不足或湿热内蕴。

2. 体质特征

(1) 湿气重：肢体水肿、肥胖、头重如裹，中医学认为“脾虚生湿”。

(2) 晨起困倦：脾虚导致气血生化不足，晨起胸闷气短、精神不振。

（三）风险因素评估

1. 基础疾病史

(1) 肝硬化、门静脉高压、血液病（如白血病）患者易继发脾大。

(2) 长期高脂饮食、肥胖、糖尿病患者更易出现代谢性脾脏问题。

2. 感染与创伤

近期有疟疾、EB 病毒感染史，或左上腹外伤史（可能引发脾破裂）。

（四）日常观察与初步检查

1. 自我触诊

平躺放松，轻按左上腹（肋骨下方），若触及硬块或压痛，需警惕脾大。

2. 监测血常规

白细胞、血小板减少可能提示脾功能亢进；贫血需排查溶血性疾病。

3. 观察排泄物

黑便或血便可能与脾功能异常导致的消化道出血相关。

四、脾脏的自我保健与养护

脾脏的保健需兼顾“防”与“养”：西医强调感染预防和功能监测，中医注重健脾祛湿与气血调和。脾脏的保健与养护需结合传统中医学养生理论和现代医学理念，从调节饮食、运动、情绪、生活习惯、药物使用、免疫力提升及术后管理等多方面入手，有效地养护脾脏，促进身体健康。日常注意饮食规律、情绪稳定及适度运动，术后患者需强化感染防控。若出现异常症状，及时就医明确病因，避免延误治疗。

（一）西医理念的脾脏保健与养护

1. 预防感染

(1) 注意个人卫生：勤洗手，避免感染各种病原体，因为感染可能会引发脾脏的炎症等疾病。在流感高发季节，尽量避免去人员密集的场所，必要时佩戴口罩。

(2) 疫苗接种：脾切除或脾功能低下者，必须接种肺炎球菌疫苗、流感嗜血杆菌疫苗、脑膜炎球菌疫苗，降低致命性感染风险。

(3) 抗生素预防：术后患者可长期口服青霉素类抗生素（如阿莫西林），尤其在术后前 2 年。

2. 避免创伤

脾脏是一个比较脆弱的器官，位置在左上腹，易受撞击破裂。要注意避免腹部受到外力撞击，尤其是进行剧烈运动（如拳击、橄榄球）或从事可能有危险的活动时，要做好防护措施（如乘车时系好安全带），防止脾脏受伤。

3. 合理饮食

(1) 均衡饮食：保证摄入各种营养素，包括蛋白质、糖类、脂肪、维生素和矿物质。多吃新鲜的蔬菜水果，如菠菜、西兰花、苹果、橙子等，为身体提供丰富的维生素和膳食纤维，有助于维持脾脏的正常功能。同时，适量摄入优质蛋白质（如鱼、鸡胸肉、蛋类、奶类、豆制品等），减少红肉和油炸食品摄入，可促进组织修复，减轻代谢负担，为身体修复和免疫功能提供物质基础。

(2) 规律的饮食：习惯，定时定量进餐，避免过度饮食或暴饮暴食。

(3) 避免生冷油腻及刺激性食物：少吃生冷食物，如冰淇淋、生鱼片等，这些食物可能会损伤脾阳，影响脾脏的运化功能。也要控制油腻、辛辣和刺激性食物的摄入，如油炸食品、辣椒、花椒等，以免加重脾胃负担，导致脾胃功能失调。

(4) 补充维生素：维生素 B_{12} 和叶酸预防贫血（脾功能亢进患者易缺乏），维生素 C 增强免疫力。

4. 定期体检

(1) 血常规：监测血小板、红细胞计数，早期发现脾功能亢进。

(2) 腹部超声：每年 1 次，评估脾脏大小（正常成人脾长＜12cm，厚＜4cm），排查肿大或占位病变。

（二）中医理念的脾脏保健与养护

1. 饮食调理（药食同源）

(1) 饮食清淡易消化：中医学认为脾喜甘平，饮食应以清淡、易消化为主。可以多吃一些补脾益气的食物，如山药、扁豆、红枣等。

(2) 定时定量：保持规律的饮食习惯，定时定量进餐，避免过度饮食或暴饮暴食。

(3) 避免刺激性食物：少吃生冷食物，如冰淇淋、生鱼片等，这些食物可能会损伤脾阳，影响脾脏的运化功能。也要控制油腻、辛辣和刺激性食物的摄入，如油炸食品、辣椒、花椒等，以免加重脾胃负担，导致脾胃功能失调。

(4) 健脾食物：适当食用一些具有健脾作用的食物，如山药、薏米、芡实、白扁豆、红枣、南瓜、红薯等。这些食物可以煮粥、炖汤或蒸煮后食用，有助于增强脾脏的功能。例如，山药薏米粥有健脾利湿的功效，适合脾虚湿盛的人食用。山药、莲子、芡实、小米粥，促进“脾主运化”功能。

(5) 保证摄入各种营养素：包括蛋白质、糖类、脂肪、维生素和矿物质。多吃新鲜的蔬菜水果，如菠菜、西兰花、苹果、橙子等，为身体提供丰富的维生素和膳食纤维，有助于维持脾脏的正常功能。同时，适量摄入优质蛋白质，如瘦肉、鱼类、豆类、蛋类、奶类等，为身体修复和免疫功能提供物质基础。

(6) 祛湿食疗：如薏米红豆汤、冬瓜汤，改善脾虚湿盛（舌苔厚腻、肢体困重）。

2. 穴位保健

(1) 穴位按摩：通过按摩特定的穴位（如足三里、三阴交等），每天按压 3 分钟，可调节肝、脾、肾三经，改善气血不足（适合女性或贫血者），增强脾胃功能，帮助消化，还能够缓解因脾虚引起的疲劳、食欲减退等症状，提升免疫力。可在专业医师的指导下进行。

(2) 腹部按摩：进行腹部按摩可以促进脾胃的运化功能。可在睡前或起床前，仰卧在床上，放松身体，将双手搓热后，放在腹部，以肚脐为中心，按照顺时针方向轻柔打圈按摩，每次按摩 10～15 分钟，以腹部微微发热为宜。

3. 运动养生

适当的体育活动能够促进气血运行，增强脾的运化功能。推荐的运动方式包括散步、慢跑、太极拳等，这些运动能够帮助改善脾胃功能，促进食物的消化吸收。但需注意运动强度不宜过大，避免过度劳累。

(1) 八段锦 / 太极拳：柔和运动促进气血运行，避免剧烈运动耗气。

(2) 定期进行有氧运动：如散步、慢跑、太极拳、瑜伽、游泳等，可以增强体质，促进血液循环，提高身体的代谢能力，有助于脾脏的养护。每周至少进行 150 分钟的中等强度有氧运动，或 75 分钟高强度有氧运动。例如，每天坚持散步 30 分钟以上，或者每周进行 2～3 次瑜伽练习。

(3) 饭后散步：中医学认为“脾主肌肉”，适度活动助消化，避免久坐伤脾。

4. 情绪管理

中医学认为“思虑伤脾”，长期的精神压力和过度思虑会导致脾气虚弱。因此，保持良好的心态，学会调节情绪，避免过度焦虑和压力，对于养脾同样重要。

（三）脾脏疾病患者的特殊养护

1. 脾大 / 脾功能亢进患者

(1) 限制铁摄入：避免加重溶血（如动物肝脏、菠菜）。

(2) 避免便秘：用力排便增加腹压，可能诱发脾破裂。

2. 脾切除患者的术后护理

(1) 感染预警：发热、寒战立即就医，警惕败血症。

(2) 饮食过渡：术后初期流质饮食（米汤、藕粉），逐步过渡到低渣软食。

3. 血液病患者（如珠蛋白生成障碍性贫血、ITP）

(1) 定期输血：按医嘱维持血红蛋白水平，减轻脾脏代偿负担。

(2) 避免感染源：远离人群密集场所，佩戴口罩防护。

第7章　胃与免疫

胃是人体重要的消化器官之一，具有储存食物、初步消化和排空食物等功能。此外，胃与免疫系统之间也存在密切关系，可发挥黏膜屏障和免疫应答等功能。当胃部免疫系统出现异常会引发一系列疾病，常见的胃—免疫相关疾病主要包括感染性胃病、自身免疫性胃病、胃部肿瘤等。

一、胃概述

（一）胃的位置

胃位于横膈下，腹腔的左上方，下通小肠，大部分位于左季肋区，小部分位于腹上区。胃的前壁在右侧与肝左叶相贴近，在左侧则与膈相邻，并部分为左肋弓所掩盖；胃的后壁则与胰、横结肠、左肾上部及左肾上腺相邻接；胃的入口称为贲门，与食管相连；出口称为幽门，与十二指肠相接。

1. 胃上方

胃上方通过贲门与食管相连，食管将口腔摄入的食物输送到胃内。

2. 胃下方

胃下方经幽门与十二指肠相接，胃内初步消化的食物通过幽门进入十二指肠，继续进行消化和吸收。

3. 胃左侧

胃左侧紧邻脾脏，脾脏是重要的免疫器官，与胃在解剖位置上相邻，两者之间有一定的血管和韧带相连。

4. 胃右侧

胃右侧与肝脏左叶靠近，肝脏分泌的胆汁通过胆管进入十二指肠，帮助消化食物中的脂肪。

5. 胃后方

胃后方邻近左肾、左肾上腺、胰等器官。胰腺位于胃的后方，它分泌的胰液通过胰管进入十二指肠，含有多种消化酶，对食物的消化起到重要作用。

（二）胃的结构

胃的结构包含外部结构和内部结构。胃的外部结构分为贲门、胃底、胃体、幽门四个部分。

1. 贲门

贲门位于胃的最上部，靠近食管的部分，是连接食管和胃的部分，负责控制食物进入胃的流量。贲门附近的区域与邻近区域分界不清楚。

2. 胃底

胃底是胃的中央部分，位于贲门以上和胃窦以下，呈穹顶状向上隆突，是消化过程的主要地点，能分泌胃蛋白酶，加速食物的消化。在 X 线片上常表现为含气空间，故临床习惯称该区为胃穹。

3. 胃体

胃体位于胃的左上方至贲门以下的部分。可从角切迹处作一道与胃的长轴垂直的直线至大弯侧，该线与贲门水平线之间的部分均为胃体。胃体是胃的主要部分，占胃的大部分容积，是食物进行消化和混合的主要场所。

4. 幽门

幽门是胃的最下部，位于胃体与幽门之间，连接小肠的起始部，即十二指肠，具有强大的肌肉层，形成称为幽门的括约肌，控制胃内容物进入小肠的速度。在大弯侧有一条不太明显的浅沟将幽门部分为右侧的幽门管和左侧的幽门窦。幽门管长 2～3cm，经幽门与十二指肠相通。幽门窦的下方的胃壁是胃的最低位，胃溃疡和胃癌多发生于此。

（三）胃的功能

1. 胃的消化功能

(1) 储存食物：胃是一个有弹性的囊状器官，其容量在空腹时约为 50ml，而在进食后可扩张至 1.5L 甚至更大。通过胃的容受性舒张，能容纳大量食物，起到暂时储存的作用，为后续的消化过程提供时间和空间。例如，人们在进食一顿丰盛的餐后，胃会逐渐扩张，将食物储存起来，避免食物过快进入肠道，影响肠道的消化和吸收功能。

(2) 初步消化：胃内的胃腺能够分泌多种消化物质，如胃酸（主要成分是盐酸）、胃蛋白酶原、内因子等。胃酸可以激活胃蛋白酶原，使其转化为有活性的胃蛋白酶，胃蛋白酶能将蛋白质初步分解为多肽和氨基酸，从而对食物中的蛋白质进行初步消化。同时，胃酸还能杀灭随食物进入胃内的细菌等微生物，起到一定的免疫防御作用。内因子则有助于维生素 B_{12} 的吸收，对维持人体正常的造血功能和神经系统功能具有重要意义。

(3) 机械性消化：胃壁由三层平滑肌组成，分别是外纵、中环、内斜。这些肌肉的收缩和舒张可以产生蠕动，将食物与胃液充分混合，形成食糜。胃的蠕动还能将食糜逐步推向幽门，使其有节奏地进入十二指肠，为小肠的进一步消化和吸收做好准备。例如，胃的蠕动可以像搅拌机一样，将食物不断地搅拌、研磨，使其变得更加细碎，便于后续的消化和吸收。

(4) 内分泌功能：胃黏膜内含有多种内分泌细胞，能分泌多种胃肠激素，参与调节消化和代谢过程。例如，胃窦部和十二指肠上段的 G 细胞能分泌胃泌素，可促进胃酸和胃蛋白酶原的分泌，增强胃的运动，还能刺激胰腺、肝脏等器官分泌消化液；胃体和胃底的D细胞能分泌生长抑素，可抑制胃酸、胃蛋白酶原、胃泌素等的分泌，调节胃肠蠕动和消化功能。这些胃肠激素通过血液循环作用于相应的靶器官和靶细胞，对消化系统的功能进行精细调节。

(5) 吸收功能：胃的吸收能力相对较弱，但可以吸收少量的水、无机盐、酒精和某些药物等。例如，酒精在胃内可以被快速吸收进入血液，这也是饮酒后能较快产生生理效应的原因之一。一些药物，如某些抗酸药、胃黏膜保护剂等，也可以在胃内被部分吸收，从而发挥治疗作用。

2. 胃的免疫功能

胃不仅是消化器官，还在免疫方面发挥着重要功能。

(1) 物理屏障免疫：胃黏膜表面存在一层黏液层，这层黏液厚度适中，具有较高的黏性，能够形成一个物理屏障。它可以有效阻挡细菌、病毒、食物中的有害物质等病原体与胃黏膜上皮细胞直接接触，就像给胃黏膜穿上了一层“防护服”。同时，胃黏膜上皮细胞之间存在紧密连接，进一步增强了物理屏障的作用，阻止病原体穿透黏膜进入机体内部，保护胃组织免受侵害。

(2) 化学屏障免疫：胃能够分泌胃酸，使胃内环境呈现出强酸性（pH 通常为 1.5～3.5）。这种强酸环境具有强大的杀菌能力，绝大多数随食物进入胃内的细菌、病毒等病原体难以在如此酸性的环境中存活，从而被有效杀灭，大大减少了病原体进入肠道及其他部位的机会。此外，胃内还能分泌胃蛋白酶等消化酶，这些酶不仅有助于食物的消化，还能对一些病原体的结构进行破坏，降低其致病性，在免疫防御中发挥着重要作用。

(3) 生物屏障免疫：胃黏膜表面栖息着大量的正常微生物群落，这些微生物与胃黏膜之间形成了一种相互依存、相互制约的共生关系，构成了胃内的生物屏障。正常菌群可以通过竞争营养物质、附着位点等方式，抑制有害菌的生长和繁殖。例如，某些有益菌能够产生抗菌物质，如细菌素等，直接抑制或杀灭有害菌，维持胃内微生态的平衡，增强胃的免疫防御能力。

(4) 免疫细胞介导的免疫：胃黏膜固有层内含有丰富的免疫细胞，如T淋巴细胞、B淋巴细胞、巨噬细胞、树突状细胞等。当病原体突破物理、化学和生物屏障，进入胃黏膜组织后，树突状细胞等抗原提呈细胞能够摄取、处理病原体，并将其抗原信息提呈给T淋巴细胞和B淋巴细胞。T淋巴细胞被激活后，可分化为效应T细胞，直接杀伤被病原体感染的细胞；B淋巴细胞则在T细胞的辅助下，增殖分化为浆细胞，产生抗体。这些抗体可以与病原体结合，使其失去活性或被吞噬细胞吞噬清除，从而发挥体液免疫作用。此外，巨噬细胞能够吞噬和清除病原体、衰老的细胞和异物等，在免疫防御和免疫监视中发挥着重要作用。

(5) 免疫调节功能：胃黏膜中的免疫细胞还能分泌多种细胞因子，如IL、IFN、TNF等，这些细胞因子可以调节免疫细胞的活性和功能，维持免疫平衡。例如，IL-10具有抗炎作用，能够抑制过度的免疫反应，防止免疫损伤；而IFN则可以增强免疫细胞的抗病毒能力。通过这些细胞因子的相互作用和调节，胃黏膜的免疫系统能够准确地识别和清除病原体，同时避免对自身组织产生过度的免疫反应，保护胃组织的正常功能。

二、胃部疾病与免疫系统的关系

胃部疾病与免疫系统之间存在着密切的关系。一方面，免疫系统的状态改变会影响胃部疾病的发生和发展。当人体免疫力下降时，身体对抗外界致病因素（如细菌、病毒等）的能力减弱，使得幽门螺杆菌等病原体更容易定植和感染胃黏膜，从而诱发慢性胃炎、胃溃疡等胃部疾病。此外，免疫力低下还可能导致胃黏膜的自身修复和防御机制受损，使得胃黏膜更容易受到各种理化因素的刺激和损伤。

另一方面，胃部疾病也可能对免疫系统产生负面影响。例如，长期患有胃肠炎可能会导致营养吸收不良，进而影响免疫系统的正常运作。同时，某些肠胃疾病如慢性胃炎、溃疡性结肠炎等也可能直接或间接地影响免疫系统。长期的肠胃问题还可能导致身体处于持续的压力状态，进一步削弱免疫系统的功能。常见与免疫系统异常相关的胃部疾病有胃炎和胃癌。

（一）胃炎与免疫

1. 感染性胃炎

感染性胃炎主要是由特定细菌感染引起的胃黏膜炎症，通常由幽门螺杆菌、结核分枝杆菌等细菌感染所致。其典型症状包括上腹部疼痛、恶心呕吐、食欲减退及腹泻等。

(1) 幽门螺杆菌性胃炎：幽门螺杆菌是导致胃部疾病的重要病原体。当人体免疫功能低下时，自身抗病能力降低，幽门螺杆菌易通过口腔进入人体，感染胃部并定植在胃黏膜。随后幽门螺杆菌通过产生多种酶引发机体的免疫应答。免疫系统会识别幽门螺杆菌为外来抗原，激活T细胞、B细胞等免疫细胞。然而，幽门螺杆菌可通过产生尿素酶分解尿素产生氨，中和胃酸，在菌体周围形成“氨云”保护层，同时改变自身抗原结构，逃避机体免疫系统的攻击。激活的免疫细胞导致胃黏膜出现炎症性细胞浸润，并释放多种炎症因子（如IL-8、TNF-α等），进而损伤胃黏膜，引发幽门螺杆菌性胃炎。幽门螺杆菌感染不仅影响胃部健康，还可能引发全身性的炎症反应，进一步削弱免疫系统的功能。长期的免疫反应和幽门螺杆菌持续感染，会消化性溃疡，甚至增加胃癌的发病风险。

(2) 结核分枝杆菌性胃炎：也称肉芽肿性胃炎，是胃黏膜层或深层的慢性肉芽肿性病变。可由多种病因引起，如结核、梅毒、真菌感染等，也可能是胃黏膜对异物的反应。该病可发生在胃的任何部位，胃窦部最多见。其临床表现不具有特异性，主要包括腹痛、恶心、呕吐、消化道出血等。病理可见胃黏膜炎症、水肿和纤维化，黏膜表面呈结节状，皱襞粗糙不规则，可能伴有糜烂和溃疡。肉芽肿是由巨噬细胞及其衍生细胞局限性浸润和增生所形成的境界清楚的结节状病灶。在肉芽肿性胃炎中，免疫细胞的聚集和相互作用是肉芽肿形成的关键。除了上述提到的巨噬细胞、上皮样细胞和多核巨细胞外，淋巴细胞在肉芽肿周围也有分布，它们通过分泌细胞因子等方式调节肉芽肿的形成和发展。例如，T淋巴细胞分泌的细胞因子可以维持巨噬细胞的活化状态，促进肉芽肿的稳定；而B淋巴细胞产生的抗体可能参与对病原体或异物的识别和结合。

病原体感染是导致肉芽肿性胃炎的常见原因之一，如结核分枝杆菌、幽门螺杆菌等。当这些病原体侵入胃黏膜后，会被抗原提呈细胞（如巨噬细胞、树突状细胞）摄取。巨噬细胞吞噬病原体后，会对其进行处理，并将抗原信息提呈给 T 淋巴细胞。T 淋巴细胞被激活后，分化为 Th1 细胞，分泌 IFN-γ 等细胞因子。IFN-γ 可激活巨噬细胞，使其吞噬和杀伤病原体的能力增强，同时促使巨噬细胞聚集在感染部位。巨噬细胞在持续受到刺激后，会发生形态和功能的改变，形成上皮样细胞，多个上皮样细胞融合可形成多核巨细胞，进而与淋巴细胞、成纤维细胞等共同构成肉芽肿，以限制病原体的扩散。

2. 自身免疫性胃炎

自身免疫性胃炎是一种自身免疫病，以胃底、胃体萎缩为特征，常伴有胃酸分泌减少和内因子缺乏等表征。患者体内会产生针对胃组织不同组分的自身抗体，如抗壁细胞抗体和抗内因子抗体，这些抗体会破坏胃体壁细胞，导致胃酸分泌减少，引发缺铁性贫血和恶性贫血。自身免疫性胃炎的症状可能包括上腹部疼痛、食欲减退、嗳气、腹胀、恶心呕吐、呕血黑便、极易产生腹泻、发热等。常见的自身免疫性胃炎包括淋巴细胞性胃炎、嗜酸细胞性胃炎、肉芽肿性胃炎、过敏性胃炎等。

(1) 淋巴细胞性胃炎：是一种以胃黏膜内大量淋巴细胞浸润为特征的炎症性疾病。正常情况下，机体的免疫系统处于平衡状态，包括 Th1/Th2 细胞平衡、调节性 T 细胞与效应 T 细胞的平衡等。当机体免疫系统出现异常时，这种免疫平衡可能被打破。Th1 细胞功能亢进，通过分泌大量促炎细胞因子（如 IFN-γ、TNF-α 等）激活自身反应性 T 淋巴细胞和 B 淋巴细胞，后者错误地将胃黏膜的某些成分识别为外来抗原，进而聚集在胃黏膜内释放细胞因子和炎症介质，引发胃黏膜的炎症反应和炎症细胞浸润。而 Treg 细胞由于功能不足或数量减少，无法有效抑制过度的免疫反应，使得炎症持续存在。例如，某些患者体内可能存在针对胃黏膜上皮细胞表面特定抗原的自身抗体，这些抗体与抗原结合后，可激活补体系统，导致胃黏膜损伤。此外，幽门螺杆菌感染等因素也可能通过免疫反应引发淋巴细胞性胃炎。其病理特征表现为以下特点。

① 胃黏膜内大量淋巴细胞浸润：以 T 淋巴细胞为主的上皮内淋巴细胞增多为主。它们在胃黏膜上皮层和固有层中聚集，与上皮细胞密切接触。免疫组化研究显示，这些浸润的淋巴细胞表达特定的免疫分子和受体，参与免疫反应的调节和炎症过程。

② 免疫细胞功能状态的改变：胃黏膜内浸润的淋巴细胞不仅数量增多，其功能状态也发生改变。部分淋巴细胞处于活化状态，表达激活标志分子，如 CD69、CD25 等。这些活化的淋巴细胞能够分泌多种细胞因子，进一步促进炎症反应和胃黏膜损伤。同时，巨噬细胞、树突状细胞等抗原提呈细胞在胃黏膜内也增多，它们摄取、处理抗原，并将抗原信息提呈给 T 淋巴细胞，激活免疫应答。

(2) 嗜酸细胞性胃炎：是一种以胃壁中嗜酸性粒细胞异常浸润为特征的炎症性疾病，也称为嗜酸细胞性胃肠炎。其主要症状包括上腹部疼痛、恶心、呕吐、食欲减退、胃肠道出血、腹泻、贫血等。

① 嗜酸性粒细胞浸润对胃黏膜造成以下影响。

• 胃壁炎症性损伤：大量浸润的嗜酸性粒细胞可释放多种细胞毒性物质，如主要碱性蛋白（MBP）、嗜酸性粒细胞阳离子蛋白（ECP）、嗜酸性粒细胞过氧化物酶（EPO）等。这些物质可损伤胃黏膜上皮细胞，破坏胃黏膜的屏障功能，导致黏膜水肿、糜烂和溃疡形成。同时，还可刺激神经末梢，引起腹痛、恶心、呕吐等胃肠道症状。

• 胃肠道受损：嗜酸性粒细胞浸润可导致胃壁增厚、僵硬，影响胃的蠕动和排空功能。胃黏膜的损伤还可能影响胃酸、胃蛋白酶等消化液的分泌，以及营养物质的吸收，导致消化不良、体重下降等症状。

② 嗜酸细胞性胃炎的发生、发展与免疫系统的异常密切相关，其发病的主要免疫机制具体如下。

• 过敏反应：大多数嗜酸细胞性胃炎被认为与过敏反应有关。当机体首次接触变应原（如食物变应原、环境变应原等）后，抗原提呈细胞会摄取、处理这些变应原，并将其抗原信息提呈给 T 淋巴细胞。Th2 细胞被激活后，分泌 IL-4、IL-5 和 IL-13 等细胞因子。IL-5 可选择性地促进嗜酸性粒细胞的生成、成熟、活化，并延长其存活时间，还能促使嗜酸性粒细胞从骨髓释放到外周血，并迁移至胃肠道等组织中。IL-4 和 IL-13 则可诱导 B 细胞产生免疫球蛋白 E（IgE）。当机体再次接触相同变应原时，变应原与肥大细胞和嗜碱性粒细胞表面的 IgE 结合，使这些细胞脱颗粒，释放组胺、白三烯等生物活性物质，进一步吸引和激活嗜酸性粒细胞，导致胃黏膜大量嗜酸性粒细胞浸润。

• 自身免疫因素：部分患者可能存在自身免疫异常，免疫系统错误地将胃黏膜组织识别为外来抗原，引发自身免疫反应。自身抗体与胃黏膜细胞表面的抗原结合，激活补体系统，吸引嗜酸性粒细胞等免疫细胞聚集到胃黏膜局部，造成炎症损伤。此外，自身免疫反应还可能影响胃肠道黏膜的屏障功能，使变应原更容易进入机体，加重免疫反应。

• 免疫调节失衡：正常情况下，机体的免疫调节机制维持着免疫细胞的平衡。在嗜酸细胞性胃炎患者中，调节性 T 细胞等免疫调节细胞的功能可能受损，无法有效抑制过度的免疫反应。Th1/Th2 细胞失衡，Th2 细胞功能相对亢进，持续分泌促炎细胞因子，导致嗜酸性粒细胞的募集和活化增加，同时抑制 Th1 细胞的免疫功能，使免疫反应向有利于嗜酸性粒细胞浸润的方向发展。

(3) 过敏性胃炎：过敏性胃炎是由于胃黏膜对某种或某些食物成分产生过敏反应而引起的胃炎。这种过敏反应会导致胃黏膜的炎症、充血、水肿甚至溃疡，从而引发一系列胃部不适症状，如腹痛、恶心、呕吐、打嗝、食欲减退等。此外，患者还可能出现全身过敏反应，如皮肤瘙痒、红疹、荨麻疹等，严重情况下可能发生过敏性休克。常见的变应原包括乳蛋白、大豆蛋白、某些药物等。其发病的免疫机制具体如下。

① IgE 介导的过敏反应：过敏性胃炎的主要发病机制是由免疫球蛋白 E 介导的 I 型超敏反

应。当机体首次接触变应原（如牛奶、鸡蛋、海鲜、坚果等食物变应原，或某些花粉、尘螨等环境变应原）后，抗原提呈细胞会摄取并处理这些变应原，将其抗原信息提呈给辅助性 T 细胞。在 Th2 细胞的辅助下，B 细胞被激活并分化为浆细胞，产生特异性 IgE 抗体。这些 IgE 抗体通过 Fc 段与肥大细胞和嗜碱性粒细胞表面的 Fc ε RI 受体结合，使机体处于致敏状态。当机体再次接触相同变应原时，变应原会与结合在肥大细胞和嗜碱性粒细胞表面的 IgE 抗体特异性结合，导致这些细胞发生脱颗粒反应，释放出组胺、白三烯、前列腺素等生物活性物质。这些生物活性物质会引起胃黏膜血管扩张、通透性增加、平滑肌收缩及腺体分泌增多等，从而导致胃黏膜炎症和过敏症状的出现。

② 免疫细胞的活化与调节失衡：除了肥大细胞和嗜碱性粒细胞外，嗜酸性粒细胞、T 淋巴细胞等其他免疫细胞也参与了过敏性胃炎的发病过程。Th2 细胞在过敏性胃炎中发挥重要作用，它分泌的 IL-4、IL-5 和 IL-13 等细胞因子，可促进 B 细胞产生 IgE、嗜酸性粒细胞的增殖和活化，以及增强肥大细胞和嗜碱性粒细胞的活性。同时，调节性 T 细胞功能的异常也可能导致免疫调节失衡。正常情况下,Treg 细胞可以抑制过度的免疫反应，但在过敏性胃炎患者中，Treg 细胞的数量或功能可能下降，无法有效抑制 Th2 细胞的活性和 IgE 的产生，从而使过敏反应持续发展。

3. 癌前病变性胃炎

癌前病变性胃炎是指胃黏膜组织发生了一定的病变，这些病变具有一定的癌变风险。常见的癌前病变性胃炎包括慢性萎缩性胃炎、肠上皮化生、胃息肉等。这些病变通常是由长期慢性炎症刺激导致胃黏膜细胞异常增生而形成。

(1) 慢性萎缩性胃炎：慢性萎缩性胃炎是一种病理诊断，指胃腺体和上皮细胞减少、黏膜萎缩，伴或不伴肠腺上皮及肠上皮化生及轻度胃黏膜非典型增生的慢性胃黏膜非特异性炎症性疾病。主要表现为消化不良等症状，如腹胀、恶心、早饱、反酸、胃烧灼感等。慢性萎缩性胃炎虽然属于良性病，但存在癌变风险。

(2) 肠上皮化生：肠上皮化生是胃黏膜的一种病变，指胃黏膜上皮细胞被一种特殊的肠黏膜上皮细胞所替代。其症状包括中上腹饱胀、腹痛、食欲减退、反酸、恶心呕吐等。这种病变可能由胃病或不良饮食习惯引起，如慢性萎缩性胃炎、胃溃疡等疾病或经常暴饮暴食、吃生冷刺激的食物。肠上皮化生多发于高龄人群，并且属于癌前病变，需要引起重视和治疗。

(3) 胃息肉：胃息肉是指胃黏膜表面长出的突起状乳头状组织，通常较小且无明显症状，常在胃肠钡餐造影、胃镜检查或其他手术时偶然发现。胃息肉可分为肿瘤性息肉和非肿瘤性息肉两大类，前者如腺瘤样息肉，有癌变风险；后者如增生性息肉、炎性息肉等，多为良性病变。胃息肉的症状多样，部分患者可能无明显症状，有时可表现为上腹部胀满、恶心、呕吐、疼痛等上消化道非特异性症状。若息肉伴有出血，则以黑便最为常见，少数患者可出现呕血。

(4) 癌前病变性胃炎与免疫系统的关系：免疫系统的异常在慢性萎缩性胃炎、肠上皮化生和胃息肉的形成、发展及对机体的影响等方面都可能发挥作用，其可能机制具体如下。

① 自身免疫因素导致胃黏膜损伤。

• 自身抗体的产生：在自身免疫性慢性萎缩性胃炎中，机体免疫系统错误地将胃黏膜的某些成分视为外来抗原，从而产生自身抗体。最具代表性的是抗壁细胞抗体（PCA）和抗内因子抗体（IFA）。抗壁细胞抗体能与胃壁细胞上的质子泵等抗原结合，破坏壁细胞的结构和功能，使其分泌胃酸和内因子的能力下降。内因子缺乏会影响维生素 B_{12} 吸收，进而导致恶性贫血。抗内因子抗体则直接作用于内因子，阻碍内因子与维生素 B_{12} 结合，同样导致维生素 B_{12} 吸收障碍。这些自身抗体的持续存在和作用，使得胃黏膜上皮细胞不断受损，逐渐发展为萎缩性改变。

• 免疫细胞的浸润与炎症反应：自身免疫反应会引发免疫细胞在胃黏膜内的浸润，主要包括T淋巴细胞、B淋巴细胞和巨噬细胞等。T淋巴细胞可识别胃黏膜上的自身抗原，被激活后释放多种细胞因子，如IFN-γ、TNF-α等，这些细胞因子能进一步激活巨噬细胞和其他免疫细胞，导致炎症反应加剧。炎症的持续存在会损伤胃黏膜组织，破坏胃黏膜的正常结构，促使胃黏膜腺体萎缩、减少，最终发展为慢性萎缩性胃炎。

② 幽门螺杆菌感染与免疫反应的相互作用。

• 免疫细胞的激活与炎症损伤：幽门螺杆菌（Hp）感染是慢性萎缩性胃炎的重要病因之一。Hp感染胃黏膜后，会被抗原提呈细胞摄取、处理，并将抗原信息提呈给T淋巴细胞和B淋巴细胞，激活机体的免疫反应。T淋巴细胞被激活后，分泌多种细胞因子（如IL-8），吸引中性粒细胞、单核细胞等炎症细胞聚集到胃黏膜局部。这些炎症细胞释放的蛋白酶、活性氧等物质，会损伤胃黏膜上皮细胞，破坏胃黏膜的屏障功能。同时，Hp感染还可诱导胃黏膜内淋巴细胞、浆细胞等免疫细胞浸润，持续的炎症反应会导致胃黏膜腺体萎缩和肠上皮化生。

• 免疫逃逸与慢性感染：Hp具有多种逃避机体免疫清除的机制，如产生尿素酶分解尿素产生氨，中和胃酸并在菌体周围形成“氨云”，保护自身免受胃酸和免疫细胞的攻击；改变自身抗原结构，使免疫系统难以识别等。这些免疫逃逸机制使得Hp能够在胃黏膜内持续存在，导致慢性感染。长期的Hp感染和免疫反应的持续刺激，会逐渐破坏胃黏膜的正常结构和功能，促进慢性萎缩性胃炎的发展。

③ 免疫功能失衡与疾病进展。

• Th1/Th2细胞失衡：正常情况下，机体的Th1/Th2细胞处于平衡状态，共同调节免疫反应。在慢性萎缩性胃炎患者中，常出现Th1/Th2细胞失衡的情况。Th1细胞功能亢进，分泌大量促炎细胞因子，如IFN-γ、TNF-α等，可加重胃黏膜的炎症损伤；而Th2细胞功能异常也可能导致B细胞产生自身抗体增加，进一步损伤胃黏膜。此外，Th17细胞和调节性T细胞之间的平衡失调也与慢性萎缩性胃炎的发生发展有关。Th17细胞分泌的IL-17等细胞因子可促进炎症反应，而Treg细胞数量减少或功能不足，无法有效抑制过度的免疫反应，使得胃黏膜炎症持续存在，加速胃黏膜萎缩的进程。

• 免疫监视功能下降：随着慢性萎缩性胃炎病情的进展，胃黏膜上皮细胞不断受损和修复，细胞增殖和分化异常，可能导致基因突变和肿瘤的发生。正常情况下，免疫系统具有免疫监视功能，能够识别和清除突变的细胞。但在慢性萎缩性胃炎患者中，由于免疫功能失衡，免疫监视功能下降，无法及时有效地清除这些异常细胞，使得胃黏膜上皮细胞发生异型增生和癌变的风险增加。

（二）胃癌与免疫

胃癌与免疫有密切关系。免疫系统在人体健康中扮演着重要的角色，而免疫功能低下的人胃癌发病率较高。胃癌患者体内可能存在免疫功能障碍，例如，T淋巴细胞数量减少且功能受抑制、血清免疫球蛋白水平降低等，导致免疫系统的监督作用减弱，从而增加了胃癌的发生和发展风险。常见的胃癌类型包括原发性胃淋巴瘤、胃间质瘤、胃类癌。

1. 原发性胃淋巴瘤

原发性胃淋巴瘤是指起源于胃黏膜下淋巴组织的恶性肿瘤，其病因可能与幽门螺杆菌感染、长期使用非甾体抗炎药等因素有关。原发性胃淋巴瘤是由B细胞恶性增殖引起，患者可能出现上腹部不适、食欲减退、体重下降等症状。随着病情进展，还可能会出现贫血、呕血、黑便等严重并发症。原发性胃淋巴瘤的常见致病因素包括以下情况。

(1) 幽门螺杆菌感染：幽门螺杆菌感染是原发性胃淋巴瘤的重要致病因素。幽门螺杆菌定居在胃黏膜表面，激活胃黏膜内的T淋巴细胞，释放多种细胞因子，促使B淋巴细胞增殖。长期的抗原刺激和免疫反应导致B淋巴细胞发生恶性转化，形成淋巴瘤。此外，幽门螺杆菌感染还可以改变胃黏膜的微环境，促进炎症细胞浸润，为淋巴瘤的发生创造条件。

(2) 自身免疫因素：自身免疫性胃炎、干燥综合征等自身免疫病患者，发生原发性胃淋巴瘤的风险增加。在自身免疫病中，免疫系统错误地攻击自身组织，导致胃黏膜的慢性炎症和损伤，可能促使淋巴细胞发生恶变。

(3) 遗传因素：部分原发性胃淋巴瘤患者存在遗传易感性，某些基因的突变或多态性可能增加患病风险。例如，一些与细胞凋亡、免疫调节和肿瘤发生相关的基因异常，可能影响淋巴细胞的正常生长和分化，导致淋巴瘤的发生。

2. 胃间质瘤

胃间质瘤是一种起源于胃肠道间叶组织的肿瘤，主要发生在胃壁，是胃部较少见的肿瘤类型。它实际上是一组疾病的总称，包括偏良性、偏恶性及良恶性之间的肿瘤。其发病与环境和遗传因素有关，家族中有人患有此病会增加直系亲属的患病概率。胃间质瘤的症状可能包括腹部不适或疼痛、胃肠道症状（如恶心、呕吐、食欲减退、消化不良、腹胀等）、腹部肿块、呕血或黑便、体重下降及贫血等。胃间质瘤的发病机制具体如下。

(1) 基因突变：大多数胃间质瘤存在*c-kit*基因或*PDGFRα*基因突变，这些基因突变导致酪氨酸激酶持续激活，从而使细胞增殖失控和凋亡抑制，最终形成肿瘤。少数胃间质瘤患者可能存在其他基因突变，如琥珀酸脱氢酶（SDH）缺陷型胃间质瘤等。

(2) 信号通路异常：*c-kit*基因和*PDGFRα*基因突变激活了下游的信号通路，如PI3K/AKT、

RAS/MAPK 等，这些信号通路在细胞的生长、增殖、分化和存活等过程中发挥重要作用，其异常激活促进了胃间质瘤的发生和发展。

3. 胃类癌

胃类癌是一种罕见的神经内分泌肿瘤，起源于胃黏膜嗜铬细胞。与胃癌相比，其恶性程度相对较低，但仍有转移的风险。胃类癌的主要症状包括腹痛、恶心、体重减轻等，少数病例中还可能引起胃出血，表现为黑便或血便。此外，某些胃类癌可产生激素，引发脸部和上身皮肤突然发红和心跳加快等症状，称为类癌综合征。胃类癌的常见发病机制具体如下。

(1) 长期高胃泌素血症：胃类癌的发生与长期高胃泌素血症密切相关。在自身免疫性胃炎、胃切除术后残胃等情况下，胃酸分泌减少，对胃窦 G 细胞的负反馈抑制作用减弱，导致胃泌素分泌增加。长期的高胃泌素血症可刺激胃黏膜中的嗜银细胞增生，进而发生恶变形成类癌。此外，使用质子泵抑制药等药物长期抑制胃酸分泌，也可能导致胃泌素水平升高，增加胃类癌的发病风险。

(2) 遗传因素：部分胃类癌患者存在遗传易感性，某些遗传性综合征如多发性内分泌腺瘤病 1 型（MEN1）与胃类癌的发生相关。在 MEN1 患者中，由于基因突变导致多个内分泌器官发生肿瘤，胃类癌是其中可能出现的肿瘤之一。

4. 胃癌与免疫系统的关系

胃癌的发生、发展与机体免疫系统的异常有关，免疫系统对癌症的监督作用下降，导致胃癌的发生和发展。胃癌患者在肿瘤负荷下有效摄入减少，消耗增加，加之肿瘤本身可以产生一些免疫抑制因子的作用，免疫系统常处于抑制状态。此外，随着病情的发展，胃癌可能会影响细胞免疫功能。

(1) 免疫监视与胃癌发生。

① 免疫细胞识别肿瘤细胞：正常情况下，免疫系统具有免疫监视功能，能够识别并清除体内发生突变的肿瘤细胞。自然杀伤细胞可以直接识别和杀伤肿瘤细胞，无须预先致敏。T 淋巴细胞中的细胞毒性 T 细胞能识别肿瘤细胞表面的特异性抗原肽 –MHC 复合物，通过释放穿孔素、颗粒酶等物质诱导肿瘤细胞凋亡。巨噬细胞也可吞噬肿瘤细胞，并分泌细胞因子调节免疫反应。然而，在胃癌发生的早期，肿瘤细胞可能通过一些机制逃避免疫监视，如降低肿瘤抗原的表达，使免疫系统难以识别；此外，肿瘤细胞还可以通过分泌免疫抑制因子抑制免疫细胞的活性等。

② 免疫功能缺陷与胃癌风险增加：当机体免疫功能出现缺陷时，如长期使用免疫抑制药、患有免疫缺陷病或处于获得性免疫缺陷综合征晚期等，免疫监视功能减弱，无法及时清除突变的细胞，胃癌的发生风险显著增加。此外，老年人免疫功能逐渐衰退，也是胃癌的高发人群，这进一步说明了免疫功能与胃癌发生之间的关联。

(2) 肿瘤微环境中的免疫细胞与胃癌发展。

① 免疫细胞的双重作用：在胃癌的肿瘤微环境中，存在多种免疫细胞，它们对肿瘤的发展

具有双重作用。一方面，部分免疫细胞具有抗肿瘤作用，如 NK 细胞、CTL 和一些活化的巨噬细胞等，可直接杀伤肿瘤细胞或通过分泌细胞因子抑制肿瘤生长。另一方面，肿瘤微环境中的一些免疫细胞可被肿瘤细胞“驯化”，成为促进肿瘤生长的因素。例如，肿瘤相关巨噬细胞在肿瘤微环境中可被肿瘤细胞分泌的细胞因子极化，表现出促肿瘤的 M_2 型表型，促进肿瘤血管生成、侵袭和转移；调节性 T 细胞可抑制抗肿瘤免疫反应，为肿瘤细胞提供免疫逃逸的机会。

② 免疫抑制性细胞因子：胃癌细胞可分泌多种免疫抑制性细胞因子，如 TGF-β、IL-10 等。这些细胞因子可抑制 T 细胞、NK 细胞等免疫细胞的活性，调节免疫细胞的分化和功能，营造有利于肿瘤生长的免疫抑制微环境。同时，肿瘤微环境中的缺氧状态也可进一步促进免疫抑制性细胞因子的产生，加剧免疫抑制。

(3) 免疫治疗与胃癌治疗。

① 免疫检查点抑制药：免疫检查点是免疫细胞上表达的一些分子，可调节免疫反应的强度和持续时间。肿瘤细胞可利用免疫检查点的机制逃避免疫攻击，如 PD-1 及其配体 PD-L1 通路。免疫检查点抑制药，如抗 PD-1 抗体、抗 PD-L1 抗体等，可阻断免疫检查点的信号转导，解除肿瘤细胞对免疫系统的抑制，激活 T 细胞的抗肿瘤活性，从而发挥治疗胃癌的作用。目前，免疫检查点抑制药已在晚期胃癌的治疗中取得了一定的疗效，为部分患者带来了生存获益。

② 过继性细胞免疫治疗：包括肿瘤浸润淋巴细胞（TIL）疗法和 CAR-T 疗法等。TIL 疗法是从肿瘤组织中分离出浸润的淋巴细胞，在体外扩增后回输到患者体内，这些细胞对肿瘤细胞具有较高的特异性和杀伤活性。CAR-T 疗法是通过基因工程技术改造 T 细胞，使其表达能特异性识别肿瘤抗原的嵌合抗原受体，增强 T 细胞对肿瘤细胞的靶向杀伤能力。虽然 CAR-T 疗法在血液系统肿瘤中取得了显著疗效，但在胃癌等实体瘤中的应用仍面临一些挑战（如肿瘤抗原的异质性、肿瘤微环境的免疫抑制等）。

(4) 免疫状态与胃癌预后。

① 免疫细胞浸润与预后：胃癌组织中免疫细胞的浸润情况与患者的预后密切相关。一般来说，肿瘤组织中浸润的 $CD8^+$T 细胞、NK 细胞等抗肿瘤免疫细胞数量较多，患者的预后相对较好；而 Treg 细胞、TAM 等促肿瘤免疫细胞数量增多，则与不良预后相关。此外，外周血中免疫细胞的功能状态和数量也可作为评估胃癌患者预后的指标之一。

② 免疫治疗的预后影响：接受免疫治疗的胃癌患者，其免疫状态的变化对治疗效果和预后有重要影响。对免疫治疗有较好应答的患者，通常具有较好的免疫基础和适宜的肿瘤微环境，治疗后可获得较长的生存期和较好的生活质量；而对免疫治疗无应答或耐药的患者，预后相对较差。因此，监测患者的免疫状态，优化免疫治疗方案，对于改善胃癌患者的预后具有重要意义。

三、胃部疾病的自检自查

胃部疾病的自检自查方法主要包括观察症状、饮食反应、疼痛程度、体重变化、大便情况等。需要注意的是，以上方法仅供初步判断，不能替代专业医生的诊断。如果出现胃部不适症状，建议及时就医，通过专业检查手段来确诊并接受相应治疗。

（一）细菌性胃炎的自查

细菌性胃炎（尤其幽门螺杆菌感染）的自查主要通过症状观察与高危因素识别等手段，但确诊必须依赖专业检查（如呼气试验、胃镜）。若出现持续上腹痛、口臭或消化异常，应及时就医。

1. 常见症状自查

(1) 上腹部不适：炎症性胃溃疡的疼痛多在餐后 0.5～2 小时出现（尤其幽门螺杆菌感染时），部分患者空腹时疼痛明显，疼痛性质多为隐痛、钝痛或胀痛，位置通常在上腹部正中或偏左，进食后缓解（类似胃溃疡症状）；十二指肠溃疡的疼痛则多在空腹时发作，如夜间痛或餐前痛，疼痛性质可为绞痛、灼痛，进食后缓解，位置多在上腹部偏右。胃炎的疼痛一般没有明显规律，可为隐痛、胀痛或刺痛，疼痛程度轻重不一，部位多在中上腹。如果出现疼痛性质改变、疼痛程度加重或持续不缓解，应警惕病情恶化的可能。如果发现大便颜色变黑、呈柏油样，质地黏稠且发亮，或者出现呕血症状，这是上消化道出血的表现，可能与胃溃疡、胃息肉、胃癌等胃部疾病有关。需要立即就医，进行进一步检查。

(2) 消化功能异常：吃少量食物即有饱胀感，并且经常出现食欲减退、腹胀、嗳气、反酸、恶心、呕吐等消化不良症状，可能提示胃部存在问题。例如，胃胀可能是由于胃动力不足，食物在胃内停留时间过长，发酵产生气体所致；嗳气频繁可能与胃内气体过多，通过食管排出有关；反酸则可能是胃酸分泌过多，反流至食管引起。此外，幽门螺杆菌代谢可能产生氨类物质，导致顽固性口臭。

(3) 全身症状：长期慢性胃炎导致铁吸收障碍性贫血，表现为乏力、头晕。食欲减退或消化吸收不良引起体重下降。

2. 高危因素评估

以下情况需警惕细菌性胃炎（尤其是幽门螺杆菌感染）。

(1) 家庭聚集性：家庭成员中有幽门螺杆菌感染者或胃癌病史。

(2) 不良饮食习惯：长期共用餐具、饮用生水、食用未充分清洗的蔬果。

(3) 既往史：曾患胃溃疡、慢性胃炎或胃黏膜萎缩。

(4) 药物使用：长期服用非甾体抗炎药（如阿司匹林）可能加重胃黏膜损伤。

3. 自查步骤与初步判断

(1) 记录腹痛时间（餐前 / 餐后）、频率、伴随症状（如反酸、黑便）。

(2) 观察口臭是否顽固（刷牙后无法缓解）。

(3) 居家初步检测（需谨慎）：①尿素呼气试验（非居家版），需医院进行，但可了解是否存在幽门螺杆菌感染；②粪便抗原检测，部分药店有售试纸，但准确性需结合实验室检测。

4. 何时需就医

(1) 紧急情况：呕血、黑便（柏油样便）、剧烈腹痛或体重骤降。

(2) 常规就医：症状持续 2 周以上、常规抑酸药无效、家族胃癌史。

(3) 检查建议：①胃镜检查，直接观察胃黏膜病变，取活检检测幽门螺杆；② C13/C14 呼气试验，无创检测幽门螺杆菌的金标准。

（二）自身免疫性胃炎的自查

自身免疫性胃炎的自查核心在于识别症状（如上腹痛、贫血）和高危因素，但确诊需依赖实验室检查（如变应原及抗体检测）和胃镜活检。日常管理中，饮食调整和定期监测是关键，尤其需关注维生素 B_{12} 的补充以防止恶性贫血进展。若怀疑患病，应及时就医明确诊断，避免延误治疗。

1. 症状表现

(1) 消化不良症状：留意是否长期存在食欲减退、上腹部胀满、嗳气、恶心等消化不良症状。这些症状相对隐匿且持续时间较长，容易被忽视。例如，原本食欲正常，却逐渐出现食量减少，对食物缺乏兴趣，进食后常感胃部胀满不适，频繁嗳气却难以缓解。这可能是自身免疫性胃炎影响了胃的消化功能，导致胃排空延迟，食物在胃内发酵产生气体。

(2) 贫血相关症状：由于自身免疫性胃炎会损伤胃黏膜的壁细胞，使其分泌内因子减少，进而影响维生素 B_{12} 的吸收，导致巨幼细胞贫血。观察自身是否有乏力、头晕、心慌、气短等贫血症状。例如，在日常活动中，稍作运动就感到明显乏力，头晕目眩，甚至在静止状态下也会有心慌、心跳加快的感觉，面色也可能变得苍白无血色。

(3) 胃部疼痛：部分患者可能会出现上腹部隐痛或灼痛，疼痛程度不一，没有明显的规律性。疼痛可能在空腹或进食后都出现，并且与饮食的关系不像胃溃疡或十二指肠溃疡那样明确。例如，有时在饥饿时会感到胃部隐痛，进食后疼痛也不缓解，或者进食后一段时间才出现疼痛。

(4) 其他症状：还可能出现体重减轻、舌炎（表现为舌头红肿、疼痛、味觉减退等）、腹泻等症状。如果在没有刻意节食或增加运动量的情况下，体重逐渐下降，同时伴有舌头不适或腹泻等症状，也需要考虑自身免疫性胃炎的可能。

2. 家族史

了解家族中是否有自身免疫病患者，如自身免疫性甲状腺疾病、恶性贫血等。自身免疫性胃炎具有一定的遗传倾向，如果家族中有相关疾病患者，自身患该病的风险会增加。例如，家族中有人患有自身免疫性甲状腺炎，那么自己患自身免疫性胃炎的可能性相对较大，需要更加关注胃部健康。

3. 既往史

回顾自己是否曾患过其他自身免疫病。因为自身免疫病常常会累及多个系统，一个人如果已经患有某种自身免疫病，那么患其他自身免疫病的概率也会升高。例如，已经患有系统性红斑狼疮的患者，患自身免疫性胃炎的风险可能会增加。

4. 用药及生活习惯

某些药物（如长期使用质子泵抑制药等）可能影响胃酸分泌和胃黏膜的保护机制，增加自身免疫性胃炎的发病风险。同时，长期的精神压力过大、焦虑、抑郁等不良情绪，以及熬夜、过度劳累等不良生活习惯，也可能诱发自身免疫病的发生。如果有这些情况，需要关注胃部是否出现不适症状。

（三）胃癌的自查

胃癌的自检自查主要依赖于对早期症状的观察和高危因素的识别，但由于胃癌早期症状不典型且与普通胃病相似，最终确诊仍需依赖专业医学检查。若出现疑似症状或属于高危人群，应及时就医进行胃镜检查。

1. 早期症状自查

(1) 上腹部不适：表现为隐痛、饱胀或钝痛，进食后可能加重，易被误认为胃炎或胃溃疡。

(2) 食欲减退与体重下降：不明原因的食欲减退，尤其是对肉类厌恶，短期内体重下降超过 5% 需警惕。

(3) 消化不良症状：反复出现反酸、嗳气、恶心、呕吐或饭后饱胀感。

(4) 大便异常：黑便（柏油样便）或大便隐血阳性，提示消化道出血，可能与胃癌相关。

2. 高危人群筛查

以下人群需提高警惕并定期检查。

(1) 家族史：直系亲属中有胃癌患者。

(2) 胃病史：慢性萎缩性胃炎、胃溃疡、胃息肉、幽门螺杆菌感染者。

(3) 不良生活习惯者：长期高盐饮食（如腌制、熏制食品）、吸烟、酗酒。

(4) 年龄因素：40 岁以上人群，尤其男性。

(5) 特殊地区：生活在胃癌高发地区（如我国西北及沿海地区）。

3. 自查步骤与注意事项

(1) 症状观察与记录：持续出现上述症状超过 2 周且无缓解，需及时就医。

(2) 定期体检与筛查：①胃镜检查，40 岁以上高危人群建议每年一次，可发现早期病变（如胃黏膜高级别上皮内瘤变）；②辅助检查，血清胃蛋白酶原、胃泌素 17 检测及肿瘤标志物（如 CEA、CA19-9）。

4. 何时需就医

(1) 紧急情况：呕血、黑便、剧烈腹痛或体重骤降。

(2) 常规就医：持续消化不良、贫血、乏力或触及上腹部包块。

(3) 高危人群：即使无症状，也应定期进行胃镜检查。

四、胃部疾病的自我保健与养护

通过合理的自我保健与养护，可有效保护胃部健康，预防胃部疾病的发生。如果已经患有胃部疾病，也可通过一些保养方法缓解症状，促进疾病的康复。如果胃部不适症状持续不缓解或加重，应及时就医，进行详细的检查和治疗。

（一）健康人群的胃部保养

1. 饮食调理

(1) 规律进食：定时定量进食，保持三餐规律，尽量避免暴饮暴食和过度饥饿。建议早餐在 7:00—8:00，午餐在 12:00 左右，晚餐在 18:00 左右。每餐不宜过饱，七八分饱即可，以减轻胃部负担。

(2) 选择健康食物：多吃富含营养且易消化的食物，如小米、山药、南瓜、胡萝卜、菠菜、鸡蛋、鱼肉等。这些食物富含维生素、矿物质和优质蛋白质，有助于修复胃黏膜，增强胃的消化功能。避免食用辛辣、油腻、刺激性食物，如辣椒、花椒、油炸食品、咖啡、酒精等，这些食物会刺激胃黏膜，导致胃酸分泌增加，加重胃部不适。

(3) 细嚼慢咽：进食时要充分咀嚼食物，使食物与唾液充分混合，这样有助于食物的消化和吸收，减轻胃部的消化负担。尽量避免快速进食和狼吞虎咽。

(4) 合理搭配食物：注意食物的搭配，避免食用不易消化的食物组合。例如，不要同时食用过多高蛋白和高脂肪的食物，以免增加胃部消化的难度。可以适当增加膳食纤维的摄入，如全麦面包、糙米、豆类等，但要注意适量，以免引起消化不良。

2. 生活方式调整

(1) 充足睡眠：保证充足的睡眠时间，每晚睡眠 7～8 小时。良好的睡眠有助于身体的恢复和修复，包括胃黏膜的修复。长期熬夜会影响胃酸的正常分泌，破坏胃黏膜的保护屏障，增加胃部疾病的发生风险。

(2) 适度运动：适当进行体育锻炼，如散步、慢跑、太极拳、瑜伽等。运动可以促进胃肠蠕动，增强胃的消化功能，同时还能缓解压力，改善情绪。建议每周进行至少 150 分钟的中等强度有氧运动。

(3) 戒烟限酒：吸烟会使胃黏膜血管收缩，减少胃黏膜的血液供应，同时还会刺激胃酸分泌，损伤胃黏膜。过量饮酒会直接刺激胃黏膜，导致胃黏膜充血、水肿、糜烂，甚至出血。因此，要戒烟限酒，保护胃部健康。

(4) 减轻压力：长期的精神压力过大、焦虑、抑郁等不良情绪会影响胃肠神经功能，导致胃蠕动减慢、胃酸分泌失调。可以通过听音乐、看电影、旅游、与朋友交流等方式减轻压力，保持心情舒畅。也可以尝试一些放松的技巧，如深呼吸、冥想、渐进性放松肌肉等方式。

3. 胃部保暖

注意胃部的保暖，尤其是在季节交替和寒冷天气时。胃部受凉会引起胃黏膜血管收缩，导致胃的功能紊乱，出现胃痛、胃胀、消化不良等症状。可以根据天气变化适时增添衣物，睡觉时盖好被子，避免胃部受凉。

4. 避免滥用药物

某些药物，如非甾体抗炎药（阿司匹林、布洛芬等）、抗生素等，可能会损伤胃黏膜，引起胃部不适。如果需要使用这些药物，应在医生的指导下合理用药，并注意观察胃部症状。如果出现胃部不适，应及时告知医生，调整用药方案。

5. 定期体检

对于有胃部疾病家族史、长期不良生活习惯或患有其他慢性疾病的人群，建议定期进行胃部检查，如胃镜检查、幽门螺杆菌检测等。定期体检可以早期发现胃部疾病，及时进行治疗，提高治疗效果。

（二）胃炎患者的胃部保养

1. 急性胃炎的快速缓解与短期养护

(1) 紧急处理：禁食 6～8 小时，急性发作期（剧烈呕吐、腹痛）让胃充分休息，可少量饮用温盐水或口服补液盐。

(2) 药物干预：①呕吐严重，肌内注射甲氧氯普胺（需医生指导）；②胃黏膜保护，硫糖铝混悬液餐前 1 小时服用，形成保护层。

(3) 恢复期饮食（3～5 天）：①流质→半流质过渡，如米汤→稀粥→软面条，逐步增加食物颗粒度；②忌口清单，包括酒精、咖啡、碳酸饮料、辛辣调料（辣椒、芥末等）。

2. 慢性胃炎的长期综合管理

(1) 饮食精细化方案：具体见表 7–1。

表 7–1　饮食精细化方案

食物类型	推荐选择	避免 / 限制
主食	软米饭、馒头、发面饼、燕麦粥	油炸面食、糯米制品（年糕、粽子）
蛋白质	清蒸鱼、水煮鸡胸肉、嫩豆腐	红烧肉、烧烤食物、腌制火腿
蔬菜	煮熟的胡萝卜、南瓜、菠菜（去茎）	生洋葱、韭菜、蒜薹、泡菜
水果	香蕉、苹果（蒸熟）、木瓜	橘类、山楂、未成熟柿子（高鞣酸）

特殊注意：①幽门螺杆菌阳性患者，实行分餐制，餐具每天煮沸消毒，家庭成员同步检测；②胆汁反流性胃炎患者，睡前 3 小时禁食，睡眠抬高床头 15～20cm。

(2) 生活习惯科学调整。

① 进餐节奏：定时定量，每天 5～6 餐（9:00、12:00、15:00、18:00、20:30）。每口咀嚼 20～30 次，减少胃研磨负担。

② 运动处方：餐后 1 小时进行温和运动（散步、八段锦），促进胃肠蠕动。避免饱餐后立即平躺或剧烈运动（跑步、跳绳）。

③ 压力管理：每天 10 分钟深呼吸训练（4–7–8 呼吸法：吸气 4 秒→屏息 7 秒→呼气 8 秒）。避免焦虑诱发胃酸过多分泌，必要时咨询心理医生。

(3) 药物规范使用。

① 抑酸药物：PPI（如奥美拉唑），早餐前 30 分钟服用，疗程一般 4～8 周，避免长期使用导致营养吸收障碍；H_2 受体拮抗药（如雷尼替丁），夜间胃酸分泌高峰前服用，适合夜间反流者。

② 黏膜保护药：枸橼酸铋钾（餐前 30min）+ 谷氨酰胺颗粒（餐后），修复胃黏膜屏障。

③ 促动力药：多潘立酮（吗丁啉）饭前 15～30min 服用，改善腹胀，但疗程不超过 14 天。

(4) 中医辨证调养。

① 分型调理方案：见表 7–2。

表 7–2　分型调理方案

证　型	表　现	药膳推荐	穴位保健
肝胃不和型	胃痛连胁、嗳气频繁、情绪波动诱发	佛手陈皮茶（佛手 10g+ 陈皮 5g 沸水冲泡）	太冲穴（足背）+ 期门穴（胁部）
脾胃虚寒型	胃冷痛、喜温按、四肢不温、便溏	姜枣红糖粥（生姜 3 片 + 大枣 5 枚 + 粳米 50g）	中脘穴（上腹）+ 足三里穴
胃阴不足型	胃灼隐痛、口干舌燥、大便干结	沙参麦冬炖瘦肉（沙参 15g+ 麦冬 10g）	三阴交穴 + 内关穴

② 外治法辅助：艾灸，虚寒型胃炎可艾灸中脘、神阙穴，每周 3 次，每次 15 分钟；中药贴敷，吴茱萸粉 + 生姜汁调糊，敷贴脐周，缓解寒性胃痛。

3. 胃癌患者的胃部保养

(1) 饮食管理。

① 低盐高纤维：减少腌制、熏制食品（咸鱼、腊肉），每天盐摄入＜5g；增加全谷物、新鲜蔬果（西兰花、胡萝卜、苹果）。

② 优质蛋白：选择鱼、鸡胸肉、豆制品，促进组织修复（术后患者尤为重要）。

③ 少食多餐：胃癌患者胃容量减少，每天 5～6 餐，每餐七分饱，避免胀气。

④ 禁忌与注意事项：避免刺激食物，辛辣、酒精、浓茶、咖啡等加重胃黏膜损伤；控制温度，避免过烫或过冷食物（火锅、冰饮），减少对胃的物理刺激；细嚼慢咽：减轻胃负担，促进消化吸收。

⑤ 营养补充：维生素 B_{12}，胃切除术后患者需注射补充（因内因子缺乏）；铁剂与叶酸，预防贫血，尤其全胃切除者需定期监测血红蛋白。

(2) 生活习惯调整。

① 戒烟戒酒：吸烟增加胃癌复发风险，酒精刺激胃黏膜，术后患者尤其需严格戒断。

② 适度运动：术后恢复期，以散步、瑜伽为主，避免腹部压力（如仰卧起坐）；康复期，

每周 3～5 次有氧运动（快走、游泳），每次 30 分钟，增强免疫力；规律作息，保证 7～8 小时睡眠，避免熬夜（夜间胃黏膜修复关键期）。

(3) 心理支持与情绪管理。

① 心理疏导：加入癌症患者支持团体，分享经验，减轻焦虑和孤独感。必要时寻求心理咨询或认知行为疗法（CBT），改善抑郁情绪。

② 家庭支持：家属需理解患者饮食限制，共同参与健康饮食计划。避免过度保护，鼓励患者保持适度社会活动。

(4) 医学监测与治疗配合。

① 术后 / 治疗期管理：定期复查，每 3～6 个月进行胃镜、腹部 CT 及肿瘤标志物（CEA、CA19–9）检测；药物依从性，按时服用化疗药、靶向药（如曲妥珠单抗）或免疫抑制药，勿自行减量。

② 并发症处理：倾倒综合征（术后常见），避免高糖饮食，餐后平卧 20 分钟；反流性食管炎，抬高床头睡眠，饭后 2 小时内勿平躺。

(5) 中医辅助调养。

① 药膳推荐：黄芪山药粥，黄芪 10g、山药 50g、大米 50g，健脾益气；猴头菇炖鸡汤，猴头菇 20g、鸡肉 100g，养胃抗癌。

② 穴位按摩：足三里穴，每天按压 3 分钟，增强脾胃功能；内关穴，缓解恶心呕吐（化疗期间适用）。

(6) 预防复发与高危人群建议。

① 根除幽门螺杆菌：感染者需规范四联疗法（抗生素 + 质子泵抑制药 + 铋剂），降低癌变风险。

② 控制癌前病变：慢性萎缩性胃炎、胃息肉患者定期胃镜随访，及时处理异型增生。

③ 环境与职业防护：避免长期接触石棉、镍等致癌物，职业暴露者定期体检。

(7) 紧急情况处理。

① 呕血 / 黑便：立即禁食，侧卧防误吸，紧急就医。

② 剧烈腹痛 / 腹胀：警惕肠梗阻或穿孔，勿自行服镇痛药。

第 8 章　肾脏与免疫

肾脏在维持内环境稳定方面发挥重要作用，包括清除废物、调节电解质平衡和水平衡等，这些过程涉及多种细胞因子和炎症介质的释放，激活免疫系统协助肾脏共同清除代谢异物和废物，并发挥免疫监视的功能。可见肾脏与免疫系统的关系密切。

另外，免疫异常可引发肾脏疾病，如肾小球疾病和间质性肾炎。而慢性肾炎或肾病综合征等肾脏疾病也会影响机体的免疫功能，引起机体免疫功能紊乱和免疫细胞和因子的变化，导致抵抗力下降。例如，肾病患者常伴随贫血、营养不良及免疫力下降等问题。因此，肾脏健康与免疫功能密切相关。

一、肾脏概述

（一）肾脏的位置

肾脏是人体重要的排泄器官，位于腹腔后上部，脊椎两旁，左右各一，具体位置如下。

1. 与脊柱和肋骨的关系

左肾上极平第 11 胸椎，其后方有第 11 肋、第 12 肋斜行跨过，下端与第 2 腰椎齐平；右肾上方与肝相邻，位置比左肾低半个到一个椎体，右肾上极平第 12 胸椎，下极平第 3 腰椎，第 12 肋斜行跨过其后方。

2. 在体表的投影

肾脏位于竖脊肌外侧缘与第 12 肋之间的夹角处，此角称为肾角或脊肋角，当肾脏出现病变时，肾区可出现疼痛症状。

（二）肾脏的组成

肾脏主要由肾实质和集合系统两部分组成。肾实质又可分为肾皮质和肾髓质。肾皮质位于浅层，主要由肾小体和肾小管构成，肾小体又包括肾小球和肾小囊。肾髓质位于肾皮质的内部，主要由肾椎体和集合管组成，肾椎体主要呈三角形，尖端向着肾门。集合系统则包括肾小盏、肾大盏和肾盂，负责收集从肾小管和集合管排出的尿液，并将其送入输尿管。此外，肾脏还包括血管、神经、淋巴管等其他组织。

（三）肾脏的结构

肾脏的结构可以从大体结构和微观结构两个层面来认识。

1. 大体结构

肾脏的大体结构包含肾被膜、肾实质、肾窦、肾门、肾盂五个部分。

(1) 肾被膜：从内向外依次为纤维囊、脂肪囊与肾筋膜。纤维囊是坚韧而致密的薄层结缔组织膜，包裹于肾实质表面，肾破裂或部分切除时需缝合此膜。脂肪囊又称肾床，是紧密包裹肾脏的脂肪层，肾的边缘部脂肪丰富，经由肾门进入肾窦，临床上的肾囊封闭，就是将药液注入肾脂肪囊内。肾筋膜位于脂肪囊的外面，包被肾上腺和肾的周围，发出的结缔组织小梁穿过脂肪囊与纤维囊相连，具有固定肾脏的功能。

(2) 肾实质：分为肾皮质和肾髓质两部分。肾皮质主要位于肾实质的浅层，厚1～1.5cm，富含血管，新鲜标本为红褐色，可见许多红色点状细小颗粒，由肾小体与肾小管组成。肾髓质位于肾实质深部，色淡红，约占肾实质厚度的2/3，由15～20个呈圆锥形的肾锥体构成，肾锥体的底朝皮质、尖向肾窦，其条纹由肾直小管和血管平行排列形成，2～3个肾锥体尖端合并成肾乳头，突入肾小盏。伸入肾锥体之间的肾皮质称肾柱。

(3) 肾窦：由肾门伸入肾实质的腔隙，容纳肾血管、肾小盏、肾大盏、肾盂和脂肪等结构，是肾门的延续。

(4) 肾门与肾蒂：肾的内侧缘中部的凹陷称肾门，为肾的血管、神经、淋巴管及肾盂出入的门户。出入肾门诸结构为结缔组织所包裹称肾蒂，肾蒂内各结构的排列关系，自前向后顺序为肾静脉、肾动脉和肾盂末端，自上向下顺序为肾动脉、肾静脉和肾盂。

(5) 肾盏与肾盂：肾小盏呈漏斗形，共有7～8个，其边缘包绕肾乳头，承接排出的尿液。在肾窦内，2～3个肾小盏合成1个肾大盏，再由2～3个肾大盏汇合形成1个肾盂。肾盂离开肾门后向下弯行，约在第2腰椎上缘水平，逐渐变细与输尿管相移行。

2. 微管结构

肾脏的微观结构主要由大量肾单位、集合管、血管和少量结缔组织构成，其中肾单位是肾脏的功能单位，每个肾脏约有100万个肾单位。每个肾单位由肾小球和肾小管组成。

(1) 肾小球：由肾小球毛细血管丛和肾小囊（鲍曼囊）两部分组成，是肾单位的重要组成部分。肾小球毛细血管丛由内皮细胞、脏层上皮细胞、系膜细胞、基底膜和系膜组成。内皮细胞呈扁平状覆盖于毛细血管壁内侧，胞体布满小孔，是肾小球滤过屏障的首层，带有负电荷，与肾小球基底膜、脏层上皮细胞的足突构成肾小球的滤过屏障。脏层上皮细胞有较多足状突起，又称足细胞，对于维持肾小球滤过屏障的完整性至关重要，足细胞相关蛋白构成了肾小球滤过屏障的分子筛。肾小球毛细血管间的系膜组织，包括系膜细胞和基质，起支撑肾小球毛细血管丛、调节肾小球滤过率等多种作用。

(2) 肾小管：包括近曲小管、髓袢降支及升支、远曲小管及集合管。肾小管不同的节段由高度分化、形态和功能截然不同的各种上皮细胞构成，具有明显的极性，在其管腔侧和基底膜侧分布着不同的转运蛋白，是水和溶质定向转运的结构和物质基础，负责对原尿进行重吸收和分泌，最终形成终尿。

（四）肾脏的功能

肾脏具有多种功能，包括维持机体内环境稳定、排毒和调节免疫及内分泌的功能。具体来说，它可以维持机体水平衡、调节电解质和酸碱平衡，防止水肿和高血压等情况；通过滤过和重吸收作用将体内代谢废物排出体外，维持体内环境的稳定；还能分泌红细胞生成素、促红素、α_1-羟化酶、活性物质等，参与机体多种生理和代谢过程的调节。肾脏的这些功能相互协调、相互配合，对维持人体的健康和内环境的稳定至关重要。一旦肾脏功能受损，可能会导致一系列严重的健康问题，如尿毒症、电解质紊乱、贫血等。

1. 排泄功能

肾脏通过生成尿液，排出体内的代谢废物和多余的水分、电解质。人体在新陈代谢过程中产生的尿素、肌酐、尿酸等含氮废物，以及摄入过多的钠、钾、氯等电解质，都主要通过肾脏排出体外。肾脏还能调节尿液的生成和排泄，维持体内水平衡。当人体缺水时，肾脏会减少尿液生成，保留水分；当水分过多时，肾脏会增加尿液排出，防止水肿。

2. 调节体液和电解质平衡

肾脏对体内的钠、钾、钙、镁、磷等电解质的浓度进行精确调节，维持电解质的平衡。例如，当体内钠离子过多时，肾脏会增加钠离子的排泄；当钾离子缺乏时，肾脏会减少钾离子的排出。同时，肾脏还能调节酸碱平衡，通过排出酸性物质（如氢离子）和重吸收碱性物质（如碳酸氢根离子），维持体内 pH 的稳定。

3. 内分泌功能

肾脏能分泌多种生物活性物质，参与人体的生理调节。

(1) 肾素：当肾血流量减少或血钠降低时，肾脏的球旁细胞会分泌肾素。肾素可激活肾素 – 血管紧张素 – 醛固酮系统（RAAS），使血管紧张素原转化为血管紧张素Ⅰ，再经过一系列反应生成血管紧张素Ⅱ，后者可使血管收缩，升高血压，并促进醛固酮的分泌，增加水钠重吸收，进一步调节血压和血容量。

(2) 红细胞生成素：肾脏中的间质细胞可分泌红细胞生成素（EPO），它能刺激骨髓造血干细胞生成红细胞，促进红细胞的成熟和释放，维持血液中红细胞的数量和携氧能力。当肾脏功能受损时，EPO 分泌减少，可导致肾性贫血。

(3) 活性维生素 D：肾脏可将维生素 D 前体转化为具有生物活性的 1，25- 二羟维生素 D_3。活性维生素 D 能促进肠道对钙、磷的吸收，调节钙磷代谢，维持骨骼的正常生长和发育，还对维持神经肌肉的正常功能、免疫系统的调节等有重要作用。

(4) 激肽释放酶 – 激肽系统：肾脏能产生激肽释放酶，它可作用于激肽原生成激肽，激肽具有扩张血管、增加肾血流量、促进钠水排泄等作用，与肾素 – 血管紧张素 – 醛固酮系统相互拮抗，共同调节血压和肾脏的血流动力学。

4. 代谢功能

肾脏参与多种物质的代谢过程。例如，肾脏能合成和降解某些蛋白质，如肾小球滤过的小分子蛋白质可在肾小管被重吸收和分解；肾脏还能参与糖代谢，在饥饿或糖尿病等情况下，肾脏可通过糖异生作用生成葡萄糖，维持血糖水平的稳定。

5. 免疫调节功能

肾脏不仅限于排泄和代谢，还通过免疫细胞驻留、补体激活及细胞因子分泌参与全身免疫调控。尽管肾脏并非传统意义上的免疫器官，但其结构与功能使其在免疫防御、炎症调控及自身免疫病中发挥重要作用。

(1) 肾脏的免疫分子与调控机制。

① 补体系统激活：肾小管上皮细胞可合成补体成分（如 C3、C5），参与病原体清除。此外，补体过度激活（如 C5b-9 膜攻击复合物）导致肾小球基底膜损伤，见于膜性肾病。

② 细胞因子：肾小球系膜细胞分泌 IL-6、趋化因子 MCP-1，招募中性粒细胞和单核细胞。肾小管上皮细胞产生 IL-10、TGF-β，抑制过度炎症反应。

③ 模式识别受体：肾小管上皮细胞通过 TLR4 识别细菌 LPS，激活 NF-κB 通路，释放炎症介质。

(2) 肾脏的免疫细胞分布与功能。

① 巨噬细胞：主要分布于肾间质、肾小球系膜区，可通过吞噬病原体及凋亡细胞，分泌促炎因子（TNF-α、IL-1β）或抗炎因子（IL-10）参与肾脏局部炎症性反应。

② 树突状细胞：分布于肾皮质及髓质区，通过捕获抗原并提呈给 T 细胞，调控 Th1/Th17 与 Treg 细胞平衡。

③ T 细胞：分布于肾间质及血管周围，$CD8^+$T 细胞直接杀伤感染细胞，而 $CD4^+$T 细胞辅助 B 细胞产生抗体。

④ 自然杀伤 T 细胞（NKT 细胞）：分布于肾小管间质区，通过快速识别脂类抗原，分泌 IFN-γ、IL-4 等参与肾脏抗感染和抗纤维化调控。

二、肾脏疾病与免疫系统的关系

很多肾脏相关疾病的发生与免疫系统的异常密切相关，这些疾病类型主要包括肾小球炎症、药物性肾损伤、肾衰竭、肾脏肿瘤等。

（一）原发性肾小球肾炎

原发性肾小球肾炎又称肾炎综合征，是一种常见的肾脏疾病，指由于各种原因导致双侧肾脏肾小球的炎症性疾病。其临床表现多样，主要包括全身水肿、蛋白尿、血尿、高血压，以及尿量减少或无尿、肾功能正常或下降等。肾小球肾炎的病因复杂，与遗传、感染、免疫、代谢、肿瘤等多种因素均有关。根据病情和病理特征，可分为急性肾小球肾炎和慢性肾小球肾炎两种类型。

1. 急性肾小球肾炎

急性肾小球肾炎是以急性肾炎综合征为主要临床表现的一组原发性肾小球肾炎。其特点为急性起病，患者常出现血尿、蛋白尿、水肿和高血压，并可伴有一过性氮质血症，具有自愈倾向。其发病原因多数是由 A 组 β- 溶血性链球菌中的“致肾炎菌株”感染引起，常见于上呼吸道感染（如扁桃体炎）、猩红热、皮肤感染（如脓疱疮）等链球菌感染后。其他细菌、病毒及寄生虫感染也可引起，但相对少见。

该病的发病机制主要是通过免疫反应引起的肾小球炎症。链球菌的某些成分（抗原）刺激机体产生相应抗体，抗原抗体结合形成循环免疫复合物，随血流沉积于肾小球内，激活补体系统，产生炎症介质，引起肾小球炎症反应。同时，链球菌抗原也可能种植于肾小球，在局部与抗体形成原位免疫复合物，引发免疫损伤。炎症反应使肾小球毛细血管内皮细胞和系膜细胞增生、肿胀，导致肾小球滤过率下降，出现血尿、蛋白尿、水肿、高血压等临床表现。

2. 慢性肾小球肾炎

慢性肾小球肾炎也称慢性肾炎，是由多种病因引起的呈现多种病理类型的一组慢性进行性肾小球疾病。其主要临床表现为蛋白尿、血尿、高血压和水肿。随着病情的发展，患者可能逐渐出现肾功能损害，表现为肾小球滤过率下降、血肌酐升高等。部分患者最终可能进展为终末期肾病，即尿毒症。

某些细菌、病毒、寄生虫等感染可能是该病的重要诱因，这些病原体的抗原成分可作为“植入抗原”，导致原位免疫复合物形成。随后的免疫应答及其介导的炎症反应导致慢性肾炎的加剧。首先，肾小球内的免疫复合物激活补体系统，吸引炎症细胞浸润，释放多种炎症介质和细胞因子，如 IL、TNF 等，导致肾小球系膜细胞增生、内皮细胞损伤、基底膜增厚等病理改变。其次，长期的炎症刺激引起肾小球硬化和肾小管萎缩。此外，高血压可导致肾小球内高压，大量蛋白尿可通过多种机制损伤肾小管间质，进一步加重肾小球的损伤，促进疾病的进展。

（二）继发性肾小球肾炎

继发性肾小球肾炎是指在发生肾炎之前，机体已存在糖尿病、高血压病或系统性红斑狼疮病、过敏性紫癜等肾脏以外的疾病，在疾病的演变过程中或进展中引起的肾小球滤过或肾小管功能受损，导致肾功能损害的肾病。它是糖尿病最常见的微血管病变并发症之一，也是系统性红斑狼疮等自身免疫病常见的肾脏损害表现。此外，过敏性紫癜、感染性心内膜炎、肾淀粉样变、多发性骨髓瘤等疾病也可能引起继发性肾小球肾炎。

1. 系统性红斑狼疮性肾炎

该病病理表现多样，可分为系膜增殖性、局灶性、弥漫增生性、膜性、肾小球硬化性等多种类型，临床表现差异较大，轻者可仅有少量蛋白尿和镜下血尿，重者可出现大量蛋白尿、水肿、高血压、肾功能不全，甚至肾衰竭。

该病是系统性红斑狼疮最常见且严重的并发症之一。SLE 是一种自身免疫病，患者体内会产生多种自身抗体，如抗双链 DNA 抗体、抗 Sm 抗体等。这些自身抗体与相应的自身抗原结合形成免疫复合物，随血液循环沉积在肾小球内。免疫复合物激活补体系统，产生 C3a、C5a

等具有趋化作用的补体片段，吸引中性粒细胞、单核巨噬细胞等炎症细胞浸润到肾小球，释放多种炎症介质和蛋白水解酶，损伤肾小球的内皮细胞、系膜细胞和基底膜，导致肾小球炎症和功能障碍，引发系统性红斑狼疮性肾炎。

2. 糖尿病肾病

该病是糖尿病常见的微血管并发症之一。长期高血糖状态会导致肾小球微血管基底膜增厚、系膜区基质增多，进而引起肾小球硬化和肾小管间质纤维化。早期可表现为微量白蛋白尿，随着病情进展，蛋白尿逐渐增多，出现水肿、高血压，晚期可发展为肾衰竭。糖尿病肾病的发生与糖尿病的病程、血糖控制情况、血压水平及遗传因素等密切相关。

免疫系统在糖尿病肾病的发病、进展等方面都扮演着重要角色，其主要参与机制包括以下情况。

(1) 炎症反应与免疫细胞激活：长期高血糖状态会引发机体的炎症反应，激活多种免疫细胞。例如，巨噬细胞会被募集到肾脏组织中，高血糖刺激巨噬细胞释放大量炎症因子，如TNF-α、IL-6 等。这些炎症因子会进一步损伤肾小球和肾小管的细胞，破坏肾脏的正常结构和功能。同时，T 淋巴细胞和 B 淋巴细胞也会在糖尿病肾病的发生过程中被激活，T 淋巴细胞可分泌细胞因子调节免疫反应，B 淋巴细胞则可能产生自身抗体，参与肾脏组织的损伤。

(2) 免疫复合物沉积：在糖尿病患者体内，由于代谢紊乱，一些蛋白质会发生非酶糖化，形成糖化终产物（AGE）。AGE 与其受体（RAGE）结合后，可促使肾脏局部产生免疫反应，导致免疫复合物的形成和沉积。这些免疫复合物会激活补体系统，吸引炎症细胞浸润，损伤肾小球的滤过屏障，引起蛋白尿等症状，进而促进糖尿病肾病的发展。

(3) 固有免疫异常：固有免疫细胞如树突状细胞、自然杀伤细胞等在糖尿病肾病中也发挥着作用。树突状细胞的功能异常可能导致其对肾脏抗原的提呈和免疫调节失衡，促进 T 淋巴细胞的异常活化。NK 细胞的活性改变也可能影响肾脏的免疫监视和免疫防御功能，使其不能有效地清除受损的肾脏细胞，从而加速糖尿病肾病的进程。

3. 过敏性紫癜性肾炎

该病多发生于儿童及青少年，常继发于过敏性紫癜。病理改变主要为肾小球系膜增生，可伴有不同程度的新月体形成。临床表现除了有皮肤紫癜、关节肿痛、腹痛等过敏性紫癜的表现外，还可出现血尿、蛋白尿、水肿、高血压等肾脏症状，病情轻重不一，多数患者预后良好，但少数患者可发展为慢性肾衰竭。

该病的发病机制与免疫系统异常相关。机体接触变应原（如细菌、病毒、食物、药物等）后，免疫系统被激活，B 淋巴细胞产生 IgA 抗体。异常的 IgA_1 分子糖基化修饰缺陷，使其易于自身聚合形成多聚体 IgA_1。这些多聚体 IgA_1 与 IgG 或 IgA 抗体结合形成免疫复合物，沉积在肾小球系膜区和毛细血管壁。免疫复合物激活补体旁路途径，导致系膜细胞增生、炎症介质释放，引起肾小球的免疫炎症反应，进而导致过敏性紫癜性肾炎的发生。

4. 乙肝病毒相关性肾炎

由乙型肝炎病毒（HBV）感染人体后，通过免疫复合物在肾小球内沉积或病毒直接感染肾脏细胞等机制，导致肾小球损伤。常见的病理类型为膜性肾病、膜增生性肾小球肾炎等。患者可出现蛋白尿、血尿、水肿、高血压等症状，部分患者可伴有肝功能异常。诊断主要依据血清 HBV 抗原阳性、肾脏组织中检测到 HBV 抗原及肾小球肾炎的临床表现。

免疫系统异常在该病的发生、发展中起着关键作用，其主要机制包括以下情况。

(1) 免疫复合物沉积：乙肝病毒感染人体后，会产生相应的抗原，如乙肝表面抗原（HBsAg）、乙肝 e 抗原（HBeAg）和乙肝核心抗原（HBcAg）等。机体免疫系统会针对这些抗原产生抗体，抗原与抗体结合形成免疫复合物。这些免疫复合物随血液循环流经肾脏时，容易沉积在肾小球内，尤其是肾小球的系膜区和毛细血管壁。免疫复合物激活补体系统，产生一系列具有生物活性的补体片段，如 C3a、C5a 等。这些补体片段具有趋化作用，可吸引中性粒细胞、单核巨噬细胞等炎症细胞聚集到肾小球，炎症细胞释放多种炎症介质和蛋白水解酶，损伤肾小球的内皮细胞、系膜细胞和基底膜，导致肾小球的炎症反应和功能障碍，进而引发乙肝病毒相关性肾炎。

(2) 细胞免疫异常：乙肝病毒感染肾脏细胞后，可改变肾脏细胞的抗原性，使其成为机体免疫系统攻击的目标。T 淋巴细胞在识别被乙肝病毒感染的肾脏细胞时，会被激活并释放多种细胞因子，如 IFN-γ、TNF-α 等。这些细胞因子一方面可以直接损伤肾脏细胞，另一方面还能进一步激活其他免疫细胞，加重肾脏的炎症损伤。此外，自然杀伤细胞的功能异常也可能参与其中，正常情况下 NK 细胞可识别并杀伤被病毒感染的细胞，但在乙肝病毒感染时，NK 细胞的活性可能受到抑制，无法有效清除被感染的肾脏细胞，导致病毒持续存在并引发免疫损伤。

(3) 自身免疫反应：乙肝病毒感染可能诱导机体产生自身免疫反应。乙肝病毒的某些抗原成分与肾脏组织中的某些成分具有相似性，免疫系统在攻击乙肝病毒抗原的同时，可能会误将肾脏组织当作外来抗原进行攻击，产生自身抗体。这些自身抗体与肾脏组织中的抗原结合，形成原位免疫复合物，进一步损伤肾脏组织，促进乙肝病毒相关性肾炎的发生和发展。

5. 肾淀粉样变性

肾淀粉样变性是一种少见的全身性疾病，淀粉样物质沉积在肾脏可导致肾小球损伤。淀粉样物质主要由免疫球蛋白轻链、血清淀粉样蛋白 A 等组成，可沉积在肾小球、肾小管、肾血管等部位，引起蛋白尿、水肿、肾功能不全等表现。肾淀粉样变性可分为原发性和继发性，继发性常与慢性感染、炎症性疾病（如类风湿关节炎、结核病等）或恶性肿瘤相关。

免疫系统在肾淀粉样变性的发生、发展过程中扮演着重要角色，其主要机制如下。

(1) 免疫因素导致淀粉样物质形成。

① 免疫球蛋白轻链异常：原发性肾淀粉样变性中，浆细胞异常增殖，产生结构异常的免疫球蛋白轻链（AL 型淀粉样蛋白的前体）。正常情况下，免疫球蛋白轻链由浆细胞合成并参与免疫反应，之后会被正常代谢清除。但在原发性肾淀粉样变性患者中，浆细胞产生的轻链发

生错误折叠，形成具有特殊空间结构的蛋白质，这些异常的轻链片段无法被正常降解，而是聚合成不溶性的纤维状淀粉样物质，随血液循环沉积在肾脏，导致肾淀粉样变性。

② 炎症反应与急性期蛋白：在继发性肾淀粉样变性中，慢性炎症性疾病（如类风湿关节炎、结核病、炎症性肠病等）或慢性感染会持续刺激免疫系统，引发炎症反应。炎症状态下，肝脏合成的血清淀粉样蛋白 A（SAA）（一种急性期蛋白）增加。SAA 在体内被降解后形成具有致淀粉样变性的片段，这些片段进一步组装成淀粉样纤维，沉积在肾脏等器官组织中，导致肾淀粉样变性的发生。

(2) 免疫细胞参与淀粉样物质沉积和肾脏损伤。

① 巨噬细胞：巨噬细胞在肾淀粉样变性过程中具有双重作用。一方面，巨噬细胞试图吞噬和清除沉积的淀粉样物质，但由于淀粉样物质的特殊结构和性质，巨噬细胞难以完全降解它们，反而在吞噬过程中被激活，释放多种炎症介质（如 TNF-α、IL-6 等）和细胞因子，进一步加重肾脏的炎症反应和组织损伤。另一方面，巨噬细胞还可能参与淀粉样物质的形成和沉积过程，它们可以分泌一些促进淀粉样蛋白聚集的因子，加速淀粉样物质在肾脏的沉积。

② T 淋巴细胞和 B 淋巴细胞：T 淋巴细胞和 B 淋巴细胞在肾淀粉样变性的免疫调节中也发挥着作用。T 淋巴细胞的功能异常可能导致对浆细胞的调控失衡，促进异常免疫球蛋白轻链的产生。B 淋巴细胞作为产生免疫球蛋白的细胞，其异常增殖和功能失调是导致免疫球蛋白轻链异常的重要原因。此外，T 淋巴细胞和 B 淋巴细胞分泌的细胞因子也可能影响淀粉样物质的形成、沉积及肾脏组织的炎症反应和修复过程。

（三）药物性肾损伤

药物性肾损伤是指由某些药物引起的肾脏结构和功能损伤。它可能由药物的直接毒性、免疫反应、影响肾脏血流、干扰代谢、蓄积作用等多种机制导致。常见症状包括尿量变化、血尿或蛋白尿、水肿、高血压、疲劳乏力、恶心呕吐、皮肤瘙痒等。

1. 临床常见的药物性肾损伤疾病

(1) 急性肾损伤：是药物性肾损伤最常见的表现，可表现为少尿型或非少尿型急性肾损伤。少尿型患者可出现尿量减少（24 小时尿量＜400ml），血肌酐、尿素氮迅速升高，同时伴有水、电解质和酸碱平衡紊乱，如高钾血症、代谢性酸中毒等。非少尿型患者尿量无明显减少，但血肌酐、尿素氮也会升高。

(2) 急性间质性肾炎：表现为发热、皮疹、关节痛等全身过敏症状，以及血尿、蛋白尿、白细胞尿（可出现嗜酸性粒细胞尿）等肾脏表现。肾功能可不同程度受损，严重者可发展为急性肾衰竭。

(3) 慢性肾损伤：长期使用某些药物可导致慢性肾损伤，如长期使用非甾体抗炎药（NSAID）可引起慢性间质性肾炎和肾乳头坏死，表现为肾小管功能障碍，如夜尿增多、低比重尿、肾性糖尿等，晚期可发展为慢性肾衰竭。

(4) 梗阻性肾病：如磺胺类药物、甲氨蝶呤等引起的结晶尿，可导致肾小管梗阻，出现腰痛、血尿、少尿或无尿等症状，严重者可引起急性肾衰竭。

2. 常见引起药物性肾损伤的药物

(1) 抗生素类：如庆大霉素、阿米卡星青霉素、头孢菌素等，一般较为安全，但在大剂量使用或过敏体质患者中，可引起免疫介导的肾损伤。药物作为半抗原与体内蛋白质结合形成抗原，引发机体的免疫反应，导致肾小球肾炎或急性间质性肾炎。

(2) 磺胺类非甾体抗炎药：如阿司匹林、布洛芬、吲哚美辛等，通过抑制环氧化酶（COX）的活性，减少前列腺素的合成。前列腺素具有扩张肾血管、维持肾血流量和肾小球滤过率的作用，其合成减少可导致肾血管收缩，肾血流量下降，引起急性肾损伤。此外，NSAID 还可损伤肾小管上皮细胞，导致急性间质性肾炎。

(3) 对比剂：碘对比剂是常见的引起肾损伤的药物之一。其肾毒性主要与对比剂的高渗性、化学毒性及对肾血管的影响有关。高渗性对比剂可使肾血管收缩，肾血流量减少，导致肾脏缺血缺氧。同时，对比剂还可直接损伤肾小管上皮细胞，影响肾小管的重吸收和排泄功能，引起急性肾损伤，尤其是在肾功能不全、糖尿病等高危人群中更容易发生。

(4) 抗肿瘤药物：如顺铂、甲氨蝶呤、环磷酰胺等。顺铂可与肾小管上皮细胞内的巯基结合，导致细胞内巯基耗竭，引起细胞损伤和坏死。甲氨蝶呤在酸性尿液中溶解度降低，容易结晶析出，堵塞肾小管，引起梗阻性肾病。环磷酰胺可引起出血性膀胱炎，长期使用还可能导致肾小管间质纤维化。

（四）肾衰竭

肾衰竭是指肾脏的功能丧失或严重下降，导致不能正常排泄体内的废物和多余的水分，进而引发一系列临床症状和体征。肾衰竭分为急性肾损伤和慢性肾衰竭两种。急性肾损伤起病急骤，若及时治疗，肾功能有望恢复；而慢性肾衰竭则呈进行性加重，可能伴有多种并发症。

1. 急性肾衰竭

急性肾衰竭的病因主要由肾脏本身的病变所致，如急性肾小球肾炎、急性间质性肾炎、药物或毒物引起的肾损伤、肾血管疾病（如肾动脉栓塞、肾静脉血栓形成）等，直接损害肾脏组织和功能。典型的急性肾衰竭可分为少尿期、多尿期和恢复期。少尿期可出现少尿（24 小时尿量＜400ml）或无尿（24 小时尿量＜100ml），伴有水、电解质和酸碱平衡紊乱，如高钾血症、低钠血症、代谢性酸中毒等，还可能出现氮质血症（血肌酐、尿素氮升高）、高血压、心力衰竭等并发症。多尿期时尿量逐渐增多，可超过 2500ml/d，此期虽然尿量增加，但肾脏功能尚未完全恢复，仍可能存在水、电解质和酸碱平衡紊乱。恢复期时，肾功能逐渐恢复正常，尿量逐渐稳定，血肌酐、尿素氮等指标逐渐下降。

2. 慢性肾衰竭

各种原发性和继发性肾脏疾病都可导致慢性肾衰竭，如慢性肾小球肾炎、糖尿病肾病、高血压肾损害、多囊肾、狼疮性肾炎等。长期的肾脏疾病导致肾脏组织逐渐受损，肾功能进行性下降。早期可无明显症状，或仅有乏力、腰酸、夜尿增多等轻度不适。随着病情进展，会出现食欲减退、恶心、呕吐、贫血、皮肤瘙痒、水肿、高血压等症状。晚期可出现严重的并发症，如心力衰竭、心律失常、消化道出血、尿毒症脑病等，危及生命。

3. 免疫异常导致肾衰竭的机制

免疫系统的异常活动可直接或间接导致肾脏损伤，进而引发肾衰竭。其主要机制包括以下情况。

(1) 免疫介导的肾脏损伤。

① 自身免疫病：系统性红斑狼疮、IgA 肾病、血管炎等自身免疫病中，免疫系统错误攻击肾脏组织，引发肾小球肾炎或间质性肾炎，最终导致慢性肾衰竭。例如，IgA 肾病中免疫复合物在肾小球沉积，激活补体系统，引发炎症和纤维化，加速肾功能恶化。

② 感染与免疫失调：感染（如链球菌感染后肾小球肾炎）或药物过敏可能触发异常免疫反应，损伤肾小管或肾小球，导致急性肾损伤或慢性肾衰竭。

③ 肠道 – 肾脏免疫轴：研究发现，肠道中的三型固有淋巴细胞通过趋化因子 CXCR6/CXCL16 迁移至肾脏，促进 IL-17 等促纤维化因子释放，加剧肾纤维化。

(2) 免疫抑制微环境与慢性炎症：慢性肾脏病患者常存在持续性低度炎症，促炎因子（如 IL-6、TNF-α）导致肾组织纤维化，加速肾衰竭进展。

（五）肾脏肿瘤

肾脏肿瘤是指发生在肾脏的肿瘤，可分为良性肿瘤和恶性肿瘤。肾血管平滑肌脂肪瘤、肾素瘤等良性肿瘤，通常生长缓慢，对身体健康影响较小。恶性肿瘤以肾癌最为常见，其发病率在肾脏肿瘤中最高，并且恶性程度较高，需及时治疗。肾脏肿瘤的症状可能包括腹部疼痛、腹部肿块、血尿等，但早期肾脏肿瘤通常无明显症状。

1. 肾脏肿瘤的类型

肾脏肿瘤的常见类型包括以下情况。

(1) 良性肿瘤。

① 肾血管平滑肌脂肪瘤：也叫肾错构瘤，是最常见的肾脏良性肿瘤，由血管、平滑肌和脂肪组织混合组成。肿瘤大小不一，小的肿瘤多无症状，较大的肿瘤可能压迫周围组织，引起腰痛、血尿等症状，少数情况下肿瘤破裂可导致急性腹痛和腹腔内出血。

② 肾嗜酸细胞瘤：起源于肾小管上皮细胞，多为单侧单发，生长缓慢，通常为良性。一般没有明显症状，多在体检时偶然发现，少数较大的肿瘤可能引起腰部不适或血尿。

(2) 恶性肿瘤。

① 肾细胞癌：是最常见的肾脏恶性肿瘤，占肾脏恶性肿瘤的 80%～90%。其发病与遗传、吸烟、肥胖、高血压及抗高血压药物等有关。早期常无明显症状，随着肿瘤的生长，可出现血尿（多为无痛性、间歇性肉眼血尿）、腰痛（多为钝痛，局限于腰部）、腹部肿块等典型症状，称为“肾癌三联征”，但出现三联征时往往已属晚期。此外，还可能出现副瘤综合征，如发热、高血压、红细胞增多症、高钙血症等。

② 肾盂癌：起源于肾盂黏膜上皮，约占肾脏恶性肿瘤的 10%。其病因与长期接触某些化学物质（如芳香胺类）、吸烟、慢性炎症刺激等有关。主要症状为血尿，多为肉眼血尿，可伴有腰部疼痛和尿路刺激症状。

③ 肾母细胞瘤：是儿童最常见的肾脏恶性肿瘤，多发生于 5 岁以下儿童，病因与遗传因素有关。早期可表现为腹部肿块，常为家长偶然发现，肿块质地坚硬，表面光滑，无压痛。随着病情进展，可出现血尿、高血压、腹痛等症状。

2. 肾脏肿瘤与免疫的关系

免疫系统在肾脏肿瘤的发生、发展、治疗及预后等方面都扮演着重要角色。

(1) 免疫监视与肾脏肿瘤发生：正常情况下，免疫系统具有免疫监视功能，能够识别和清除体内发生突变或异常的细胞，包括肿瘤细胞。在肾脏中，自然杀伤细胞、T 淋巴细胞等免疫细胞可识别肾脏肿瘤细胞表面的特异性抗原，通过释放细胞毒性物质或诱导肿瘤细胞凋亡等方式，对肿瘤细胞进行攻击和清除。然而，肾脏肿瘤细胞可能通过多种机制逃避机体的免疫监视。例如，肿瘤细胞可以降低自身表面主要组织相容性复合体（MHC）分子的表达，使 T 淋巴细胞难以识别肿瘤细胞；或者肿瘤细胞分泌一些免疫抑制因子，如 TGF-β、IL-10 等，抑制免疫细胞的活性，从而逃避免疫系统的攻击，促进肿瘤的发生和发展。

(2) 肿瘤微环境中的免疫细胞与肾脏肿瘤发展：在肾脏肿瘤组织中，存在着多种免疫细胞，它们构成了肿瘤微环境。肿瘤相关巨噬细胞是肿瘤微环境中数量较多的免疫细胞之一。根据其功能状态，TAM 可分为 M_1 型和 M_2 型。M_1 型巨噬细胞具有抗肿瘤作用，能够分泌细胞毒性物质和促炎细胞因子，杀伤肿瘤细胞；而 M_2 型巨噬细胞则具有免疫抑制和促肿瘤生长的作用，它们可以促进肿瘤血管生成、抑制 T 淋巴细胞的活性，并帮助肿瘤细胞逃避免疫攻击。此外，肿瘤微环境中的调节性 T 细胞数量增多，这些细胞通过分泌抑制性细胞因子，抑制效应 T 细胞的功能，削弱机体对肿瘤细胞的免疫应答，有利于肿瘤的进展。

(3) 免疫治疗与肾脏肿瘤治疗。

① 免疫检查点抑制药：近年来，免疫检查点抑制药在肾脏肿瘤治疗中取得了显著进展。免疫检查点是免疫细胞表面的一些分子，它们在调节免疫细胞的活性方面发挥着重要作用。例如，PD-1 及其配体 PD-L1 是一对重要的免疫检查点分子。在正常情况下，PD-1/PD-L1 信号通路可以防止免疫细胞过度活化，避免自身免疫病的发生。然而，肾脏肿瘤细胞可以高表达 PD-L1，与 T 淋巴细胞表面的 PD-1 结合，抑制 T 淋巴细胞的活性，使肿瘤细胞逃避免疫攻击。免疫检查点抑制药（如帕博利珠单抗、纳武利尤单抗等）可以阻断 PD-1/PD-L1 信号通路，解除肿瘤细胞对 T 淋巴细胞的抑制，恢复 T 淋巴细胞的抗肿瘤活性，从而达到治疗肾脏肿瘤的目的。

② 过继性细胞免疫治疗：过继性细胞免疫治疗是将体外培养和扩增的具有抗肿瘤活性的免疫细胞回输到患者体内，以增强机体的抗肿瘤免疫反应。例如，细胞因子诱导的杀伤细胞（CIK 细胞）、肿瘤浸润淋巴细胞（TIL 细胞）等。CIK 细胞是一种异质性细胞群体，具有非 MHC 限制性杀瘤活性，能够杀伤多种肿瘤细胞。TIL 细胞是从肿瘤组织中分离出来的淋巴细

胞，它们对肿瘤细胞具有较高的特异性和杀伤活性。通过过继性细胞免疫治疗，可以补充患者体内抗肿瘤免疫细胞的数量，增强机体的抗肿瘤能力。

(4) 肾脏肿瘤对免疫系统的影响：肾脏肿瘤患者的免疫系统通常处于免疫抑制状态。肿瘤细胞分泌的免疫抑制因子，如 TGF-β、IL-10 等，不仅可以抑制免疫细胞的活性，还可以影响免疫细胞的分化和功能。此外，肿瘤的生长和代谢会消耗机体的营养物质，导致患者营养不良，进而影响免疫系统的正常功能。免疫抑制状态使患者容易发生感染等并发症，同时也会影响肿瘤的治疗效果和预后。

三、肾脏疾病的自检自查

肾脏疾病的种类繁多，早期症状可能并不明显，但通过一些自检自查的方法，有助于早期发现肾脏问题的蛛丝马迹。需要注意的是，自检自查仅作为初步筛查手段，不能替代专业医疗诊断。若出现可疑症状，应及时就医，进行全面检查以明确诊断。以下是一些常见的肾脏疾病自检自查方式。

（一）观察尿液变化

1. 尿量异常

正常成年人 24 小时尿量为 1000～2000ml。如果发现尿量明显增多（24 小时尿量超过 2500ml）或减少（24 小时尿量少于 400ml 为少尿，少于 100ml 为无尿），都可能是肾脏疾病的信号。例如，喝水量没有明显变化，但尿量却持续增多，可能与肾小管功能异常有关；而尿量减少则可能提示肾脏灌注不足或肾功能受损。

2. 尿液颜色改变

正常尿液颜色多为淡黄色、透明。如果尿液颜色加深，呈浓茶色、洗肉水色或酱油色，可能是血尿的表现，这可能与肾小球肾炎、肾结石、泌尿系统肿瘤等疾病有关。若尿液颜色变浅或呈白色，可能是尿液中成分异常，如乳糜尿（呈乳白色，如牛奶一样）可能与淋巴管阻塞有关。

3. 泡沫尿

排尿时如果发现尿液表面有一层细小且长时间不消散的泡沫，可能是蛋白尿的表现。蛋白质从肾脏漏出到尿液中，会改变尿液的表面张力，从而产生不易消散的泡沫。蛋白尿常见于各种肾小球疾病，如慢性肾小球肾炎、糖尿病肾病等。

（二）留意身体水肿

1. 眼睑水肿

肾脏疾病引起的水肿通常最早出现在眼睑部位，尤其是在早晨起床时较为明显。这是因为眼睑组织疏松，液体容易积聚。如果经常发现晨起时眼睑水肿，休息后也不消退，应警惕肾脏疾病的可能。

2. 下肢水肿

随着病情进展，水肿可能会逐渐发展到下肢，表现为脚踝、小腿部位的水肿，按压时可出现凹陷。严重时，水肿还可能蔓延至全身。水肿的发生与肾脏对水钠的调节功能障碍有关，导致水钠潴留，液体在组织间隙积聚。

（三）关注血压变化

肾脏是调节血压的重要器官，当肾脏功能受损时，可能会引起血压升高。如果在没有其他明确原因的情况下，出现血压持续升高［收缩压≥140mmHg 和（或）舒张压≥90mmHg］，并且伴有肾脏疾病的其他症状，如水肿、蛋白尿等，应考虑肾脏疾病导致的继发性高血压。例如，慢性肾小球肾炎、肾动脉狭窄等肾脏疾病都可能引发血压升高。

（四）注意腰部疼痛

肾脏位于腰部脊柱两侧，当肾脏出现问题时，可能会引起腰部疼痛。这种疼痛通常为隐痛、钝痛或胀痛，部位多在双侧腰部或一侧腰部。肾结石、肾盂肾炎、急性肾小球肾炎等疾病都可能导致腰部疼痛。但需要注意的是，腰部疼痛也可能由其他原因引起，如腰肌劳损、腰椎间盘突出等，因此需要结合其他症状进行综合判断。

（五）了解自身症状

1. 疲劳乏力

肾脏疾病会影响身体的代谢和排泄功能，导致体内毒素积聚，以及营养物质的丢失或代谢紊乱，从而使人感到疲劳乏力。即使经过充分休息，这种疲劳感也难以缓解。

2. 食欲减退

肾脏功能受损时，可能会影响胃肠道的功能，导致食欲减退、恶心、呕吐等症状。这是因为肾脏不能正常排泄体内的代谢废物，这些废物在体内积聚，刺激胃肠道黏膜，影响消化功能。

3. 贫血症状

慢性肾脏疾病患者常常会出现贫血症状，表现为面色苍白、头晕、心慌、气短等。这是因为肾脏分泌红细胞生成素减少，导致红细胞生成不足。

（六）关注既往史和家族史

1. 既往史

如果曾经患有一些可能影响肾脏的疾病，如糖尿病、高血压、系统性红斑狼疮等，应密切关注肾脏功能的变化。这些疾病如果控制不佳，长期发展可能会导致肾脏损害，引发糖尿病肾病、高血压肾损害、狼疮性肾炎等继发性肾脏疾病。

2. 家族史

某些肾脏疾病具有遗传倾向，如多囊肾、遗传性肾炎等。如果家族中有亲属患有这些遗传性肾脏疾病，那么自己患肾脏疾病的风险也会增加。在这种情况下，更需要定期进行肾脏相关检查，以便早期发现问题。

四、肾脏的自我保健与养护

中医认为，肾主藏精、主水液，主纳气、主骨生髓，肾脏的自我保健与养护对于维持肾脏功能、延缓疾病进展及预防肾脏疾病的发生至关重要。以下是一些有效的自我保健与养护方法。

（一）合理饮食

1. 控制蛋白质摄入

对于肾脏疾病患者，应根据肾功能情况调整蛋白质的摄入量。肾功能正常者，可适量摄入优质蛋白质，如瘦肉、鱼类、蛋类、奶制品、豆类等，以满足身体需求。但当肾功能受损时，需限制蛋白质摄入，遵循优质低蛋白饮食原则，一般建议摄入量为0.6～0.8g/（kg·d），同时可补充必需氨基酸或α-酮酸，以减少含氮代谢产物的生成，减轻肾脏负担。

2. 低盐饮食

过多的盐分会加重肾脏负担，导致水钠潴留，引起水肿和高血压。因此，应减少盐的摄入，每天食盐摄入量应控制在6g以下，对于有水肿、高血压的患者，应进一步限制在3g以下。同时，要注意减少高钠食物的摄入，如咸菜、腌制食品、加工肉类等。

3. 控制钾的摄入

肾功能不全时，肾脏排钾能力下降，容易出现高钾血症。因此，需要控制钾的摄入，避免食用含钾量高的食物，如香蕉、橙子、土豆、菠菜、海带等。但对于肾功能正常的患者，一般不需要刻意限制钾的摄入。

4. 增加蔬果摄入

多吃新鲜的蔬菜和水果，它们富含维生素、矿物质和膳食纤维，有助于维持身体健康。但对于有高钾血症风险的患者，应选择含钾量较低的蔬菜和水果，或在烹饪前将蔬菜焯水，以减少钾的含量。

5. 控制磷的摄入

慢性肾脏病患者常伴有磷代谢紊乱，高磷血症会进一步加重肾脏损害。应限制磷的摄入，避免食用含磷量高的食物，如动物内脏、坚果、全谷类、碳酸饮料等。同时，可选择磷结合剂，如碳酸钙、醋酸钙等，帮助降低血磷水平。

（二）适量运动

适当的运动有助于增强体质，提高免疫力，促进血液循环，改善肾脏的血液供应。可选择适合自己的运动方式，如散步、慢跑、太极拳、瑜伽、游泳等，每周进行3～5次，每次运动30分钟左右。但要注意避免过度劳累和剧烈运动，以免加重肾脏负担。对于肾功能严重受损或有明显水肿、高血压等症状的患者，应在医生的指导下进行运动。

（三）控制基础疾病

如果患有糖尿病、高血压、高脂血症等基础疾病，应积极控制病情。严格控制血糖，使血糖保持在理想范围内，可减少糖尿病对肾脏的损害；控制血压，将血压控制在130/80mmHg以下（对于尿蛋白＞1g/d的患者，血压应控制在125/75mmHg以下），可延缓肾脏疾病的进展；控制血脂，降低低密度脂蛋白胆固醇水平，可减少心血管疾病的发生风险，同时对肾脏也有保护作用。按照医生的建议规律服药，定期复查，调整治疗方案。

（四）避免肾毒性物质

1. 药物

许多药物具有肾毒性，如氨基糖苷类抗生素（庆大霉素、阿米卡星等）、非甾体抗炎药（阿司匹林、布洛芬等）、某些抗肿瘤药物等。在使用药物时，应严格遵循医嘱，避免自行用药或滥用药物。如果需要使用可能具有肾毒性的药物，应密切监测肾功能，必要时调整药物剂量或更换药物。

2. 化学物质

避免接触重金属（如铅、汞、镉等）、有机溶剂（如苯、甲苯等）、农药等化学物质，这些物质可能会对肾脏造成损害。在工作或生活中，应注意做好防护措施，如佩戴口罩、手套等。

（五）控制体重

肥胖是肾脏疾病的风险因素之一，肥胖会增加肾脏的负担，导致肾小球滤过率升高，进而引起肾脏损害。通过合理饮食和适量运动，将体重控制在正常范围内（BMI 18.5～23.9kg/m²），有助于降低肾脏疾病的发生风险。

（六）戒烟限酒

吸烟会导致肾血管收缩，减少肾脏的血液供应，同时还会增加氧化应激和炎症反应，损害肾脏功能。过量饮酒会影响肝脏和肾脏的代谢功能，导致肾脏损伤。因此，应戒烟限酒，保护肾脏健康。

（七）定期体检

定期进行体检，尤其是尿常规、肾功能、肾脏超声等检查，有助于早期发现肾脏疾病的迹象。对于有肾脏疾病高危因素的人群，如糖尿病、高血压患者，以及有肾脏疾病家族史的人群，应增加体检的频率，以便及时发现问题并采取相应的治疗措施。

（八）保持良好的心态

长期的精神压力和不良情绪会影响身体的内分泌和免疫系统，进而对肾脏功能产生不良影响。保持良好的心态，学会调节情绪，避免焦虑、紧张、抑郁等不良情绪的刺激，可通过听音乐、阅读、旅游等方式缓解压力，保持身心健康。

第 9 章 膀胱与免疫

膀胱是储存和排出尿液的中空肌性器官，其结构使其能够适应不同容量的尿液并控制排尿。膀胱位于骨盆内，后端开口与尿道相通，其容量通常为 300～500ml 尿液，但具体容量可能因个体差异而有所不同。

膀胱与免疫有着密切的关系。膀胱壁上有多种免疫细胞，它们可以抵御外界病原体的侵袭，保护膀胱免受感染。同时，膀胱还具有自我清洁的功能，通过肾的气化作用排泄尿液，将有害物质及时地排出体外，从而防止致病。此外，膀胱的生理和病理状态与免疫系统密切相关，免疫力低下的人更容易患上膀胱炎等泌尿系统疾病。

一、膀胱概述

（一）膀胱的位置

膀胱是一个中空的囊性器官，具有储存尿液的功能。其位于人体骨盆内，盆腔及直肠的前方、耻骨联合后方，空虚时完全位于盆腔内，充盈时顶部可升至腹腔。膀胱的底部与尿道相连，通过尿道将尿液排出体外。由于其壁层具有一定的弹性，因此其容量可随尿液的多少而变化。

膀胱的位置具有性别差异。在男性体内，膀胱的前方为耻骨联合，后方与直肠相邻，下方和前列腺相邻。在膀胱颈处，与尿道相连，精囊腺、输精管壶腹也位于膀胱后方的附近区域。在女性体内，膀胱前方同样是耻骨联合，后方与子宫和阴道相邻，下方则与子宫颈、阴道前壁相邻。女性的膀胱位置相对男性稍微靠前一些，膀胱颈与尿道相连，尿道短而直，开口于阴道前庭。

（二）膀胱的结构

膀胱是一个锥体形肌性囊状的中空器官，充满液体时形状变为卵圆形。其结构可以从宏观结构、微观结构及功能相关结构三个层面来描述。

1. 宏观结构

(1) 膀胱的分部：膀胱为囊状肌性器官，可分为尖、体、底、颈四部。

① 膀胱尖：朝向前上方，由此沿腹前壁至脐之间有一褶襞为脐正中韧带。

② 膀胱体：位于膀胱尖与膀胱底之间，是膀胱的主要部分，其大小和形状会随尿液充盈程度而变化。

③ 膀胱底：为膀胱的后部，呈三角形。在膀胱底的内面，有一个重要的区域称为膀胱三角，位于两侧输尿管开口与尿道内口之间，此处膀胱黏膜与肌层紧密相连，缺少黏膜下层组织，无论膀胱扩张或者收缩，始终保持平滑，是肿瘤、结核和炎症的好发部位。

④ 膀胱颈：是膀胱的最下部，与男性的前列腺和女性的盆膈相毗邻，是膀胱与尿道相连的部位，对控制尿液的排出起着重要作用。

(2) 膀胱壁的层次。

膀胱壁由三层组织组成：内层是黏膜层，中间是平滑肌层（逼尿肌），最外层是外膜（纤维层）。

① 黏膜层：是膀胱壁的最内层，由尿路上皮细胞组成，可分泌黏液，有助于保持膀胱壁的润滑，促进尿液的流动。当膀胱空虚时，黏膜形成许多皱襞，称为膀胱襞，以增加膀胱的表面积；当膀胱充盈时，皱襞可伸展变平。

② 肌层：位于黏膜层之外，由平滑肌组成，也称为逼尿肌。肌层分为内层和外层，这些肌肉的收缩和舒张可以控制膀胱的排尿功能，当逼尿肌收缩时，可促使尿液排出；当逼尿肌松弛时，膀胱得以储存尿液。

③ 外膜：是膀胱壁的最外层，为一层结缔组织，包绕在膀胱的外面，起到支持和保护膀胱的作用。在膀胱的顶部和侧面，外膜主要为浆膜，与腹膜相连续；在膀胱的底部，外膜则主要为纤维膜。

2. 微观结构

(1) 血管：膀胱壁内含有丰富的血管，为膀胱组织提供必要的营养物质和氧气，同时带走代谢废物。动脉主要来自膀胱上动脉、膀胱下动脉等，静脉则形成膀胱静脉丛，最终汇入髂内静脉。

(2) 神经：包括交感神经和副交感神经。副交感神经兴奋时，可使逼尿肌收缩，尿道内括约肌松弛，促进排尿；交感神经兴奋时，可使逼尿肌松弛，尿道内括约肌收缩，抑制排尿。此外，膀胱还含有感觉神经，能够感受膀胱内的压力变化，将信号传递给大脑，产生尿意。

3. 功能相关结构

(1) 输尿管开口：膀胱底后外侧角处，双侧输尿管斜行穿入壁内段（长 1～2cm），形成单向活瓣防止尿液反流。

(2) 尿道内口：膀胱颈通尿道，周围环行肌形成尿道内括约肌。

(3) 膀胱三角：位于膀胱底内面，两输尿管口与尿道内口之间的三角形区域。其特点是黏膜紧贴肌层，无黏膜下层，是肿瘤和感染的好发部位。

（三）膀胱的功能

膀胱的主要功能是储存和排泄尿液。当肾脏生成的尿液通过输尿管流入膀胱时，膀胱会将其暂时储存起来。当尿液达到一定量时，膀胱会产生尿意，提示人体进行排尿。在排尿过程中，膀胱的肌层收缩，同时尿道括约肌松弛，使尿液能够顺利通过尿道排出体外。

此外，膀胱还具有一定的免疫功能，这主要体现在其能抵御外界病原体的侵袭，预防泌尿系统感染。膀胱壁上有多种免疫细胞，这些细胞能够识别和清除进入膀胱的病原体，从而保护膀胱免受感染。膀胱的自我清洁功能也与其免疫功能密切相关，通过尿液的排泄，膀胱能够将有害物质及时排出体外，进一步降低感染的风险。

1. 膀胱的生理功能

(1) 储存尿液：膀胱具有良好的弹性和顺应性，其肌层由平滑肌组成，能够在尿液充盈时进行伸展和扩张，就像一个可伸缩的“袋子”，随着尿液不断流入，膀胱可以逐渐增大容积，以容纳更多的尿液。在正常生理状态下，膀胱能够储存一定量的尿液而不引起明显的不适，一般成年人的膀胱容量在300～500ml，但在特殊情况下，如疾病或长期憋尿等，膀胱的容量可能会有所改变。

(2) 控制排尿。

① 排尿启动：当膀胱内的尿液量达到一定程度，膀胱内压力升高，膀胱壁上的压力感受器会感知到这种变化，并将信号通过神经传导至脊髓和大脑的排尿中枢。当大脑接收到足够的排尿信号，并且在合适的时机和环境下，会发出指令，使膀胱逼尿肌收缩，同时尿道内括约肌和尿道外括约肌松弛，从而启动排尿过程。

② 排尿中断：在排尿过程中，大脑可以根据实际情况随时控制尿道外括约肌收缩，使排尿暂时中断。这一功能使得人们能够根据自身需求和环境因素，自主地控制排尿的开始和停止，体现了人体对排尿过程精细的神经调节能力。

(3) 维持内环境稳定：膀胱通过调节尿液的酸碱度（通常为弱酸性）抑制细菌生长，尿液中高浓度的尿素和有机酸进一步抑制病原体繁殖

2. 膀胱的免疫功能

(1) 先天性免疫屏障。

① 尿液动力冲刷：膀胱通过其周期性排尿对内壁空间进行机械性冲刷，以减少细菌定植。

② 黏膜屏障：膀胱黏膜表面覆盖糖蛋白和酸性糖胺聚糖，阻止细菌直接黏附。此外，男性膀胱中含有一定量的含抗菌成分的前列腺液，可辅助抑制革兰阴性菌。

③ 局部免疫细胞：膀胱内壁含有少量的免疫细胞，如中性粒细胞和巨噬细胞，可吞噬入侵病原体。

(2) 适应性免疫应答。

① 抗体分泌：膀胱固有黏膜层含有B淋巴细胞，可分泌IgA等抗体，中和病原体并激活补体系统。

② T细胞作用：膀胱固有黏膜层含有少量$CD8^{+}$T细胞，激活的T细胞可裂解异常细胞（如病毒感染的细胞或肿瘤细胞），在抗感染和抗肿瘤中起关键作用。

二、膀胱疾病与免疫系统的关系

膀胱疾病与免疫系统有着密切的关系。膀胱壁上的免疫细胞能够抵御外界病原体的侵袭，保护膀胱免受感染。然而，当人体免疫力下降时，膀胱对细菌的抵抗力减弱，细菌更容易侵入膀胱并引发炎症，如膀胱炎及膀胱肿瘤等。此外，免疫系统异常激活也会导致免疫细胞攻击膀胱，引发某些膀胱疾病（如间质性膀胱炎）的发生，导致炎症反应。常见的免疫相关膀胱疾病包括膀胱炎、膀胱肿瘤、自身免疫性膀胱疾病。

（一）膀胱炎

膀胱炎是一种常见的泌尿系统感染性疾病，主要指的是膀胱黏膜发生的炎症性病变。其常见病因包括细菌感染，尤其是大肠杆菌等致病菌通过尿道逆行进入膀胱。膀胱炎的症状可能包括尿频、尿急、尿痛、血尿及下腹部疼痛等。其中，急性膀胱炎主要表现为尿频、尿急、尿痛等膀胱刺激症状，以及耻骨上区疼痛等，部分患者还可能出现血尿；慢性膀胱炎症状相对较轻，可表现为反复发作或持续存在膀胱刺激症状及耻骨上膀胱区不适，膀胱容量减少时，尿频加剧。

1. 腺性膀胱炎

腺性膀胱炎是一种比较少见的非肿瘤性炎性病变，属于膀胱黏膜上皮增生性病变。其特点是膀胱黏膜上皮增生与化生同时存在，形成腺体结构。病因可能与膀胱慢性炎症、结石、梗阻等因素有关。腺性膀胱炎被视为一种癌前病变，存在恶变可能，但恶变概率相对较低。

(1) 腺性膀胱炎的主要症状。

① 膀胱刺激症状：尿频、尿急、尿痛是腺性膀胱炎最常见的症状，患者排尿次数增多，白天可多达数十次，夜间也有频繁起夜现象，尿急感明显，常难以控制，尿痛程度不一，可为隐痛、刺痛或烧灼感。

② 下腹部疼痛：部分患者可出现下腹部坠胀、疼痛，疼痛可在排尿时加重，也可在憋尿时出现，严重影响患者的生活质量。

③ 血尿：少数患者可出现血尿，多为镜下血尿，也可出现肉眼血尿，常为间歇性发作。

④ 排尿困难：当腺性膀胱炎的病变累及膀胱颈部或后尿道时，可导致尿道狭窄或膀胱颈挛缩，引起排尿困难，表现为尿线变细、尿流中断、排尿费力等。

(2) 腺性膀胱炎的病因。

① 慢性炎症刺激：长期的细菌感染、膀胱结石、膀胱异物、留置导尿管等因素，可导致膀胱黏膜反复受到刺激，引起黏膜上皮的化生和增殖，进而发展为腺性膀胱炎。

② 膀胱出口梗阻：如前列腺增生、尿道狭窄等原因引起膀胱出口梗阻，导致膀胱内压力升高，尿液排出不畅，膀胱黏膜长期处于充血、水肿状态，容易诱发腺性膀胱炎。

③ 化学物质刺激：长期接触某些化学物质，如环磷酰胺等抗癌药物、苯胺染料等，可能对膀胱黏膜产生损害，引发腺性膀胱炎。

④ 其他因素：免疫功能低下、雌激素水平降低等因素，可能使膀胱黏膜的防御能力下降，增加腺性膀胱炎的发病风险。

(3) 腺性膀胱炎的病理表现。

① 大体形态：腺性膀胱炎通常表现为膀胱黏膜的增厚、粗糙，可呈绒毛状、乳头状或结节状隆起，病变可单发或多发，可累及膀胱的任何部位，以膀胱三角区和膀胱颈部较为常见。

② 组织学特征：主要表现为膀胱黏膜上皮细胞的化生，正常的移行上皮被腺上皮所取代，可见腺体样结构形成。腺上皮细胞可呈立方状、柱状或黏液柱状，胞质内常含有黏液颗粒。

2. 气性膀胱炎

气性膀胱炎是指膀胱内有气体存在的一种膀胱炎症，亦称原发性气尿症。其特点是在膀胱壁内或腔内有气体存在，临床上较少见。气性膀胱炎的主要病因是产气杆菌感染，患者排尿时可能会感觉到有气体流出。此外，长期糖尿病、尿路梗阻、长期导尿等也可能是其诱因。气性膀胱炎的症状包括尿液气泡样，尿频、尿急、尿痛，严重时可出现高热、寒战等全身表现。

(1) 气性膀胱炎的主要症状。

① 排尿异常：患者通常有尿频、尿急、尿痛等典型的膀胱刺激症状，还可能出现排尿困难，这是由膀胱内气体积聚及炎症刺激导致膀胱功能紊乱和尿道痉挛所致。

② 气尿：是气性膀胱炎的特征性症状，患者在排尿时可排出气体，有时可伴有气泡从尿道口溢出，这是因为膀胱内的气体随尿液一同排出体外。

③ 下腹部症状：下腹部可能出现疼痛、坠胀感，疼痛程度不一，部分患者疼痛较为剧烈。体检时可发现下腹部有压痛，严重时可伴有反跳痛和肌紧张。

④ 全身症状：病情严重时，患者可出现发热、寒战、乏力等全身感染症状，这表明感染可能已经扩散到全身，引起了菌血症或败血症等并发症。

(2) 气性膀胱炎的病因。

① 感染因素：主要由产气菌感染引起，常见的有大肠埃希菌、肺炎克雷伯菌等。这些细菌能分解尿中的葡萄糖等物质产生气体，在膀胱内积聚。糖尿病患者由于血糖控制不佳，尿液中葡萄糖含量增加，为产气菌提供了丰富的营养物质，更容易发生气性膀胱炎。

② 尿路梗阻：如前列腺增生、膀胱结石、尿道狭窄等，可导致尿液排出不畅，膀胱内尿液潴留，有利于细菌滋生繁殖，增加气性膀胱炎的发病风险。

③ 膀胱缺血：各种原因引起的膀胱血运障碍，如动脉硬化、血管炎等，可使膀胱黏膜缺血缺氧，局部抵抗力下降，容易受到产气菌的侵袭而引发气性膀胱炎。

④ 医源性因素：长期留置导尿管、膀胱镜检查等操作，可能损伤膀胱黏膜，为细菌感染创造条件，进而诱发气性膀胱炎。

3. 坏疽性膀胱炎

坏疽性膀胱炎是一种膀胱损伤的罕见结果，通常由梭状芽孢杆菌和产气荚膜梭菌等引起的膀胱严重炎症导致，甚至可引起膀胱内壁坏死。

(1) 坏疽性膀胱炎的主要症状。

① 严重膀胱刺激征：尿频、尿急、尿痛症状极为严重，患者可能每几分钟就有强烈的尿意，并且排尿时尿道有剧烈的烧灼样疼痛，疼痛可放射至会阴部、耻骨上区等。

② 血尿：常为肉眼血尿，尿液颜色可呈鲜红色、暗红色或伴有血块，血尿程度轻重不一，严重时可出现大量血块堵塞尿道，导致排尿困难。

③ 下腹部疼痛：下腹部有持续性的剧烈疼痛，疼痛性质多为胀痛、绞痛或刺痛，常伴有明显的压痛和反跳痛，患者因疼痛而不敢按压下腹部。

④ 全身症状：患者可出现高热，体温可达 39℃甚至更高，同时伴有寒战、乏力、恶心、呕吐等全身中毒症状。若病情进一步发展，可出现感染性休克的表现，如血压下降、心率加快、意识障碍等。

(2) 坏疽性膀胱炎的病因。

① 严重感染：常由毒性较强的细菌，如大肠埃希菌、金黄色葡萄球菌等引起，这些细菌产生的毒素可导致膀胱组织坏死。此外，结核菌感染也可能引发，结核菌在膀胱内大量繁殖，侵蚀膀胱壁，破坏组织，进而导致坏疽。

② 糖尿病：糖尿病患者血糖控制不佳时，身体免疫力下降，容易发生感染，并且高血糖环境有利于细菌生长繁殖，同时糖尿病引起的血管病变和神经病变会影响膀胱的血液供应和神经调节，使膀胱组织更容易受到损伤，增加坏疽性膀胱炎的发病风险。

③ 尿路梗阻：如前列腺增生、膀胱结石、尿道狭窄等，可使尿液排出不畅，膀胱内尿液潴留，压力升高，导致膀胱壁血液循环障碍，组织缺氧，容易引发感染和坏疽。

④ 外伤及医源性因素：膀胱受到严重外伤，如骨盆骨折导致膀胱破裂、贯通伤等，使膀胱组织直接受损，若合并感染，易发展为坏疽性膀胱炎。此外，膀胱镜检查、经尿道手术等操作过程中，如果造成膀胱黏膜严重损伤，也可能诱发坏疽性膀胱炎。

(3) 坏疽性膀胱炎的病理表现：细菌感染和毒素作用会导致膀胱黏膜及肌层的血管发生炎症，引起血管栓塞，使膀胱组织局部缺血。随着病情进展，缺血区域的膀胱组织会出现变性、坏死，进而发展为坏疽。坏疽组织会释放出更多的炎症介质和毒素，进一步加重局部和全身的炎症反应，可导致感染性休克等严重并发症。

4. 感染性膀胱炎与免疫的关系

由细菌、病毒等病原体引起的感染性膀胱炎与免疫系统的关系密切。免疫系统在防御感染、清除病原体的同时，也可能因异常反应导致炎症持续或加重。此外，感染性膀胱炎也会对免疫系统造成影响。

(1) 免疫系统在感染性膀胱炎中的作用。

① 防御病原体入侵：人体的固有免疫是抵御感染性膀胱炎的第一道防线。膀胱黏膜作为物理屏障，可阻止病原体附着和侵入。黏膜表面的黏液层含有抗菌物质，如溶菌酶、防御素等，能直接杀伤细菌。同时，黏膜上皮细胞可识别病原体相关分子模式，激活免疫细胞，释放

细胞因子和趋化因子，招募中性粒细胞、巨噬细胞等免疫细胞到感染部位，吞噬和清除病原体。适应性免疫在感染性膀胱炎中也发挥重要作用。当病原体突破固有免疫防线后，会激活 T 细胞和 B 细胞。T 细胞可分化为效应 T 细胞，直接杀伤被病原体感染的细胞；B 细胞则可产生特异性抗体，与病原体结合，促进吞噬细胞的吞噬作用，或激活补体系统，发挥溶菌作用。

② 维持膀胱内环境稳定：正常情况下，免疫系统能识别和清除膀胱内的衰老细胞、凋亡细胞及少量入侵的病原体，维持膀胱内环境的稳定和正常生理功能。免疫细胞还能分泌一些生长因子和细胞因子，促进膀胱黏膜细胞的修复和再生，在膀胱炎发生后有助于组织的恢复。

(2) 免疫异常与感染性膀胱炎的发生发展。

① 免疫功能低下：当人体因各种原因导致免疫功能低下时，如长期使用免疫抑制药、患有免疫缺陷病、恶性肿瘤、糖尿病等，机体对病原体的抵抗力减弱，更容易受到细菌等病原体的侵袭，从而增加感染性膀胱炎的发病风险。例如，糖尿病患者由于血糖升高，机体免疫功能受损，白细胞的趋化、吞噬和杀菌能力下降，膀胱黏膜的防御功能也减弱，使得细菌更容易在膀胱内定植和繁殖，引发膀胱炎。

② 免疫反应过度：在某些情况下，免疫系统对膀胱内的病原体感染可能产生过度的免疫反应。过度激活的免疫细胞会释放大量的炎症介质，如 TNF-α、IL-1 等，这些炎症介质会导致膀胱黏膜充血、水肿、组织损伤，加重膀胱炎的症状。此外，持续的过度免疫反应还可能导致慢性炎症，使膀胱组织发生纤维化等病理改变，影响膀胱的正常功能。此外，部分感染性膀胱炎可能与自身免疫有关。在感染过程中，病原体的抗原可能与膀胱组织的自身抗原存在相似性，免疫系统在攻击病原体的同时，可能会错误地识别并攻击膀胱组织，引发自身免疫性炎症，进一步损伤膀胱。

(3) 感染性膀胱炎对免疫系统的影响。

① 局部免疫反应：膀胱感染时，局部免疫细胞被激活，释放炎症介质和细胞因子，引发炎症反应，以清除病原体。但长期或反复的感染可能导致局部免疫细胞功能紊乱，免疫调节失衡，使炎症难以控制，形成慢性感染。

② 全身免疫反应：严重的感染性膀胱炎可能引起全身炎症反应综合征，病原体及其毒素进入血液循环，激活全身免疫系统，导致发热、白细胞升高等全身性反应。若感染得不到有效控制，可能引发败血症等严重并发症，进一步影响免疫系统的功能，甚至导致免疫抑制，增加其他感染的风险。

（二）膀胱肿瘤

膀胱肿瘤是指发生在膀胱黏膜上的肿瘤性病变，有良性和恶性之分，但临床上绝大多数为恶性肿瘤。根据肿瘤细胞的类型，主要分为尿路上皮癌（移行细胞癌）、鳞状细胞癌和腺癌，其中尿路上皮癌最为常见，约占 90% 以上。

1. 尿路上皮癌

尿路上皮癌又称移行细胞癌，是指发生在尿路上皮的恶性肿瘤。尿路上皮覆盖着肾盂、输尿管、膀胱和尿道等泌尿系统器官，其中以膀胱尿路上皮癌最为常见，其次为肾盂和输尿管尿路上皮癌，尿道尿路上皮癌相对较少见。

(1) 发病原因。

① 环境因素：长期接触芳香胺类化学物质，如从事染料、橡胶、皮革等行业的工作者，患尿路上皮癌的风险增加。吸烟也是重要的风险因素，烟草中的有害物质可通过尿液对尿路上皮产生致癌作用。

② 感染因素：如埃及血吸虫感染，可引起膀胱黏膜慢性炎症，进而诱发尿路上皮癌。此外，长期的泌尿系统感染、结石等慢性刺激，也可能增加尿路上皮癌的发病风险。

③ 遗传因素：部分尿路上皮癌患者存在家族遗传倾向，一些基因的突变或异常与尿路上皮癌的发生相关，如 *TP53*、*RB1* 等基因的突变。

(2) 病理类型。

① 乳头状尿路上皮癌：肿瘤呈乳头状生长，通常有一个或多个乳头，乳头表面被覆尿路上皮细胞。根据细胞的分化程度和异型性，可分为低级别和高级别乳头状尿路上皮癌。低级别乳头状尿路上皮癌细胞形态相对规则，分化较好，生长相对缓慢，预后相对较好；高级别乳头状尿路上皮癌细胞异型性明显，分化差，生长迅速，容易发生浸润和转移，预后较差。

② 非乳头状尿路上皮癌：包括原位癌和浸润性尿路上皮癌。原位癌是指癌细胞局限于尿路上皮内，未突破基底膜；浸润性尿路上皮癌则是癌细胞已侵犯到基底膜以下的组织，根据浸润深度可进一步分为不同的分期。

(3) 临床表现。

① 血尿：是最常见的症状，多为无痛性肉眼血尿，可间歇性发作，有时也可表现为镜下血尿。血尿的程度轻重不一，部分患者可能仅表现为尿色微红，而严重者可出现大量血块。

② 膀胱刺激症状：当肿瘤位于膀胱时，可出现尿频、尿急、尿痛等膀胱刺激症状，这可能是由肿瘤侵犯膀胱黏膜或合并感染所致。

③ 排尿困难：如果肿瘤位于尿道或侵犯尿道，可导致排尿困难、尿流变细、尿不尽等症状，严重时可出现尿潴留。

④ 其他症状：晚期尿路上皮癌患者可出现腰痛、腹痛、腹部肿块、消瘦、贫血等症状，提示肿瘤可能已侵犯周围组织或发生远处转移。

2. 膀胱癌与免疫的关系

膀胱肿瘤与免疫系统的关系涉及肿瘤发生、免疫逃逸及治疗反应等多个层面，尤其在膀胱癌中，免疫微环境的调控对疾病进展和治疗效果具有决定性影响。

(1) 正常免疫系统对膀胱癌的监视与防御机制：正常情况下，免疫系统能够识别肿瘤细胞表面的特异性抗原，这些抗原可能是由于肿瘤细胞基因突变、异常表达等产生的。在膀胱癌中，肿瘤细胞会表达癌胚抗原（CEA）、膀胱肿瘤抗原（BTA）等，免疫系统中的树突状细胞等抗原提呈细胞能摄取、处理这些抗原，并将其提呈给 T 细胞等免疫细胞，启动免疫反应。激活的细胞毒性 T 淋巴细胞可以通过识别肿瘤细胞表面的抗原，释放穿孔素、颗粒酶等细胞毒性物质，诱导肿瘤细胞凋亡。自然杀伤细胞也能不依赖抗原识别，直接杀伤膀胱癌肿瘤细胞，它们可以识别肿瘤细胞表面的某些特定分子，如 MHC-Ⅰ类分子链相关蛋白 A(MICA)等，通过释放细胞因子和穿孔素等发挥杀伤作用。此外，巨噬细胞在吞噬膀胱癌肿瘤细胞后，可通过溶酶体酶等物质将其降解。

(2) 免疫异常时膀胱癌对免疫系统的逃逸机制。

① 抗原提呈缺陷：膀胱癌肿瘤细胞可能会减少或改变其表面抗原的表达，使免疫系统难以识别，从而逃避机体的免疫监视。例如，肿瘤细胞可以下调 MHC-Ⅰ类分子的表达，减少抗原提呈，使 CTL 难以识别肿瘤细胞，从而逃避 $CD8^{+}$T 细胞的识别。

② 免疫抑制微环境：膀胱癌肿瘤细胞可分泌多种免疫抑制因子，如 TGF-β、IL-10、VEGF、IDO 等，这些因子可以抑制 T 细胞、NK 细胞等免疫细胞的活性，促进调节性 T 细胞的产生和增殖，从而营造一个有利于肿瘤生长和免疫逃逸的微环境。此外，肿瘤相关巨噬细胞在肿瘤微环境中也可被极化为具有免疫抑制功能的 M_2 型巨噬细胞，促进肿瘤血管生成、免疫抑制和肿瘤细胞的迁移与侵袭。

③ 免疫检查点分子的作用：膀胱癌肿瘤细胞可表达 PD-L1 等免疫检查点分子，PD-L1 与 T 细胞表面的 PD-1 结合后，可抑制 T 细胞的活化和增殖，使 T 细胞对肿瘤细胞的杀伤作用减弱，导致肿瘤细胞逃避免疫攻击。

④ 代谢竞争：肿瘤细胞大量消耗葡萄糖和色氨酸，导致 T 细胞能量耗竭及功能抑制。

(3) 免疫治疗在膀胱癌中的应用。

① 卡介苗（BCG）膀胱灌注治疗：卡介苗是一种减毒活疫苗，将其灌注到膀胱内，可以激活 TLR2/4 信号，招募巨噬细胞、中性粒细胞，并促进 Th1 型免疫应答（IFN-γ、IL-12），诱导免疫细胞释放细胞因子，如 IFN-γ 等，增强免疫细胞对膀胱癌肿瘤细胞的识别和杀伤作用，是治疗非肌层浸润性膀胱癌的重要方法之一。该方法适应于非肌层浸润性膀胱癌（NMIBC）的标准疗法，降低复发率 40%～70%。此外，IFN-α 联合 BCG 治疗可增强抗肿瘤免疫，尤其对 BCG 无应答患者效果显著。

② 免疫检查点抑制药治疗：通过使用针对 PD-1/PD-L1 等免疫检查点的抑制药，如帕博利珠单抗、阿替利珠单抗等，阻断 PD-1/PD-L1 信号通路，解除肿瘤细胞对免疫系统的抑制，使 T 细胞重新恢复对肿瘤细胞的杀伤能力，从而达到治疗膀胱癌的目的，尤其是对于晚期膀胱癌患者，免疫检查点抑制药已成为重要的治疗手段之一。

③ 过继性细胞免疫治疗：是将体外培养和激活的具有抗肿瘤活性的免疫细胞，如 CIK 细胞、CAR-T 细胞等回输到患者体内，直接杀伤膀胱癌肿瘤细胞。

④ 新型免疫疗法探索：抗体－药物偶联物（如 Enfortumab Vedotin）联合免疫治疗，可增强肿瘤细胞杀伤。此外，基于新抗原的个性化癌症疫苗也可激活特异性 T 细胞反应。

三、膀胱疾病的自检自查

膀胱疾病的自检自查是早期发现潜在问题的重要手段，尤其对于排尿异常、血尿等症状需保持警惕。可以通过观察症状来进行。例如，出现尿频、尿急、尿痛等症状时，可能是膀胱病变刺激膀胱三角区引起，应引起重视。若自觉排尿时比较费力、不能排出尿液，或是改变体位才可排尿，以及尿液发红等，可能是膀胱疾病引起，需就医处理。此外，若下腹部受到外伤后出现疼痛、压痛及肌紧张，或体表伤口、肛门、阴道出现漏尿等情况，也可能与膀胱疾病有关，建议及时就医。需要注意的是，这些症状也可能与其他泌尿系统疾病或妇科疾病有关，自我检查不能替代专业医生的诊断。

（一）观察症状

1. 排尿异常

(1) 尿频：正常成人白天排尿 4～6 次，夜间 0～2 次，若排尿次数明显增多，可能是膀胱疾病的表现，如膀胱炎、膀胱结石等可刺激膀胱黏膜，导致尿频。

(2) 尿急：有尿意时迫不及待需要排尿，难以控制，常与尿频同时出现，可见于急性膀胱炎等疾病。

(3) 尿痛：排尿时尿道或伴耻骨上区、会阴部位疼痛，疼痛程度有轻有重，常为烧灼感，重者痛如刀割，可能由膀胱感染、结石等引起。

(4) 尿失禁：尿液不自主地流出，可能是由于膀胱括约肌功能障碍、神经源性膀胱等原因导致。

(5) 尿潴留：有尿意但无法正常排出尿液，下腹部可出现胀满不适，常由膀胱出口梗阻、神经源性膀胱等引起。

2. 尿液异常

(1) 血尿：肉眼可见尿液呈红色或洗肉水样，或显微镜下可见红细胞增多，可能是膀胱肿瘤、膀胱炎、膀胱结石等疾病所致。

(2) 尿液浑浊：尿液外观浑浊，可能伴有絮状物或沉淀物，可能是由于感染、结晶、乳糜尿等原因，如膀胱感染时，细菌、白细胞等可使尿液变浑浊。

3. 疼痛

(1) 下腹部疼痛：膀胱位于下腹部，当膀胱有炎症、结石或肿瘤等病变时，常可出现下腹部隐痛、胀痛或剧痛，疼痛可能在排尿时加重，也可能持续存在。

(2) 会阴部疼痛：部分膀胱疾病可能会引起会阴部的牵涉痛，如慢性膀胱炎有时可导致会阴部坠胀、疼痛。

（二）居家自检

1. 触诊

排空膀胱后，仰卧在床上，双腿屈曲，放松腹部，用双手自耻骨联合上方开始，向脐部方向触摸，检查下腹部有无肿块、压痛。若能触及肿块，可能是膀胱肿瘤、膀胱结石合并膀胱憩室等；若有压痛，可能提示膀胱炎等炎症。

2. 观察生活习惯与相关症状的关联

(1) 饮水与排尿关系：观察饮水量与排尿量、排尿次数的关系。如果饮水正常但排尿明显减少，可能提示存在尿路梗阻或肾功能异常等影响尿液排出；若大量饮水后很快出现尿频、尿急等症状，可能膀胱的储尿功能有问题。

(2) 与饮食的关系：某些食物或饮料可能诱发膀胱症状，如摄入辛辣食物、酒精后尿频、尿急等症状加重，可能与膀胱黏膜敏感有关，常见于间质性膀胱炎等疾病。

(3) 与运动的关系：剧烈运动后出现血尿或下腹部疼痛，可能与膀胱结石活动刺激膀胱黏膜或膀胱过度活动有关。

3. 尿液初步检测

(1) 试纸自检：购买尿常规试纸，检测潜血、白细胞、亚硝酸盐等指标（注意晨尿检测更准确）。

(2) 记录排尿日记：连续 3 天记录排尿时间、尿量、伴随症状，帮助发现异常规律。

（三）重点人群需加强自查

1. 高危人群

长期吸烟者（膀胱癌风险升高 3 倍）；反复尿路感染或结石病史者；长期接触化工染料（如苯胺）的职业暴露人群。

2. 特殊症状警惕

无痛性血尿是膀胱癌的典型表现，即使仅一次也需就医；尿失禁突然加重可能因神经源性膀胱或肿瘤压迫。

四、膀胱疾病的自我保健与养护

膀胱疾病的自我保健与养护需结合饮食、生活习惯、疾病管理等多方面进行综合干预，以维护膀胱功能并预防病情进展。

（一）饮食管理

1. 保证充足水分摄入

每天饮用 1500～2000ml 的水，充足的水分摄入可以增加尿液生成，起到自然冲洗膀胱的作用，有助于减少细菌在膀胱内滋生繁殖，降低膀胱炎等感染性疾病的发生风险，也能减少尿液中有害物质对膀胱黏膜的刺激。

2. 均衡饮食

多吃富含维生素 C、维生素 E 和胡萝卜素等抗氧化物质的新鲜蔬菜和水果，如橙子、柠檬、菠菜、西兰花等，有助于增强身体免疫力，保护膀胱黏膜。同时，适量摄入富含膳食纤维的食物，如全麦面包、燕麦、豆类等，保持大便通畅，避免便秘对膀胱造成压迫。

3. 避免刺激性食物

减少食用辛辣、油腻、生冷等刺激性食物，如辣椒、油炸食品、冰淇淋等，这些食物可能会刺激膀胱黏膜，加重膀胱不适症状，对于患有膀胱炎、膀胱过度活动症等疾病的人来说，尤其要注意。此外，应限制咖啡和酒精的摄入，它们有利尿作用，可能会导致尿频，还可能刺激膀胱，增加膀胱疾病的发作风险。

（二）生活习惯

1. 规律排尿

养成定时排尿的习惯，不要憋尿，一般每 2～3 小时排尿一次为宜。憋尿会使膀胱过度充盈，膀胱内压力升高，影响膀胱的正常功能，还容易导致细菌逆行感染，引发膀胱炎、肾盂肾炎等疾病。

2. 注意个人卫生

女性在排尿后应从前向后擦拭，避免将肛门周围的细菌带到尿道，引发泌尿系统感染。勤换内裤，选择棉质、宽松、透气的内裤，保持会阴部清洁干燥。性生活前后，男女双方都应注意清洗外生殖器，避免细菌感染，女性在性生活后最好能及时排尿，以冲洗尿道，减少细菌在尿道和膀胱内停留的机会。

3. 保证充足睡眠

每晚保证 7～8 小时的高质量睡眠，良好的睡眠有助于身体恢复和免疫系统的正常运转，增强身体抵抗力，对预防和恢复膀胱疾病都有帮助。

（三）运动与保健

1. 适度运动

进行适量的有氧运动，如散步、慢跑、游泳等，可以增强体质，提高机体免疫力，促进血液循环，有助于膀胱的健康。但要避免过度运动和长时间骑自行车等可能会对膀胱造成压迫的运动。

2. 盆底肌训练

对于女性来说，尤其是产后或绝经后的女性，盆底肌功能可能会有所下降，容易出现膀胱脱垂、尿失禁等问题。可以进行凯格尔运动，即收缩肛门和阴道周围的肌肉，每次收缩持续 3～5 秒，然后放松，重复进行，每天进行 3 组，每组 10～15 次，有助于增强盆底肌力量，预防膀胱疾病。

3. 腹部保暖

注意腹部的保暖，尤其是在寒冷的季节或空调环境中，可适当增添衣物，避免腹部受寒。寒冷可能会导致膀胱肌肉收缩功能紊乱，引起尿频、尿急等症状，对于患有膀胱过度活动症等疾病的人来说，保暖尤为重要。

（四）疾病管理与药物安全

1. 控制基础疾病

(1) 糖尿病：维持血糖稳定（空腹＜7mmol/L，餐后＜10mmol/L），高血糖易致神经源性膀胱。

(2) 高血压：目标血压＜130/80mmHg，优选 ACEI/ARB 类保护肾功能。

2. 谨慎用药

(1) 避免肾毒性药物：如非甾体抗炎药（布洛芬）、氨基糖苷类抗生素（庆大霉素）。

(2) 规范使用抗生素：尿路感染时遵医嘱足疗程用药，避免耐药性。

3. 膀胱训练（针对尿频、尿急）

逐渐延长排尿间隔时间，从每小时排尿延长至每 2～3 小时，重建膀胱容量感知。

（五）特殊疾病的针对性养护

1. 间质性膀胱炎

(1) 低酸性饮食：避免咖啡、酒精、碳酸饮料及高维生素 C 食物。

(2) 膀胱灌注治疗：透明质酸钠或二甲亚砜（DMSO）修复黏膜屏障，需在医院操作。

2. 膀胱过度活动症（OAB）

(1) 行为疗法：记录排尿日记，结合生物反馈训练。

(2) 药物辅助：M 受体拮抗药（如索利那新）减少膀胱无抑制收缩，但需注意口干、便秘的不良反应。

3. 术后或放疗后膀胱护理

(1) 预防感染：膀胱手术后定期冲洗，避免留置导尿管时间过长。

(2) 缓解放射性膀胱炎：多饮水 + 膀胱灌注硫糖铝保护黏膜。

（六）心理调节与压力管理

1. 减轻焦虑

尿频、尿失禁易引发社交焦虑，可通过正念冥想、深呼吸练习缓解紧张。

2. 睡眠优化

保持规律作息，夜间少饮水；夜尿频繁者可抬高中午睡眠时间补足休息。

（七）定期监测与就医指征

1. 自查项目

(1) 尿常规：每 3～6 个月检查一次，关注潜血、白细胞、尿蛋白。

(2) 膀胱超声：高危人群（如长期吸烟者）每年一次，筛查肿瘤或结石。

2. 紧急就医信号

无痛性肉眼血尿、突发尿闭（无尿）、剧烈腰痛伴发热（警惕肾盂肾炎或结石嵌顿）。

第 10 章　肝脏与免疫

肝脏既是人体重要的消化器官，也是重要的免疫器官之一。它通过独特的解剖结构和免疫网络，既能发挥消化、代谢、解毒作用，又能在局部和全身免疫防御、免疫耐受及炎症调控中发挥关键作用。肝脏包含多种免疫细胞，如肝脏巨噬细胞、自然杀伤细胞、γδT 细胞、NKT 细胞、树突状细胞等。这些细胞能够识别和清除进入机体的病原体和体内的异常细胞，从而保护身体免受感染和疾病的侵害。此外，肝脏还能够产生多种细胞因子和补体，在调节免疫应答、促进炎症反应、清除病原体、增强免疫防御方面发挥积极的作用。

肝脏在免疫系统中的另一个重要作用是维持免疫耐受，防止对自身组织的攻击。肝脏通过调节免疫细胞的活性，确保免疫反应的平衡，防止过度活跃引发自身免疫病。

因此，肝脏是进行免疫防御与免疫耐受的重要器官。当肝脏受到损害时，如病毒感染、酒精及药物中毒等，其免疫功能会受到影响，进而导致机体的免疫功能下降，增加感染性疾病、自身免疫病或肿瘤发生的可能性。可见，保护肝脏健康对于维持良好的免疫力至关重要。

一、肝脏概述

（一）肝脏的位置

肝脏是人体最大的实质性器官，位于人体的右上腹部。肝脏上方紧贴膈肌下部，与右肺底部相邻；下方与胃、十二指肠、右肾、胆囊等器官相邻；左侧与左叶延伸至左上腹，靠近胃和食管；右侧肝叶占据右上腹大部分空间。肝脏的大部分被肋骨弓所覆盖，仅在上腹区、右肋弓间露出并直接接触腹前壁。从体表投影看，肝上界与膈穹窿一致，肝下缘与右肋弓相一致，起自肋弓最低点，沿右肋弓下缘左上行，至第 8 肋、第 9 肋软骨结合处离开肋弓，斜向左上方，至前正中线，延伸至左侧季肋区。肝脏的位置相对固定，但由于肝脏质地柔软，受到暴力冲击后容易损伤，出现肝脏破裂出血等情况。

（二）肝脏的结构

1. 整体形态

肝脏呈不规则楔形，暗红色，质地柔软。其左右径约为 258mm，前后径约为 58mm，上下径约为 152mm。成年人的肝脏重量 1.2～1.5kg。肝脏由镰状韧带分隔为左、右两叶。右叶较大，位于右季肋区和腹上区；左叶较小，位于左季肋区。

2. 肝脏表面

肝脏有膈面和脏面两面，以及前、后、左、右四缘。膈面膨隆，与膈相邻；脏面凹凸不平，与胃、十二指肠、胆囊、结肠等相邻。从脏面看，肝脏包含肝方叶和肝尾叶。肝方叶在解剖学上属于肝右叶，外观大致呈方形，位于肝门前，处于肝圆韧带裂与胆囊窝之间，含有重要的肝门结构，如胆管、肝动脉和肝门静脉等。肝尾叶因其狭长形态类似“尾巴”而得名，位于肝脏背面，肝门之后，静脉韧带裂与腔静脉沟之间，以半环状包绕肝后下腔静脉。

3. 肝脏内部

根据Couinaud分段法，肝脏内部可以被划分为1～8段。1段为尾状叶，2段为左外叶上段，3段为左外叶下段，4段为左内叶，5段为右前叶下段，6段为右后叶下段，7段为右后叶上段，8段为右前叶上段。

4. 肝门

肝门位于肝脏下方中央的脏面中部，形似横裂的门，是肝管、肝动脉、门静脉、淋巴管和神经出入肝的门户和通道。

5. 肝小叶

从微观角度看，肝脏由约100万个肝小叶构成，因此肝小叶被认为是肝脏结构和功能的基本单位。每个肝小叶呈六边形柱状结构呈多角棱柱体。肝小叶中央有一条中央静脉，肝细胞以中央静脉为中心呈放射状排列。

6. 血管系统

肝脏有独特的双重血液供应，即门静脉和肝动脉。门静脉占肝脏血流量的75%，负责输送来自肠道的含有营养物质和毒素的血液至肝细胞进行代谢和解毒；肝动脉占肝脏血流量的25%，负责输送富含氧气的血液，维持肝细胞活性。

7. 其他结构

肝脏表面被腹膜覆盖，其在腹壁和邻近结构上的反折决定了肝脏的韧带，如冠状韧带、镰状韧带等。这些韧带对肝脏的固定和位置维持具有重要作用。

（三）肝脏的功能

1. 消化功能

肝脏是人体最大的消化器官，是消化系统中不可或缺的一环。其消化功能主要体现在分泌胆汁和营养物质代谢两个方面。

(1) 分泌胆汁：胆汁的主要成分是水、胆汁酸、胆固醇、胆色素、电解质等。肝脏每天能分泌600～1000ml的胆汁，这些胆汁经过肝内胆管到达肝总管，再经过胆囊管储存于胆囊。进食后，食物到达胃和十二指肠，胆汁再通过胆囊经过胆总管到达十二指肠，作为消化液消化食物。胆汁中不含消化酶，但它对脂肪有乳化作用，能将大的脂肪颗粒乳化为小的脂肪微粒，从而促进脂肪的消化；同时，胆汁还能促进脂溶性维生素的吸收；此外，胆汁呈弱碱性，进入十二指肠后可中和胃酸，保护肠黏膜；最后，胆汁中的胆红素（红细胞分解产物）通过胆汁排入肠道，帮助形成粪便并随粪便排出。

(2) 营养物质的代谢与转化：肝脏是糖类、脂肪、蛋白质等营养物质代谢的核心器官，直接影响消化吸收后的利用。首先，肝脏可进行糖代谢，通过将多余肝糖原或非糖物质(氨基酸、甘油等) 分解为葡萄糖并释放入血，以此维持血糖稳定。其次，肝脏可进行脂肪代谢，通过合成胆固醇、磷脂，并分泌极低密度脂蛋白将脂肪运输至全身。再次，肝脏可进行蛋白质代谢，通过将氨基酸转化为尿素（经肾脏排泄）避免人体氨中毒。

2. *解毒功能*

肝脏的解毒作用主要体现在对体内和体外摄入的有毒物质进行生物转化和代谢，从而减轻或消除其对机体的毒害。这些毒性物质可以是来自体内各器官代谢产生的废物，如细胞排泄物、血氨等，也可以是来自体外摄入的异物，如细菌、药物、食品添加剂等。具体来说，肝脏通过其丰富的内质网酶系统（细胞色素 P_{450} 酶系统），对脂溶性较强的有毒物质进行氧化、还原、水解和结合等化学反应，降低其毒性并增强其水溶性，最终通过体液循环和泌尿系统排出体外。肝脏通过其解毒作用，保护机体免受毒性物质的损害。如果肝功能受损，其解毒作用可能会受到影响，导致体内毒素积累，进而引发各种健康问题。

3. *免疫功能*

肝脏不仅是代谢和解毒的核心器官，更是人体重要的免疫屏障，在抵御病原体、维持免疫耐受和调控全身炎症反应中发挥关键作用。其免疫功能主要体现在以下几个方面。

(1) 清除病原体：肝脏中含有大量巨噬细胞、树突状细胞、淋巴细胞、NK 细胞和 NKT 细胞等免疫细胞，这些细胞能够识别和清除入侵机体的病原体和异常细胞。能够清除、过滤血液中的异物、细菌、染料及其他颗粒物质。例如，巨噬细胞可高效清除来自血液中的细菌产物（如内毒素），防止全身败血症感染；NK 细胞和 NKT 细胞可快速识别并杀伤肝炎病毒（HBV 和 HCV 等）感染的肝细胞；肝脏还能合成产生多种细胞因子、白蛋白和补体（C3、C4）等，通过直接溶解病原体或标记其供巨噬细胞吞噬等，参与机体的免疫应答。此外，肝血窦的慢血流和内皮细胞间隙还可增强病原体与免疫细胞的接触机会。

(2) 免疫调节：肝脏微环境可促进 Treg 细胞分化，有效抑制杀伤性 T 细胞的过度激活，防止自身免疫病发生。此外，肝内树突状细胞和巨噬细胞还可诱导杀伤性 T 淋巴细胞过度激活或凋亡，以此诱导免疫耐受性，是机体的一种免疫保护机制。

二、肝脏疾病与免疫系统的关系

肝脏是人体重要的代谢和解毒器官，同时也在免疫系统中发挥重要作用。肝脏疾病(肝炎、肝硬化、肝癌等)，会影响肝脏的正常功能，进而对免疫系统产生不良影响。另外，免疫系统的紊乱也可能引发肝脏疾病。例如，自身免疫性肝病就是由于自身免疫功能的紊乱，导致肝脏发生免疫性病变的一类疾病。此外，某些病毒感染（乙型肝炎病毒），不仅直接损害肝脏细胞，还可能通过影响免疫细胞的功能，进一步加剧肝脏疾病的发展。因此，肝脏疾病与免疫系统之间存在相互影响的复杂关系。本部分重点从常见肝脏疾病与免疫系统的关系及免疫系统异常导致肝脏疾病两方面探讨肝脏疾病与免疫系统的关系。

（一）肝脏常见疾病与免疫的关系

肝脏常见疾病中以肝癌最为严重，其发生发展大致经历四个阶段：肝炎、肝纤维化、肝硬化、肝癌。

1. 肝炎

肝炎是肝脏炎症的统称，可由多种致病因素引起，如病毒、细菌、寄生虫、毒性物质、药物、酒精、自身免疫因素等。这些因素会导致肝细胞受到破坏和肝脏炎症反应，进而引发肝功能受损，从而引起一系列不适症状及肝功能指标异常。

(1) 肝炎发病过程遵循以下共同的病理过程。

① 肝细胞损伤：致病因素直接破坏肝脏细胞，导致细胞膜破裂，转氨酶释放入血，引起血液中转氨酶含量上升。

② 炎症反应：肝脏区域的巨噬细胞被激活，通过释放 TNF-α、IL-6 等炎症因子继续活化中性粒细胞，后者持续浸润肝脏区域以杀伤和清除致病因素，进一步加重肝损伤。

③ 肝细胞再生与纤维化：肝星状细胞被激活并发生胶原沉积，若持续进展则导致肝硬化。

(2) 肝炎的典型症状：包括疲劳、黄疸（皮肤、巩膜黄染）、食欲减退、恶心呕吐、厌油腻、腹胀及肝区疼痛等。若不及时控制，可能进展为肝纤维化、肝硬化甚至肝癌。预防肝炎的关键在于保持良好的生活习惯，如接种疫苗、避免不洁饮食、限制饮酒等。

(3) 肝炎的类型分为以下情况。

① 病毒性肝炎：是由多种肝炎病毒引起的以肝脏损害为主的传染病。根据病毒类型分为甲型肝炎病毒（HAV）、乙型肝炎病毒（HBV）、丙型肝炎病毒（HCV）、丁型肝炎病毒（HDV）和戊型肝炎病毒（HEV）。这些病毒通过不同的传播途径感染人体，如 HAV 和 HEV 主要通过消化道传播，而 HBV 和 HCV 则主要通过血液、体液、母婴等途径传播。其中，HAV、HBV、HCV 是我国最常见的导致肝炎的病毒类型，是引起肝硬化和肝癌的主要病因之一。

• 甲型病毒性肝炎（甲肝）：是由甲型肝炎病毒感染引起的急性自限性肝脏传染病，重症病例可能导致急性肝衰竭。该病通过粪－口途径传播，即食用或饮用被甲肝病毒污染的食物或水而感染。甲肝的症状通常包括疲乏、食欲减退、恶心、呕吐、肝区疼痛、黄疸（皮肤和巩膜黄染）等。病程具有自限性，大多数患者能在 2～4 个月内康复，并且预后良好。少数患者可能会出现重症肝炎，但较为罕见。甲肝的平均潜伏期为 28 天，发病的典型症状包含三个时期。前驱期，表现为发热、乏力、食欲减退、恶心、呕吐、关节痛；黄疸期（持续 1～3 周），表现为皮肤 / 巩膜黄染、尿色加深（浓茶色）、灰白色便；恢复期，表现为症状逐渐消退，肝功能恢复正常（通常需数周至数月）。

• 乙型病毒性肝炎（乙肝）：是由乙型肝炎病毒感染引起的以肝脏病变为主的传染病。HBV 是一种肝靶向 DNA 病毒，主要存在于肝细胞内。该病毒通过损伤肝细胞，引起肝脏炎症、坏死、纤维化，甚至发展为肝硬化，最终可发展为肝癌。乙肝的传播途径主要包括母婴传播、血液传播（如不安全注射、共用针具等）和性接触传播。乙肝可分为急性乙肝和慢性乙肝。90%的急性乙肝患者可自愈。而慢性乙肝是指持续感染超过 6 个月以上，导致肝脏发生不同程度炎症坏死或肝纤维化的慢性疾病。其在不同患者中表现不一，分为慢性乙肝携带者、慢性活动性乙型肝炎和乙肝肝硬化等。慢性乙肝的治疗目标是最大限度地长期抑制 HBV，减轻肝细胞炎症坏死及肝纤维化，从而改善肝功能，延缓和减少肝脏失代偿、肝硬化、肝癌及其并发症的发生。

• 丙型病毒性肝炎（丙肝）：是由丙型肝炎病毒感染引起的病毒性肝炎，以高慢性化率和隐匿性进展为特征，是导致肝硬化、肝癌的重要病因之一。该病主要经输血、针刺、吸毒、母婴等途径传播，可分为急性丙型肝炎和慢性丙型肝炎。丙型病毒性肝炎的症状相对不明显，多数患者无明显症状，表现为隐匿性感染。部分患者可能有全身乏力、食欲下降、恶心、腹胀、肝区痛等消化系统症状，少数患者可出现黄疸。丙肝的病程进展可分为急性感染期、慢性感染期、肝硬化期和肝癌期。由于丙型病毒性肝炎有很多人都会转化为慢性丙型肝炎，并且慢性丙型肝炎转化为肝硬化和肝癌的概率比较高，因此丙型病毒性肝炎的治疗目标是清除丙型肝炎病毒，获得治愈。目前丙型病毒性肝炎的治愈率非常高。

• 病毒性肝炎与免疫系统的关系：免疫应答在病毒清除、肝细胞损伤、疾病慢性化进展中起重要作用。一方面，在肝炎病毒的感染过程中，免疫系统会对病毒进行识别和攻击，感染早期，激活的 NK 细胞通过分泌 IFN-γ 和穿孔素控制病毒扩散；感染中期，激活的 $CD8^{+}T$ 细胞特异性地杀伤和强效清除病毒；感染后期，激活的 B 淋巴细胞通过分泌特异性抗体，对感染细胞的病毒进行中和，整个免疫应答过程中均会引起肝脏的炎症反应。另一方面，过度或不当的免疫应答也可能加重肝细胞损伤，进一步损害肝功能（如过度炎症反应导致肝细胞坏死，即急性重型肝炎）。在识别和应答病毒过程中，一方面肝脏细胞可对正常激活的免疫细胞产生免疫耐受，从而防止免疫细胞对自身肝细胞进行攻击；另一方面，T、B 淋巴细胞具有免疫记忆机制，因此可长期有效地对肝脏进行保护（如甲肝、乙肝疫苗）。然而，随着时间的延长，病毒颗粒（如 HBV、HCV）也具有了逃避免疫监视的能力，同时记忆性 T、B 细胞出现免疫耗竭，从而导致病毒可绕开免疫系统对肝脏进行长期感染。不同类型的肝炎病毒（HAV、HBV、HCV 等）与宿主免疫系统的相互作用和影响也有所不同，直接影响感染结局（表 10–1）。

此外，肝炎病毒的感染也可能对免疫系统产生影响，导致免疫功能低下或紊乱。例如，在肝炎病毒感染初期，免疫系统可能无法完全清除病毒，随着病情发展，免疫系统逐渐适应病毒并开始产生抗体来对抗病毒。在这个过程中，患者的免疫力可能会有所下降。

② 中毒性肝炎：是由化学毒物（磷、砷、四氯化碳等）、药物或生物毒素所引起的肝炎或所致的肝脏病变。其症状包括食欲减退、恶心、呕吐、腹痛、肝大、血清转氨酶增高，严重者甚至会出现急性重型肝炎。慢性中毒性肝炎则起病隐匿，症状不明显，表现类似慢性病毒性肝炎。根据致病因素不同，中毒性肝炎可分为药物性肝损伤和化学毒物性

表 10-1　不同类型的肝炎病毒的特征

特　征	甲型肝炎病毒（HAV）	乙型肝炎病毒（HBV）	丙型肝炎病毒（HCV）
病毒特性	RNA 病毒，无包膜，稳定性强	DNA 病毒，含 HBsAg 包膜，整合宿主基因组	RNA 病毒，高变异率，包膜糖蛋白易变异
免疫清除效率	强效且完全（终身免疫）	部分清除（5%~10% 慢性化）	极低清除（55%~85% 慢性化）
核心免疫机制	Th1 型应答主导，$CD8^+T$ 细胞清除病毒	$CD8^+T$ 细胞应答不足导致慢性化	高变异逃逸 T/B 细胞识别
	抗体（IgG）持久保护	HBeAg 诱导免疫耐受	抑制 IFN 信号通路
肝损伤机制	免疫介导（T 细胞攻击感染细胞）	免疫介导（CTL 杀伤）+ 病毒直接损伤（cccDNA）	免疫介导（慢性炎症）+ 病毒直接促纤维化
疫苗与免疫预防	灭活疫苗有效（终身免疫）	重组疫苗有效（需 3 剂，抗 -HBs＞10mU/ml）	无疫苗（病毒高变异）

肝炎。

• 药物性肝损伤：常见的能引起肝脏损伤的药物有对乙酰氨基酚、抗结核药、抗生素和中草药。其作用机制往往与直接肝毒性（剂量依赖性）、代谢异常（CYP_{450} 酶系激活毒性中间产物）、免疫过敏反应（特异质反应）有关。例如，过量对乙酰氨基酚在肝脏中可代谢为 N- 乙酰对苯醌亚胺，后者通过耗竭谷胱甘肽引起肝细胞坏死。患者常见症状为乏力、恶心、呕吐、右上腹痛、黄疸、深色尿。重症表现有意识模糊（肝性脑病）、出血倾向（凝血障碍）、腹水。病理特征表现为中央静脉周围肝细胞坏死、肝衰竭甚至肝癌。

• 化学毒物性肝炎：常见的能引起肝炎的药物有酒精、四氯化碳、黄曲霉素及重金属。其作用机制与脂质过氧化损伤细胞膜、抑制蛋白质合成、DNA 烷基化致突变致癌有关。例如，短时间内过量饮酒会导致乙醇在肝脏中降解为乙醛，后者诱导肝脏细胞中脂质过氧化、线粒体损伤和脂肪变性，从而引发肝脏炎症。患者可表现出肝掌、蜘蛛痣、男性乳房发育（雌激素灭活及减少）、无症状性 ALT 升高，超声示肝脂肪变性等症状，严重时可引起胰腺炎、周围神经病变和心肌病。

• 中毒性肝炎与免疫的关系：中毒性肝炎与免疫系统的关系复杂且多面，免疫应答可参与肝损伤的启动与炎症的加重，也可在修复过程中发挥作用。根据致病物质的不同，免疫应答参与中毒性肝炎的方式包括固有免疫应答介导的肝损伤和适应性免疫应答介导的肝损伤。

固有免疫应答介导的肝损伤：化学毒物或药物代谢产物通过直接破坏肝细胞、释放损伤相关模式分子，进而激活固有免疫应答。例如，过量对乙酰氨基酚引起肝细胞内线粒体功能障碍，导致受损肝细胞释放活性氧成分、细胞色素 C、NLRP3 炎症小体及 IL-1β。IL-1β 可活化巨噬细胞，使后者吞噬坏死细胞碎片并分泌 TNF-α 和 IL-6 以招募中性粒细胞，中性粒细胞进一步释放过氧化物酶体和弹性蛋白酶体，从而加重炎症反应。

适应性免疫应答介导的肝损伤：药物代谢产物作为半抗原与肝蛋白结合，从而形成新抗原并激活树突状细胞，DC 细胞捕获新抗原并将其提呈给 $CD4^+T$ 细胞和 $CD8^+T$ 细胞，启动适应性免疫应答。$CD4^+T$ 细胞通过分泌 IFN-γ 诱导 Th1/Th17 细胞分化，从而促进炎症反应；$CD8^+T$ 细胞通过分泌穿孔素、颗粒酶杀伤受损的肝细胞。

此外，自然杀伤 T 细胞和补体系统也进一步参与了炎症反应。有关不同类型免疫细胞在中毒性肝炎中的作用见表 10–2。

表 10–2　不同类型免疫细胞在中毒性肝炎中作用机制

免疫组分	作用机制	代表性毒物 / 疾病
中性粒细胞	释放髓过氧化物酶（MPO）、弹性蛋白酶→加重氧化应激和细胞溶解	酒精性肝炎、对乙酰氨基酚中毒
巨噬细胞	分泌 TNF-α、IL-1β →促进炎症；同时通过吞噬凋亡细胞促进修复	四氯化碳肝损伤、药物性肝损伤
T 细胞	$CD8^+T$ 细胞直接杀伤感染肝细胞；Th17 细胞分泌 IL-17 →招募中性粒细胞	氟氯西林肝损伤（*HLA-B**57：01 相关）
自然杀伤 T 细胞	识别脂类抗原→快速分泌 IFN-γ →增强炎症反应	酒精性肝炎早期炎症
补体系统	补体激活（C3a、C5a）→促进血管渗漏和中性粒细胞趋化	药物诱导的胆汁淤积性肝损伤

③ 感染性肝炎：是指由细菌或寄生虫等病原体引起的肝脏炎症反应。这些病原体会刺激机体产生免疫应答，导致肝细胞损伤和修复过程。感染性肝炎的症状因个体差异而异，但通常包括疲劳、食欲减退、恶心呕吐、腹胀腹泻及黄疸等症状。严重情况下还可能出现发热、关节疼痛、皮肤瘙痒等症状。常见的感染性肝炎包括细菌性肝脓肿、肝结核、肝肉芽肿。

• 细菌性肝脓肿：是指化脓性细菌入侵肝脏，引起肝脏感染而形成脓肿。其典型症状包括寒战、高热、肝区疼痛和肝大。致病菌多为肺炎克雷伯菌、大肠埃希菌、厌氧链球菌、葡萄球菌等。患者免疫功能低下时，细菌容易入侵形成肝脓肿。

• 肝结核：是由于结核分枝杆菌定植于肝脏组织而引起的疾病。根据结核核菌感染肝脏的同时是否伴有肝外结核，可分为原发性和继发性肝结核两种。原发性肝结核非常罕见，而肝结核患者中超过 90% 合并肝外结核病，如肺结核、结核性脑膜炎和肠结核等。肝结核的临床表现缺乏特异性，常见的临床症状有发热、上腹隐痛、消瘦、盗汗及乏力等。

• 肝肉芽肿：是肝脏局部出现的由巨噬细胞聚集形成的结节样病变，通常代表慢性炎症或感染。它是由各种原因导致的巨噬细胞异常增生所引起的局部组织反应。肝肉芽肿的症状取决于其大小和性质，可能包括右上腹不适、发热、黄疸等。

感染性肝炎与免疫的关系涵盖病原体入侵、免疫应答及肝损伤的复杂相互作用。细菌性病原体（如大肠杆菌、金黄色葡萄球菌、结核分枝杆菌等）在感染干细胞的同时可诱导中性粒细胞浸润，从而在局部形成肝脓肿，激活的中性粒细胞通过释放 ROS 和蛋白酶破坏肝组织，引起肝细胞表面的 Toll 样受体激活巨噬细胞，后者通过分泌 TNF-α、IL-6 引起肝脏和全身炎症反应。寄生虫（阿米巴虫、血吸虫等）通过虫卵沉积，诱导中性粒细胞浸润，引发 Th2 型免疫应答，导致肝脏局部肉芽肿形成和门静脉纤维化。免疫系统在清除病原体、控制感染进程及介导肝损伤中发挥双重作用（表 10–3）。

表 10–3　免疫系统在感染性肝炎中的保护与致病机制

免疫作用	保护性机制	致病性机制
病原体清除	CTL 杀伤感染细胞，抗体中和病毒	过度炎症导致肝坏死（如 HBV 急性重症肝炎）
免疫调节	Treg 细胞抑制过度反应，促进修复	免疫抑制（如 HCV 慢性感染）→病毒持续复制
纤维化调控	M_2 型巨噬细胞分泌 IL-10 抑制纤维化	M_1 型巨噬细胞激活肝星状细胞→胶原沉积

2. 肝纤维化

肝纤维化是指在各种损伤因素导致肝脏发炎的基础上，由于细胞外基质过度沉积引起的一种瘢痕修复反应，是肝星状细胞活化及纤维生成 – 降解的失衡。病理特征为肝细胞水肿、细胞变性坏死、纤维组织增生、汇管区扩大、纤维间隔形成假小叶，严重进展期会表现为门静脉高压、脾大、腹水、食管静脉曲张、肝功能减退。早期纤维化可逆，晚期纤维化不可逆。如果肝纤维化持续发展，则可向肝硬化和肝癌进展。肝纤维化早期症状可能不明显，随着病情进展，患者会出现消化系统紊乱、肝区疼痛与不适、黄疸、出血等症状，严重进展期出现黄疸、肝掌、蜘蛛痣及肝性脑病、肝肾综合征等相关并发症。

肝纤维化的发生和进展与免疫系统关系密切。其主要机制可分为三步：①炎症因子 TGF-β_1（最强促纤维化因子）、PDGF、TNF-α 等刺激肝星状细胞活化，后者通过产生 ROS 激活细胞内 NF-κB 炎症通路，进而分泌大量胶原蛋白（Ⅰ型、Ⅲ型为主），导致细胞外基质改变并损伤肝细胞；②活化的肝星状细胞诱导 DAMP（如 HMGB1）、α-SMA、胶原、TIMP 释放，并进一步诱导巨噬细胞活化；③活化的巨噬细胞在吞噬坏死细胞碎片的同时，进一步分泌 TGF-β_1，上调胶原合成纤维生成 – 降解失衡，放大纤维化信号。

3. 肝硬化

肝硬化是一种慢性、进行性的肝脏疾病，主要特征为肝脏弥漫性纤维化、假小叶形成和肝内外血管增殖。它是由于肝炎、肝纤维化等因素长期得不到缓解而导致的慢性、进行性、弥漫性的肝脏终末状态。肝硬化患者可能会出现多种症状，如出血倾向、肝掌、蜘蛛痣、黄疸等。肝硬化分为代偿期和失代偿期两个阶段，失代偿期可能出现腹水、脾功能亢进、贫血、食管胃底静脉曲张等严重症状。

免疫介导的炎症机制在肝硬化的发病机制中发挥作用，免疫细胞的异常激活和炎症反应会促进肝硬化的进展。同时肝硬化和门静脉高压也会导致免疫细胞激活失调和免疫损伤。肝硬化和门静脉高压会导致免疫细胞激活失调和免疫损伤，具体表现为免疫系统的细胞数量减少或功能障碍（T 淋巴细胞活性受抑制、数量减少，细胞因子合成和分泌受影响），进而使 B 淋巴细胞不能有效活化，导致细胞免疫功能降低。这种免疫系统的受损状态被称为肝硬化相关免疫功能障碍。此外，肝硬化还会引起全身炎症和免疫缺陷等病理生理学状态，进一步影响患者的健康状况。

4. 肝癌

肝癌是指来源于肝细胞和胆管细胞的恶性肿瘤，分为原发性肝癌和继发性肝癌两大类。肝癌是我国常见的高发病率及高致死率癌症之一。肝癌早期常无特异性症状，进展至中晚期症状较多，如肝区疼痛、腹胀、食欲减退、乏力消瘦、进行性肝大或上腹部包块等，部分患者出现低热、黄疸、腹泻、上消化道出血等症状。肝癌是慢性肝炎及肝硬化发展至终末期的表现，肝炎病毒感染、长期大量饮酒、食用被黄曲霉菌污染的食物及接触农药或杀虫剂等都可成为肝癌的诱发因素。

(1) 原发性肝癌：原发性肝癌是指原发灶定位于肝脏的恶性肿瘤，其发生与慢性肝病（病毒性肝炎、肝硬化）密切相关。主要包括原发性肝细胞癌（HCC）、原发性肝内胆管癌和原发性肝内混合癌。其中 HCC 占原发性肝癌的 80% 以上。

① HCC：在病理分型上 HCC 可分为三类。结节型 HCC，单发或多发结节，边界清晰（常见于肝硬化背景）；弥漫型 HCC，全肝弥漫分布，预后差；巨块型 HCC，单发巨大肿块（> 5cm），易破裂出血。

② 肝内胆管癌：在病理分型上可分为两个亚型。大胆管型，沿胆管生长，易侵犯门静脉；小胆管型，形成硬化性肿块，与肝硬化无关。

③ 混合型肝癌：同时具有 HCC 和肝内胆管癌的成分。

(2) 继发性肝癌：也称转移性肝癌，是指原发于其他器官或组织的恶性肿瘤通过血行、淋巴系统或直接侵犯等途径转移到肝脏而形成的肿瘤。其常见病因包括结直肠癌、胃癌、乳腺癌、胰腺癌、肺癌等恶性肿瘤的肝转移。继发性肝癌的临床表现多样，可能包括肝区疼痛、肝肥大、黄疸、肝腹水、恶病质等。

(3) 肝癌与免疫系统的关系：肝癌与免疫系统的关系是当前肿瘤研究的热点，涉及免疫监视逃逸、肿瘤微环境调控及免疫治疗策略等。在肝癌的发生及进展方面，免疫系统常表现抑制状态，使得癌细胞得以逃避免疫攻击，如肝癌细胞可以通过表达免疫抑制分子 PD-L1，抑制 T 细胞的活性，或者通过肝癌微环境中的免疫抑制细胞来抑制免疫细胞的功能。免疫系统的抑制不仅有助于肝癌的发生，还与肝癌的进展和转移密切相关。在肝癌的治疗方面，免疫检查点抑制药等免疫治疗方法通过抑制免疫检查点分子，激活 T 细胞的抗肿瘤活性，从而发挥治疗作用。

① 肝癌的发生与免疫系统的关系：致癌因素（如 HBV/HCV 感染）引起的肝脏慢性炎症会

出现一定概率的 DNA 损伤，当损伤累积到一定程度就会诱导正常肝细胞发生癌变。正常情况下免疫系统开始激活，活化的 NK 细胞和 $CD8^+$T 细胞识别并杀伤早期肝癌细胞，即清除期；在免疫系统的压力下，少量低免疫原性的肝癌克隆选择隐藏，以此逃避免疫细胞的攻击，即平衡期；隐匿的肝癌细胞通过分泌 PD-L1、TGF-β 等免疫抑制因子，逐渐削弱机体的免疫监视能力，在适当的条件下实现无限制生长的目的，即逃逸期。在逃逸期，肝癌细胞通过表达 PD-L1 与 T 细胞表面的抑制性受体 PD-1 结合，达到抑制 T 细胞活化的目的。此外，TGF-β、IL-10、VEGF →抑制 DC 成熟，促进 M_2 型巨噬细胞极化。Treg 细胞分泌 IL-10、TGF-β →抑制效应 T 细胞功能。

② 肝癌的免疫治疗策略：通过解析肿瘤免疫逃逸机制并开发针对性的免疫治疗方法（免疫检查点抑制药、免疫细胞治疗等），可显著改善晚期肝癌患者的生存状况。常见的肝癌免疫治疗方案包括免疫检查点抑制药通过人为调节，激活免疫系统，对抗癌症。目前临床上常见的检查点抑制药有 PD-1 单抗、PD-L1 单抗联合 CTLA-4 抗体等。这些药物通过阻断或抑制免疫检查点分子的作用，如 PD-1 与 PD-L1 的结合，恢复 T 细胞的活力并增强其对肿瘤细胞的攻击能力。其中，纳武利尤单抗和帕博利珠单抗属于 PD-1 单抗，用于治疗二线晚期 HCC；阿替利珠单抗联合 + 贝伐单抗属于 PD-L1 联合 CTLA-4 疗法，用于治疗一线 HCC；过继性免疫细胞治疗常见的有 CAR-T 细胞治疗，即将靶向 GPC3 分子（HCC 高表达）的 CAR-T 细胞回输 HCC 患者体内。TIL 疗法，体外扩增肿瘤浸润性淋巴细胞并回输患者体内，可联合 PD-1 抑制药提高疗效。

③ 免疫联合靶向药物治疗：PD-1 抑制药联合仑伐替尼共同干预。

（二）免疫系统异常导致的肝脏疾病

该类疾病的特点是免疫系统异常激活，错误地攻击肝脏细胞或胆管，造成肝脏损伤和炎症。例如，自身免疫性肝炎（autoimmune hepatitis，AIH），患者常表现出与 HLA-DR3、HLA-DR4 等基因相关的遗传易感性，环境因素（如病毒感染、药物）也可能触发。常见症状为急性或慢性肝炎引起的并发症，如疲劳、黄疸、右上腹痛、关节痛。部分患者无症状，仅体检发现肝功能异常。晚期可进展为肝硬化（腹水、肝性脑病）。自身免疫性肝病的早期干预可显著改善预后，但多数患者需终身随访以监测疾病进展及并发症。

三、肝脏疾病的自检自查

《黄帝内经》有云："肝者，将军之官，谋虑出焉。"肝脏好比人体的将军，是主谋虑的，肝脏的气血足，人也显得踏实稳重；肝气血虚，人容易发怒、烦躁。在日常生活中，我们可以通过观察自身的症状、体征，结合实验室检查如血常规、免疫学检查（抗核抗体、抗平滑肌抗体检查等）来评估肝脏的状态。

（一）肝脏功能异常的表征

1. 眼睛与指甲的改变

《黄帝内经》有云："肝开窍于目，其华在爪。"中医学认为，肝脏的状态与眼睛有密切的关系。肝功能正常者，目光有神，看周围物体清楚明亮；肝功能受损，两目干涩，视物模糊不清；肝功严重异常时，眼白会呈黄色。爪，即指甲；中医认为“爪为筋之余”，即爪是筋络延伸到体外的部分。指甲的枯荣可反映肝血的盛衰。肝血充足者，其指甲饱满红润，有光泽；肝血不足者，其指甲颜色枯槁，失去光泽，并且表面布满竖纹。

2. 面色的改变：肝病面容

肝病面容常表现为皮肤枯燥、面色发黑，即“古铜色”面容。尤其在患者的眼圈周围可呈现明显的色素沉着，即黑眼圈。常见于患有慢性肝炎、肝硬化等疾病的患者，其发生的原因是，当肝功能出现问题时，如会影响肝脏对激素代谢的调节功能，导致体内雌激素水平升高，进而促使酪氨酸酶的活性增加，促进黑色素的合成，使皮肤中的黑色素增多，从而可能导致面色发黑。此外，肝脏疾病还可能引发体内毒素的蓄积，影响肤色，导致面色暗沉发黑。

3. 耳鸣

在中医理论中，肝脏与耳朵有着密切的联系，肝脏功能失调，如肝气郁结、肝火上炎等，都可能导致耳鸣的发生。现代医学认为，肝脏功能异常可能间接影响耳鸣，如肝脏疾病导致的代谢紊乱、内分泌失调等可能对耳部的正常功能产生一定影响。然而，耳鸣并非一定由肝脏异常引起，还可能与耳部疾病、全身性疾病等多种因素有关。

4. 胁肋胀痛

中医认为，胁肋胀痛多由情志不遂、饮食不节、跌扑损伤、久病体虚等因素导致肝络失和、肝络不通或脉络失养所致。病位主要责之于肝胆，与脾胃及肾有关。现代医学中，肝炎、肝硬化、胆囊炎等肝脏疾病，以及外伤、肋间神经痛等也可能引起胁肋胀痛。因此，出现胁肋胀痛症状时，应及时就医检查，明确病因，以便对症治疗。

5. 睡眠不好

肝脏是人体解毒的重要器官，如果肝脏功能受损，体内的毒素不能有效代谢，可能会影响身体各项功能，包括神经系统，进而可能引发失眠、易醒和浅睡等问题。同时，肝脏在夜间进行修复和排毒工作，如果夜间休息不好，可能会干扰肝脏的修复过程，进一步加重失眠情况。中医学认为，凌晨 1:00—3:00 是肝经运行的时间段，此时间段宜熟睡，对于疏泄肝积郁气、调节肝脏藏血功能有益。而过度生气、发怒会导致肝气郁结，影响患者睡眠，常表现为在该时段突然醒过来，并且再难以入睡。

6. 乏力倦怠，食欲不佳

乏力倦怠和食欲不佳可能是肝脏疾病的早期信号，这是由于肝脏功能异常时，身体的代谢能力下降，营养物质的合成和转化受到影响，不能为机体提供充足的能量，从而导致容易感到疲倦、乏力。同时，肝功能不好会影响胆汁的分泌与排泄，导致消化功能减退，进而出现食欲减退、恶心、厌油等表现。

7. 将军肚

将军肚，即腹型肥胖，与肝脏功能异常有一定关系。将军肚往往意味着体内脂肪代谢过剩，而脂肪代谢异常容易导致脂肪在肝脏中沉积，进而引发脂肪肝。长期过量饮酒也是导致将军肚和脂肪肝的重要因素，因为酒精主要在肝脏代谢，过量饮酒会对肝细胞造成损害，影响脂肪酸的分解和代谢，促进脂肪肝的形成。脂肪肝若不及时干预，可能发展为肝纤维化、肝硬化等严重肝脏疾病。因此，有将军肚的人群应关注肝脏健康，避免过量饮酒，保持健康的生活方式。

（二）慢性肝炎的自查

慢性肝炎的表征主要包括乏力、黄疸、消化功能异常、腹水、体重下降等。具体来说，患者可能会感到全身无力、容易疲劳，出现皮肤和眼球发黄，以及食欲减退、恶心、呕吐、上腹部不适和消化不良等消化系统症状。此外，部分患者还可能出现腹部积液、体重下降、皮肤瘙痒、皮疹、色素沉着或毛发改变等症状。若合并肝性脑病，患者还会出现认知障碍、行为改变和昏迷等神经精神症状。当个体明确有肝炎病毒感染史且出现持续性的乏力、食欲减退、恶心、厌油、黄疸（皮肤和巩膜发黄）、尿色深黄、肝区疼痛或不适等症状时，应考虑去医院进一步检查。

（三）肝硬化及肝癌的自查

个体可通过观察一些症状来进行初步判断。但需注意，这些症状并非特异性，确诊仍需依靠专业医疗检查。自查自检时，可以关注以下几个方面。

1. 面色变化

肝硬化患者常出现肝病面容，如面色晦暗、黧黑，眼圈发黑，颜面部毛细血管扩张。

2. 消化系统症状

如食欲减退、恶心、呕吐、腹胀、腹痛、腹泻等，尤其是持续不能缓解的腹部胀痛。

3. 发热

肝硬化患者由于机体免疫力低下，容易发生感染，出现发热症状。

4. 大便异常

大便次数明显增加、质稀，或大便发黑，可能提示腹水、腹腔感染、肠道菌群失调或上消化道出血。

5. 体力减退

患者经常感到疲惫、乏力，体力明显不如以前。

6. 皮肤变化

如出现蜘蛛痣、肝掌、黑色素沉淀等。

个体出现上述症状时，应及时就医，进行肝功能测试、腹部超声检查、肝脏弹性测定等专业检查，以明确诊断。

四、肝脏的自我保健与养护

肝脏的自我保健与养护需要综合考虑多个方面，从饮食、生活习惯、体检等多个角度入手，以维护肝脏的健康。可以从以下几个方面进行。

（一）饮食调理

1. 均衡饮食

保持饮食均衡，多吃富含纤维素的食物，如新鲜水果、蔬菜、全谷物等，减少高脂肪、高糖分的食物摄入。

2. 优质蛋白

适量摄入优质蛋白质，如鱼、瘦肉、豆类等，有助于肝细胞的修复与再生。

3. 维生素与矿物质

多摄入富含维生素和矿物质的食物，如绿叶蔬菜和十字花科蔬菜，有助于肝脏的解毒和免疫功能。

（二）生活习惯改善

1. 规律作息

保证充足的睡眠，尽量在 11:00 前入睡，避免熬夜，有助于肝脏的修复和再生。

2. 适量运动

定期进行体育锻炼，如快走、游泳、骑自行车等，可以促进血液循环，提高新陈代谢，增强肝脏的免疫力。

3. 情绪管理

保持良好的心态，避免长期焦虑、抑郁等不良情绪，这些情绪可能对肝脏造成负担。

4. 戒烟限酒

烟草中的有害物质和酒精都会对肝脏造成损害，应尽量避免或减少摄入。

（三）定期体检

1. 肝功能检查

定期进行肝功能检查，可以及时发现并治疗肝脏疾病，防止病情恶化。

2. 其他检查

根据医生建议，可能还需要进行超声波、CT 等其他检查，以全面了解肝脏的健康状况。

（四）避免有害物质

1. 药物使用

遵医嘱服用药物，避免滥用药物，尤其是具有肝毒性的药物。

2. 化学物质

尽量避免接触化学物质和毒素，如某些清洁剂和工业化学品。

（五）其他建议

1. 避免过度劳累

长期过度劳累会对肝脏造成负担，应注意合理安排工作和休息时间。

2. 保持健康体重

肥胖会增加肝脏疾病的风险，应保持健康的体重范围。

第 11 章　胆道系统与免疫

胆道系统主要由胆囊和胆管组成，它们紧密相连，共同参与胆汁的储存和运输，在人体中各自扮演着重要角色。首先，胆囊负责将肝脏分泌的胆汁进行储存、浓缩和排泄。当人体进食时，胆囊收缩，将胆汁排入胆总管；其次，胆管将胆汁输送到小肠，帮助脂肪的消化和吸收。

胆道系统的功能与免疫系统密切相关。一方面，胆道系统不仅具有储存、浓缩和排泄胆汁、促进肝脏代谢的功能，还参与免疫调节。胆囊黏膜可以分泌免疫球蛋白等物质，这些物质对于抵御肠道细菌的逆行感染、保护肠道黏膜不受次级胆汁酸等侵犯、维持胆道系统的免疫防御、增强机体的免疫抗病功能具有重要意义。胆管中的胆汁成分具有刺激免疫细胞的作用，可以促进淋巴细胞的增殖和分化，以及体内抗体的生成，从而增强机体的免疫力。另一方面，免疫系统异常也会影响胆道的功能。某些自身免疫病，如原发性胆汁性胆管炎、原发性硬化性胆管炎等，会导致胆管的慢性炎症和损伤，这些疾病通常伴随有免疫系统的失调，使胆管更容易受到感染和炎症的影响。

一、胆道系统概述

（一）胆的位置

1. 胆囊的位置

胆囊位于人体的右上腹部，肝脏的右叶下方，肝脏面的胆囊窝内。其形状呈梨形，是胆道系统的一个重要组成部分。

2. 胆管的位置

胆管通常位于人体的右上腹。具体来说，胆管系统包括肝内胆管和肝外胆管，肝内胆管藏于肝脏内部，负责收集肝脏产生的胆汁；肝外胆管则走出肝门，包括肝总管、胆囊管和胆总管等。这些管道相连，共同构成了胆汁的输送通道，将肝脏产生的胆汁输送到小肠，帮助人体消化食物。

（二）胆的结构

1. 胆囊的结构

胆囊长 8～12cm，宽 3～5cm，容积 40～60ml。底部圆钝，为盲端，向左侧延伸形成体部，体部向前上弯曲变窄形成胆囊颈。胆囊颈上部呈囊性扩大，称为 Hartman 袋。

胆囊壁由黏膜层、肌层和外膜三层组成。

(1) 黏膜层：由单层柱状上皮细胞组成，具有分泌黏液的功能，能够保护和润滑胆囊黏膜，减少胆汁对胆囊壁的侵蚀。黏膜层还含有许多皱襞，能够增加胆囊的表面积，促进胆汁的储存和浓缩。

(2) 肌层：由纵行和环行平滑肌纤维组成，能够调节胆囊的收缩和舒张，控制胆汁的排放。

(3) 外膜：由疏松结缔组织构成，含有丰富的血管和淋巴管，为胆囊提供营养和排出代谢产物。

2. 胆管的结构

胆管在结构上分为肝内胆管和肝外胆管。

(1) 肝内胆管：细小而分支众多，管壁较薄，由单层柱状上皮细胞组成，具有分泌黏液的功能。肝内胆管逐渐汇合成肝总管，走出肝门。

(2) 肝外胆管：管壁较厚，由单层柱状上皮细胞和少量平滑肌纤维组成。肝总管与胆囊管汇合形成胆总管，胆总管下行于肝十二指肠韧带内，最终开口于十二指肠降部。胆总管内还有Oddi 括约肌，能够控制胆汁和胰液的排放。

（三）胆的功能

1. 胆的消化功能

胆的主要生理功能是储存、浓缩和排泄胆汁。肝脏产生的胆汁通过肝内胆管收集并输送至胆囊，在胆囊内进行储存和浓缩。当人体进食时，胆囊收缩，将浓缩的胆汁通过胆管排入十二指肠，帮助消化食物中的脂肪。

(1) 胆汁的产生与储存：胆汁是由肝脏分泌的消化液，其主要成分包括胆盐、胆固醇、卵磷脂、胆红素、无机盐等。这些成分在肝脏内合成后，通过肝内胆管收集并输送至胆囊进行储存和浓缩。胆囊具有强大的黏膜吸收水和电解质的功能，能将稀薄的胆汁浓缩数倍甚至数十倍，从而提高了胆汁的消化能力。

(2) 胆汁的排泄与乳化脂肪：当人体进食，尤其是进食高脂肪食物时，胆囊会收缩并将胆汁排入十二指肠。胆汁中的胆盐能够与脂肪分子结合，使其变得更容易被水溶解。胆汁的主要作用是在小肠中乳化脂肪，将大的脂肪滴分解成小的脂肪颗粒，从而增大了脂肪与胰脂酶的接触面积，促进了脂肪的消化和吸收。

(3) 促进脂溶性维生素的吸收：维生素 A、维生素 D、维生素 E、维生素 K 等脂溶性维生素需要脂肪作为载体才能被小肠吸收。胆汁中的胆盐能够与脂溶性维生素结合，形成胆盐 – 维生素复合物，提高其溶解度，从而促进脂溶性维生素的吸收。

2. 胆道系统的免疫调节功能

胆道系统还具有免疫调节的功能。例如，胆囊黏膜可以分泌免疫球蛋白等物质，具有一定的免疫功能，能够抵御肠道细菌的逆行感染，减少胆道系统感染的发生风险。

(1) 胆囊的免疫调节功能：胆囊不仅是胆汁的储存器官，更是“肠道 – 肝脏免疫轴”的重要环节。其黏膜免疫屏障和胆汁成分共同维护局部及全身的免疫稳态。首先，胆囊具有黏膜免疫屏障的功能，这体现在其黏液层可通过分泌黏蛋白形成物理屏障，防止病原体附着。同时黏液层分布 $CD4^+$T 细胞、$CD8^+$T 细胞、B 细胞和巨噬细胞，它们可通过参与抗原识别及分泌 IL-1β、TNF-α 等细胞因子启动炎症反应。其次，胆汁具有免疫调节作用，一方面分泌型 IgA 由肝脏合成后经胆管排入胆囊，随胆汁进入肠道，中和肠道病原体；另一方面胆囊上皮细胞分泌的胆汁酸和抗菌肽（如 β-defensin 2）可随胆汁进入肠道，并抑制革兰阴性菌生长（如溶解细菌膜），调节肠道菌群平衡。再次，胆囊还可通过“肠道－胆囊－肝脏轴”参与全身免疫系统互动。胆囊储存的胆汁进入肠道后，其中的胆汁酸一方面激活肠道 FXR 受体，进而抑制 NF-κB 通路，减轻肠道炎症；另一方面可促进菌群代谢产物（如次级胆汁酸）经门静脉返回肝脏，从而影响全身免疫。此外，肠道病原体激活的淋巴细胞可经门静脉迁移至胆囊，参与局部防御。

(2) 胆管的免疫调节功能：胆管不仅是胆汁排泄的通道，更是免疫调控的关键场所，涉及先天性免疫屏障和适应性免疫应答的调节。

① 先天性免疫屏障的调节：胆管上皮细胞可通过表达 Toll 样受体（TLR2/4/5），识别病原相关分子（如细菌脂多糖），进而分泌抗菌肽（如 β-defensin）直接杀灭病原体；胆管黏液层含黏蛋白，通过阻止细菌黏附和定植发挥黏液屏障作用。

② 适应性免疫应答的调节：胆管上皮 DC 细胞通过表达 MHC- Ⅱ类分子向 $CD4^+$T 细胞提呈抗原，激活的 $CD4^+$T 细胞通过分泌 IL-6、IL-8、TGF-β 等细胞因子，进而招募中性粒细胞、诱导局部炎症性反应；Th17 细胞通过分泌 IL-1 募集中性粒细胞，从而加重胆管局部的炎症性反应。此外，肠道菌群代谢物（次级胆汁酸）还可通过门静脉回流调控胆管免疫应答。

二、胆道疾病与免疫系统的关系

当胆的功能出现异常时，如胆囊炎、胆囊结石、胆囊肿瘤等疾病，可能会导致胆汁分泌不足或排泄不畅，从而影响脂肪的消化和吸收，引起消化不良、食欲减退、恶心、呕吐等不适症状。此外，胆功能异常还可能引发胆道系统感染、胆汁淤积等并发症，对人体健康造成严重威胁。

（一）胆囊相关疾病与免疫

常见的胆囊相关疾病包括胆囊炎、胆囊结石、胆囊息肉、胆囊癌等。这些疾病的发生与人体免疫系统的异常有密切关系。

1. 胆囊炎

胆囊炎是胆囊的炎症性疾病，可分为急性胆囊炎和慢性胆囊炎。

(1) 急性胆囊炎：发病原因涉及胆囊管梗阻和细菌感染。

① 胆囊管梗阻：胆囊结石是最常见的病因，结石嵌顿在胆囊管处，导致胆汁排出受阻。其他如胆道蛔虫、胆道肿瘤等也可能阻塞胆囊管。

② 细菌感染：细菌可通过多种途径侵入胆囊，如胆道逆行感染、经血液循环或淋巴途径感染。常见的致病菌包括革兰阴性杆菌和厌氧菌。急性胆囊炎的典型症状包括右上腹剧烈疼

痛、恶心呕吐、可能的发热和黄疸。

(2) 慢性胆囊炎：是胆囊持续、反复发作的炎症过程，通常由急性胆囊炎反复多次发作或长期存在胆囊结石所致。其主要症状包括右上腹持续性疼痛、餐后饱胀感、恶心呕吐、胃部不适及消化不良、腹胀与嗳气、黄疸、体重下降、疲劳与乏力、右肩或背部放射痛等。常见慢性胆囊炎的病因包括以下情况。

① 胆囊结石：是慢性胆囊炎最常见的诱因。由于胆汁酸与胆固醇的比例失调，导致胆固醇或胆色素析出，形成结石。结石持续存在于胆囊腔内，刺激胆囊壁，引发慢性胆囊炎。

② 不良饮食习惯：长期摄入高脂肪、高胆固醇食物，以及暴饮暴食、饮食不规律等，会增加胆囊负担，导致胆汁中胆固醇含量增加，易形成结石，进而刺激胆囊壁引发炎症。

③ 细菌感染：细菌可来自肠道，沿胆管上行至胆囊，也可通过血液或淋巴途径到达胆囊。胆汁潴留时，细菌会侵袭胆囊壁，导致慢性炎症改变。

④ 胆囊运动障碍：某些情况下，如迷走神经切断术后，胆囊的动力和张力可能异常，排空时间延长，胆囊增大。这种运动障碍会导致胆囊壁纤维化，伴有慢性炎性细胞浸润。

⑤ 其他因素：包括胆囊缺血、胆汁酸代谢改变、胰液反流等，也可能引起化学性慢性胆囊炎。

(3) 胆囊炎与免疫系统的关系：急性和慢性胆囊炎的发生发展与免疫系统的激活和调控密切相关，其发病的免疫机制涉及病原体识别、炎症细胞激活及免疫调节失衡等。免疫力低下时，胆道内的细菌容易滋生，从而诱发胆囊炎。同时，免疫系统的异常反应也可能导致胆囊炎的发生，如自身免疫病可能导致胆囊组织受到攻击，引发炎症反应。

① 急性胆囊炎的免疫调节：胆囊炎的急性期以中性粒细胞主导的防御反应为主。当有细菌（大肠杆菌、克雷伯菌等）通过胆道逆行感染胆囊时，机体的固有免疫应答系统开始激活，并通过模式识别受体 TLR4 和 NOD 样受体识别细菌的胞壁成分（细菌脂多糖），进而通过炎症小体（如 NLRP3）激活 NF-κB 通路，促进 IL-1β、IL-6、IL-8、TNF-α 的分泌，这些炎症因子招募中性粒细胞和巨噬细胞快速浸润胆囊壁并通过释放活性氧和蛋白酶清除病原体。但过度反应可导致胆囊组织损伤，如 DC 细胞也参与吞噬病原体并提呈抗原给淋巴细胞，激活的淋巴细胞通过分泌细胞因子 IL-6、TNF-α 等促进血管扩张和渗透性增加，导致胆囊水肿和疼痛，通过分泌趋化因子（如 CXCL8、IL-8）吸引更多中性粒细胞至感染部位，从而扩大炎症反应。

② 慢性胆囊炎的免疫调节：慢性胆囊炎主要以 Th17/Treg 失衡和胆囊局部纤维化反应为主。其发病机制为胆固醇结晶或胆色素结石长期刺激胆囊黏膜，引发慢性炎症及免疫细胞浸润。T 淋巴细胞（主要以 $CD4^+$Th1 和 Th17 细胞为主）通过分泌 IFN-γ 和 IL-17 加重局部炎症和组织破坏。此外，B 淋巴细胞也可通过产生自身反应性抗体（如抗胆囊上皮抗体）参与自身免疫反应。在各类免疫细胞和炎症因子的持续作用下，诱发胆囊成纤维细胞胶原沉积，引起胆囊壁增厚、功能减退，导致胆囊局部出现纤维化。

2. 胆囊结石

胆囊结石是指发生在胆囊内的结石，结石成分主要由胆固醇、胆色素和钙离子组成。胆囊结石的常见症状包括右上腹疼痛、恶心呕吐、腹胀、寒战与高热、黄疸等。其形成与胆汁代谢异常、胆囊细菌感染和收缩排空功能减退有关。

胆囊结石的形成涉及胆囊内环境的变化及胆囊壁上皮细胞的损伤修复过程。当胆囊受到刺激时，可能会引起局部的炎症反应和免疫细胞的聚集，这些免疫细胞会释放各种炎性介质和细胞因子，导致胆囊壁的纤维化和瘢痕形成，从而促进结石的形成。

3. 胆囊息肉

胆囊息肉是胆囊壁向腔内呈息肉样突起的一种病变，多为良性，包括胆固醇性息肉、炎性息肉、腺瘤样息肉等。当息肉直径大于 1cm、息肉基底宽大、息肉短期内迅速增大时，可能需手术切除。

胆囊息肉的出现常与患者自身免疫力下降有关。当机体免疫功能下降时，免疫细胞对高表达致息瘤基因（如 K-RAS）细胞的监控能力下降，再加上胆囊炎及胆固醇代谢等异常因素的影响，可能会使胆囊内环境发生改变，从而诱导胆囊息肉的出现。

4. 胆囊癌

(1) 胆囊癌的表现：胆囊癌（gallbladder cancer，GBC）是起源于胆囊黏膜上皮细胞的恶性肿瘤，是胆道系统最常见的恶性肿瘤，约占胆道恶性肿瘤的 70% 以上。在所有消化系统肿瘤中，胆囊癌的发病率仅次于胃癌、结直肠癌、食管癌和胰腺癌。胆囊癌的早期症状不明显，容易被忽视，中晚期症状主要包括腹痛、黄疸、腹块、食欲减退、恶心、呕吐、发热等，并可能伴随着腹膜炎、胆囊炎、胆囊穿孔等并发症。

(2) 胆囊癌与免疫系统的关系：机体免疫功能的改变对胆囊癌的发生和转移起着重要作用。免疫状态好的患者可以抑制肿瘤转移，使肿瘤长时间稳定。而免疫功能低下的患者，抗御肿瘤的能力也低，可能会出现早期转移。

① 免疫系统在胆囊癌发生发展及转移中的作用：正常情况下，免疫细胞可以通过分泌细胞因子、趋化因子等介质，影响肿瘤细胞的增殖、凋亡、侵袭和转移，还可通过与肿瘤细胞的直接接触，诱导肿瘤细胞凋亡或抑制其增殖。

在某些情况下，免疫系统可能无法有效识别和清除癌前细胞或早期癌细胞，导致肿瘤的发生。研究表明，胆囊癌患者的免疫状态与肿瘤的发生、侵袭和转移密切相关。胆囊癌的肿瘤微环境可抑制免疫状态，进而促进肿瘤的发生和发展。常见肿瘤微环境的免疫特征为免疫抑制性细胞浸润，Treg 细胞和髓源性抑制细胞迅速富集，使得此两类细胞在肿瘤组织中比例升高，从而抑制效应性 T 细胞功能；胆囊癌中以 $CD8^{+}$T 细胞耗竭为主，其常见表型为 PD-1^{+} 和 TIM-3^{+}，克隆扩增能力受限；肿瘤基质细胞（如 CAF）通过分泌 CXCL12 等趋化因子招募免疫抑制细胞，并通过激活 WNT/β-catenin 通路促进肿瘤进展。

此外，免疫细胞也可能被肿瘤细胞利用，形成免疫逃逸，促进肿瘤的转移和复发。胆囊癌细胞的潜在免疫逃逸机制是，胆囊癌上皮细胞通过分泌嗅觉素4上调MAPK-AP1信号轴的PD-L1表达，从而抑制效应性T细胞功能，促进肿瘤免疫逃逸；胆囊癌微环境中，肿瘤相关巨噬细胞通过分泌IL-10、TGF-β等抑制性因子，诱导M_2型巨噬细胞极化，进一步抑制抗肿瘤免疫应答。

② 胆囊癌的免疫治疗：胆囊癌的免疫治疗是近年来研究的热点之一，通过增强机体免疫力来对抗肿瘤，对于某些特定情况下的患者具有一定的辅助作用。

CAR-T疗法是一种高度个性化的细胞免疫治疗技术。通过将患者的T细胞进行基因改造，使其能够特异性地识别并杀死肿瘤细胞。CAR-T疗法在血液系统肿瘤中取得了令人瞩目的疗效，但在实体瘤（如胆囊癌）中的应用仍处于探索阶段。

免疫检查点抑制药是目前最为热门的免疫治疗方案之一。它通过阻断肿瘤细胞表面特定的抑制性分子（如PD-1、PD-L1等），解除肿瘤对免疫细胞的抑制，从而激活T细胞等免疫细胞对肿瘤的杀伤作用。研究表明，免疫检查点抑制药在多种恶性肿瘤的治疗中均显示出良好的疗效，包括胆囊癌。然而，由于胆囊癌的异质性较高，不同患者之间的治疗效果差异显著。目前常见的免疫检查点抑制药治疗方案是度伐利尤单抗或帕博利珠单抗联合化疗治疗中晚期胆囊癌，该方案可显著延长晚期胆囊癌患者生存期（中位OS提升至12.7个月），3年生存率较单纯化疗组翻倍。此外，PD-1抑制药（如卡瑞利珠单抗）联合局部放疗在不可切除肝内胆管癌中显示出高缓解率（ORR=61.1%）。

通过抗血管生成药物（如仑伐替尼）联合PD-1抑制药（如特瑞普利单抗）在晚期胆管癌中显示出协同作用，中位OS达11.3个月，IDH1突变患者获益更显著。

此外，肠道菌群中的特定菌群（如Akkermansia Muciniphila）可能通过调节胆汁酸代谢增强免疫治疗效果，该治疗方案目前尚在探索阶段。

（二）胆管相关疾病与免疫

常见的胆管相关疾病包括胆管炎、胆管结石、胆管囊肿、胆管癌等。

1. 胆管炎

胆管炎是指发生在胆管系统的炎症，其主要症状包括右上腹疼痛、发热、黄疸等，还可能伴有恶心、呕吐、反酸、嗳气、食欲下降、腹胀等消化道症状。引起胆管炎的病因通常与胆管梗阻、细菌感染及自身免疫系统异常有关。胆管炎也可对免疫系统造成影响。

(1) 胆管梗阻：胆结石是最常见的原因，结石堵塞胆管，导致胆汁排泄不畅，容易引发细菌感染，进而引起胆管炎。此外，胆管狭窄、胆管肿瘤等也可导致胆管梗阻，引发胆管炎。

(2) 细菌感染：肠道细菌可通过胆管与肠道的连接处逆行进入胆管，引起感染。常见的致病菌有大肠杆菌、克雷伯菌、肠球菌等。

(3) 自身免疫异常引发胆管炎：常见的疾病有胆汁性胆管炎和原发性硬化性胆管炎等。在PBC中，机体免疫系统异常激活，从而错误地将胆管上皮细胞识别为外来抗原，进而产生针对胆管上皮细胞内线粒体等自身成分的自身免疫性抗体（如抗线粒体抗体），激活免疫细胞攻击胆管，释放炎症介质，引发胆管炎症，导致胆管细胞损伤和胆汁淤积，纤维化和胆管狭窄，进而引起胆汁排泄障碍和胆管炎。

此外，当人体免疫功能低下时（获得性免疫缺陷综合征患者、长期使用免疫抑制药的人群等），机体抵御细菌、病毒等病原体的能力下降，肠道细菌更容易逆行进入胆管，引发感染性胆管炎。

(4) 胆管炎影响免疫系统：胆管发生炎症时，胆管细胞和免疫细胞会释放多种细胞因子和炎症介质，如 IL-1、IL-6、TNF-α 等，这些物质可以激活免疫系统，招募更多白细胞清除病原体和受损细胞，在此过程中，可能会释放过多的活性氧、蛋白酶等物质，导致周围正常胆管细胞和组织的损伤，加重胆管炎的病情，加重炎症反应，形成恶性循环。

2. 胆管结石

胆管结石是指发生在肝内外胆管内的结石，是一种常见的胆道系统疾病。

(1) 分类：根据结石所在部位，可以分为肝内胆管结石和肝外胆管结石。

① 肝外胆管结石：主要位于胆总管和肝总管内，可引起胆管梗阻、胆汁淤积，导致黄疸、腹痛等症状。

② 肝内胆管结石：指位于肝内胆管系统的结石，常合并肝内胆管狭窄，治疗相对复杂，容易引起肝内胆管炎、肝脓肿等并发症。

(2) 病因：胆汁成分异常，胆汁中的胆固醇、胆盐、磷脂等成分比例失调，胆固醇过饱和，容易析出结晶形成结石。此外，胆汁中钙盐等含量增加，也可促使结石形成。

① 胆道感染：细菌、寄生虫等感染可导致胆管炎症，炎症刺激胆管黏膜，使其分泌过多的黏液，为结石形成提供了核心物质。同时，感染还会引起胆汁成分改变，促进结石生成。

② 胆道梗阻：胆管狭窄、肿瘤等原因导致胆汁排泄不畅，胆汁淤积，有利于胆盐沉积和结石形成。

③ 胆囊功能异常：胆囊收缩功能减退或胆囊排空障碍，可使胆汁在胆囊内停留时间过长，水分被吸收，胆汁浓缩，易形成结石，部分胆囊结石可排入胆管，成为胆管结石。

(3) 胆管结石的常见症状。

① 腹痛：通常位于右上腹部，可能放射到背部或右肩部，疼痛可能是持续性的，也可能是阵发性的，尤其在饭后或夜间更为明显。

② 黄疸：由于胆汁流通受阻，导致血液中胆红素水平升高，皮肤和眼睛的白色部分（巩膜）会呈现黄色。

③ 消化不良：包括恶心、呕吐、腹胀、食欲减退等，可能与胆汁流动受阻影响脂肪消化有关。

④ 陶土色大便：由于胆汁无法正常进入肠道帮助消化脂肪，大便颜色可能会变得灰白或陶土色。

⑤ 尿色深：胆红素排泄受阻也会使得尿液颜色变深。

⑥ 发热和寒战：如果结石引起胆管感染，如胆管炎，患者可能会出现发热和寒战等症状。

⑦ 皮肤瘙痒：由于胆汁中的物质在血液中积累，刺激皮肤神经末梢所致。

3. 胆管囊肿

临床上也称先天性胆道囊肿或胆总管扩张症，是一种先天性的胆道畸形疾病，可能与先天性胆管发育不良、胰胆管合流异常等因素有关。主要表现为胆总管囊肿或者扩张，伴有或者不伴有肝内胆管扩张。胆管囊肿的症状包括腹部不适或疼痛、腹部包块、黄疸、体重减轻、消化道出血等。

胆管囊肿与免疫系统之间存在着复杂的关系。一方面，免疫系统的异常可诱发胆管囊肿；另一方面，胆管囊肿也会诱发机体出现免疫炎症性反应。

(1) 免疫系统异常在胆管囊肿发病中的作用。

① 免疫因素异常导致胆管损伤：部分研究认为，在胆管囊肿的形成过程中，免疫因素可能起到一定作用。机体可能存在自身免疫反应，免疫系统错误地将胆管组织识别为外来抗原，激活免疫细胞，释放炎症介质和细胞因子，如 TNF-α、IL-6 等，引发胆管的慢性炎症，长期的炎症刺激可导致胆管壁细胞损伤、结构破坏，进而促使胆管扩张形成囊肿。

② 免疫防御机制异常：正常情况下，人体的免疫系统能够识别和清除入侵的病原体，维持胆道系统的健康。然而，在胆管囊肿患者中，可能存在免疫防御机制的缺陷，使得机体对胆道内的细菌、病毒等病原体的清除能力下降，容易导致胆道感染反复发作，进一步加重胆管损伤和炎症反应，促进胆管囊肿的发展。

(2) 胆管囊肿对免疫功能的影响。

① 引发局部免疫反应：胆管囊肿会导致胆汁排泄不畅，胆汁在囊肿内淤积，容易滋生细菌，引发胆管炎。此时，免疫系统会被激活，大量免疫细胞（中性粒细胞、淋巴细胞等）会聚集在胆管周围，释放免疫活性物质，试图清除病原体，从而引发局部的免疫炎症反应。长期反复的局部免疫反应会导致胆管壁增厚、纤维组织增生，进一步影响胆管的正常结构和功能。

② 影响免疫细胞功能改变：胆管囊肿患者由于长期存在胆道感染、胆汁淤积等情况，可能会影响骨髓等免疫器官的造血功能，导致免疫细胞的生成和成熟异常。例如，可能会使外周血中淋巴细胞的数量和功能发生改变，T 细胞亚群失衡，B 细胞产生抗体的能力受到影响，从而削弱机体的整体免疫防御能力。

③ 促进炎症介质释放与全身炎症反应：胆管囊肿引发的炎症反应会释放大量炎症介质进入血液循环，如 C 反应蛋白、降钙素原等，这些炎症介质可引起全身炎症反应综合征，导致发热、乏力、食欲减退等全身症状。严重时，可能会引发多器官功能障碍综合征，影响机体多个系统的功能，进一步抑制免疫系统的正常功能。

④ 诱导免疫调节失衡：胆管囊肿持续存在会导致机体处于一种慢性炎症状态，这种状态会干扰免疫系统的正常调节机制，使免疫调节网络失衡。例如，炎症因子的持续释放可能会抑

制免疫抑制细胞的功能，如调节性 T 细胞，导致免疫系统对自身组织的免疫耐受降低，增加自身免疫病发生的风险。

4. 胆管癌

胆管癌（cholangiocarcinoma，CCA）是指原发于左右肝管汇合部至胆总管下端的肝外胆管恶性肿瘤，是一种高度侵袭性的胆道恶性肿瘤。其主要症状包括黄疸、腹痛、体重减轻、食欲减退、发热等。

(1) 病因：胆管癌的发病原因与以下因素有关。

① 胆管结石：长期的胆管结石可导致胆管黏膜反复损伤、炎症，进而引起胆管上皮细胞的不典型增生，增加胆管癌的发病风险。

② 原发性硬化性胆管炎：这是一种慢性胆汁淤积性肝病，其特征是肝内外胆管进行性炎症和纤维化，可导致胆管狭窄和胆管癌的发生。

③ 先天性胆管囊肿：由于胆管囊肿内胆汁引流不畅，易发生感染、炎症，长期的炎症刺激可使胆管上皮细胞恶变。

④ 其他因素：华支睾吸虫感染、乙型肝炎病毒或丙型肝炎病毒感染、化学物质暴露（如二氧化钍）、肥胖、糖尿病等也与胆管癌的发生有一定关联。

(2) 胆管癌与免疫系统的关系：复杂的免疫抑制微环境、多途径的免疫逃逸机制和胆管癌的免疫治疗策略。

① 胆管癌的免疫抑制微环境特征：胆管癌的肿瘤微环境以免疫抑制性环境为主，包含多种免疫细胞和间质成分，共同促进肿瘤进展。

免疫抑制性细胞浸润：调节性 T 细胞和髓源性抑制细胞，可富集于胆管癌的肿瘤组织中，通过分泌 IL-10、TGF-β 等抑制性因子对抗肿瘤免疫反应进行负调控。

肿瘤相关巨噬细胞：以 M_2 型巨噬细胞为主，促进血管生成和肿瘤转移。

纤维化间质与代谢异常：胆管癌微环境中大量纤维化间质通过激活肝星状细胞分泌胶原，形成物理屏障，阻碍免疫细胞浸润，促进肿瘤进展。

代谢产物积累：乳酸等代谢产物的积累可导致 T 细胞功能耗竭，无法有效杀伤肿瘤细胞。

② 胆管癌的免疫逃逸机制。

- 免疫检查点信号通路上调：胆管癌细胞可以表达免疫检查点蛋白，如 PD-1 和 PD-L1 等。这些蛋白与 T 细胞上的相应受体结合后，可以抑制 T 细胞的激活和增殖，从而减弱免疫系统对肿瘤细胞的攻击。
- 抗原提呈缺陷：胆管癌细胞可能存在抗原提呈缺陷，无法有效地将肿瘤抗原提呈给免疫系统，从而逃避免疫系统的识别和攻击。
- 其他抑制性受体：例如，TIM-3、LAG-3 在耗竭性 T 细胞中高表达，进一步削弱抗肿瘤免疫。

• 基因突变驱动的免疫抑制：胆管癌细胞的基因突变和表观遗传修饰也可能导致免疫逃逸。例如，某些基因突变可以影响肿瘤细胞的免疫原性，使其更容易逃避免疫系统的攻击；而表观遗传修饰则可以改变肿瘤细胞的基因表达模式，从而影响其免疫逃逸能力。5.5%～16% 的肝内胆管癌存在 *FGFR2* 融合，此类突变通过激活 MAPK 信号通路促进肿瘤增殖，并抑制免疫细胞浸润。*IDH1* 突变（欧美人群 19%～30%，中国人群 6.5%～20%）导致代谢物 2-HG 积累，抑制 T 细胞功能。

• 线粒体转移与代谢干扰：癌细胞通过外泌体将突变线粒体转移至 T 细胞，导致其氧化磷酸化能力下降、ROS 水平升高，最终功能衰竭。这一机制在多种实体瘤中被证实，可能同样参与胆管癌的免疫逃逸。

③ 胆管癌免疫治疗的进展。

• 免疫检查点抑制药（ICI）联合化疗：TOPAZ-1 和 KEYNOTE-966 试验显示，PD-L1 抑制药（度伐利尤单抗、帕博利珠单抗）联合吉西他滨 / 顺铂可显著延长晚期患者生存期（中位 OS 达 12.7 个月）。

• 局部联合治疗：放疗联合 PD-1 抑制药（如卡瑞利珠单抗）在不可切除胆管癌中缓解率达 61.1%，提示局部免疫激活的协同效应。

• 靶向治疗联合免疫治疗：FGFR 抑制药（佩米替尼）用于 *FGFR2* 融合患者二线治疗，客观缓解率 35.5%，中位 OS 达 21.1 个月，可联合免疫治疗以克服耐药。

三、胆道疾病的自检自查

常见的胆道系统疾病（胆囊炎、胆结石、胆管炎等），一般可从观察身体症状、了解既往史和生活习惯等方面进行自查，需结合症状观察与风险因素评估，但自查不能替代专业医疗诊断，确诊仍需依赖专业检查（超声、CT 等检查）。若出现典型症状（黄疸、右上腹痛、发热等），应尽早就医以避免病情恶化。

（一）胆道疾病的常见相关症状

1. 右上腹疼痛

右上腹是胆道系统疾病常见的疼痛部位。例如，胆囊炎常表现为右上腹疼痛，可向右肩部或背部放射；胆结石发作时也多为右上腹隐痛或胀痛，有时会有绞痛。若疼痛为阵发性绞痛，可能是胆结石移动引起的胆道梗阻；若为持续性钝痛，可能是胆囊炎等炎症性疾病。进食油腻食物后疼痛加剧，休息或使用解痉挛药物后缓解，可能与胆道疾病有关。

2. 胃肠道症状

(1) 食欲减退：胆道疾病可能影响胆汁分泌和排泄，从而导致消化功能受影响，出现食欲减退、厌油腻食物等症状。

(2) 恶心呕吐：在没有胃肠道感染等其他明显诱因的情况下，频繁出现恶心、呕吐，尤其是伴随右上腹疼痛时，可能是胆道疾病引起。

(3) 腹胀、腹泻：胆汁对脂肪的消化和吸收起重要作用，胆道系统疾病可能导致胆汁排泄异常，引起脂肪消化不完全，出现腹胀、腹泻，粪便可能呈灰白色或陶土样。

3. 黄疸

黄疸的典型表现是皮肤和巩膜发黄，尿液颜色加深（如浓茶色）等。该表现常见于胆管结石、胆管癌等疾病。其发病机制是结石或肿瘤导致胆道梗阻，使胆汁无法正常排泄，反流入血，引起胆红素升高，引发黄疸。

4. 发热、寒战

当胆道系统发生感染（胆囊炎、胆管炎等），全身可能出现发热、寒战等症状，体温可高达 38℃甚至更高，常伴有乏力、头痛等不适。

5. 其他非特异性症状

(1) 体重减轻：短期内无原因体重下降（警惕胆管癌等恶性病变）。

(2) 腹部包块：右上腹可触及肿大胆囊（见于胆囊积液或肿瘤）。

（二）了解既往史和家族史

如果曾经患过胆道系统疾病（胆囊炎、胆结石等），复发的可能性相对较高。此外，患有糖尿病、高脂血症等疾病的人群，患胆道疾病的风险也会增加。此外，某些胆道疾病具有一定的遗传倾向，如原发性硬化性胆管炎等。如果家族中有亲属患有此类疾病，那么自身患胆道疾病的风险可能会高于常人，可通过以下步骤进行自查。

1. 症状记录

记录疼痛部位、性质、持续时间及与饮食的关系。

2. 黄疸观察

观察尿液和粪便颜色变化，注意黄疸的出现及进展。

3. 饮食关联性分析

若高脂肪饮食后频繁诱发腹痛或消化不良，可能提示胆囊功能异常（如胆囊结石或炎症）。

4. 体温监测

反复发热伴右上腹不适需警惕感染性疾病（如急性胆囊炎或胆管炎）。

5. 风险因素评估

有胆结石家族史、肥胖、长期高脂饮食、糖尿病患者属于高危人群，应提高警惕。

（三）关注生活习惯

1. 饮食结构

长期高脂、高胆固醇饮食，缺乏膳食纤维，以及饮食不规律，如经常不吃早餐等，都是胆道系统疾病的风险因素。

2. 体重变化

肥胖者体内胆固醇代谢易紊乱，胆汁中胆固醇含量相对较高，容易形成胆结石。突然的体重下降可能与胆道疾病导致的消化吸收不良或肿瘤消耗等有关。

3. 运动情况

运动量过少，身体代谢缓慢，胆囊收缩功能可能减弱，胆汁排空延迟，容易导致胆汁淤积，增加胆道疾病的发病风险。

四、胆道疾病的自我保健与养护

胆道系统疾病（胆囊炎、胆结石、胆管炎等）的自我保健与养护需结合饮食调整、生活习惯改善、情绪管理及中医调养等多方面措施进行，重点在于减少胆汁淤积、预防感染和结石形成。若症状持续或加重（剧烈腹痛、黄疸、发热），应及时就医，避免延误治疗。

（一）关注饮食习惯的管理

1. 规律进餐

定时定量进食，一日三餐规律，避免不吃早餐或晚餐过晚，可以促进胆囊规律收缩和胆汁排泄，防止胆汁在胆囊内过度浓缩和淤积，降低胆结石等疾病的发生风险。

2. 低脂、高膳食纤维饮食

减少动物油脂、油炸食品等高脂食物的摄入，多吃新鲜蔬菜和水果，增加膳食纤维的摄入，以促进肠道蠕动，减少胆固醇的吸收。

3. 忌刺激性食物

避免辛辣、生冷、刺激性食物，选择清淡、易消化的食物，减轻胆道的负担。

（二）改善生活习惯

1. 规律作息

保证充足的睡眠，避免熬夜和过度疲劳，有助于身体各器官的自我修复和免疫力的提升。

2. 适量运动

选择如散步、慢跑、游泳等有氧运动，每周进行 3～5 次，每次 30min 左右，有助于促进血液循环和新陈代谢，增强胆囊的功能。

3. 戒烟限酒

吸烟和酗酒都可能对胆道健康造成不良影响，应尽量避免。

4. 控制体重

将体重维持在正常范围内，避免肥胖引起的代谢紊乱导致胆汁成分异常，减少胆结石等胆道疾病的发病概率。同时，也要避免快速减肥，以免引起胆汁中胆固醇饱和度增加，诱发胆结石。

（三）情绪与心理调节

1. 保持良好心态

长期的精神紧张、焦虑、抑郁等不良情绪可能影响肝胆的正常功能，应学会释放压力，保持积极乐观的心态。

2. 减轻压力

长期的精神压力会影响神经内分泌系统，导致胆汁分泌和排泄失调，增加胆道疾病的发生风险。可通过听音乐、冥想、瑜伽等方式缓解压力，放松身心。

3. 中医情志疗法

中医学认为“肝与胆相表里”，情绪不畅易致胆汁淤滞，需疏肝理气。可通过推拿、热敷、按摩穴位（如太冲、阳陵泉、章门、期门、足三里等穴位）、敲打胆经（大腿外侧）有助于疏解肝胆气滞，促进胆汁排泄，改善胆道功能。

（四）定期体检

1. 关注胆道健康

定期进行体检，特别是肝胆 B 超检查，每年至少一次腹部超声检查，40 岁以上或高危人群需加强筛查；监测肝功能、肿瘤标志物（如 CA19-9），早期发现病变，有助于及时发现潜在的胆道问题，并采取相应的调理措施。

2. 感染与寄生虫

注意饮食卫生，饭前便后洗手，预防胆道寄生虫感染；及时治疗肠道蛔虫症，避免诱发胆道炎症。

3. 遵医嘱用药

如有胆道相关疾病，应严格按照医嘱用药，不可自行增减药量或停药。

4. 科学保健与养护方法

科学保健与养护以有效降低胆道疾病的风险，提升生活质量。

参考文献

[1] 曹雪涛，何维．医学免疫学 [M].3 版．北京：人民卫生出版社，2015.

[2] 陈金水．中医学 [M].9 版．北京：人民卫生出版社，2018.

[3] 李叶．五脏安和不生病 [M]. 哈尔滨：黑龙江科学技术出版社，2015.

[4] 刘莹．养好五脏不生病 [M]. 上海：上海科学普及出版社，2016.

[5] 高思华．养五脏速查全书 [M]. 北京：中国轻工业出版社，2017.

[6] 夏术阶，刘海涛．膀胱疾病 [M]. 北京：中国医药科技出版社，2021.

[7] 莫剑忠，江石湖，萧树东．江绍基胃肠病学 [M].2 版．上海：上海科学普及出版社，2014.

[8] 张广业，郭宗云．现代肝胆系统疾病内科治疗实践 [M]. 北京：科学技术文献出版社，2018.

[9] 李秀才．高脂血症自然疗法 [M]. 北京：河南科学技术出版社，2017.

[10] 汤永福．实用中西医结合肾脏病学 [M]. 福州：福建科学技术出版社，2018.

[11] 姜志胜，刘录山，谈红梅．心血管病理生理学 [M]. 北京：人民卫生出版社，2020.

[12] 郁东海，王澎，徐中菊，等．治未病学 [M]. 上海：上海科学普及出版社，2018.

[13] 吕凌．肝脏免疫学基础与临床 [M]. 北京：人民卫生出版社，2016.

[14] 郑洪新，杨柱．中医基础理论 [M].5 版．北京：中国中医药出版社，2021.

[15] 李灿东，方朝义．中医诊断学 [M].5 版．北京 ：中国中医药出版社，2021.

[16] 陈灏珠．实用心脏病学 [M].5 版．上海：上海科学技术出版社，2016.

[17] 罗心平，沈伟，熊楠青．心脏解剖与心电图 [M]. 上海：上海科学技术出版社，2022.

[18] Alfred P. Fishman. 肺脏病学手册 [M]. 王辰，译．北京：人民卫生出版社，2008.

[19] 胡品津，钟捷．临床小肠病 [M]. 北京：人民卫生出版社，2022.

[20] 汤水福．实用中西医结合肾脏病学 [M]. 福州：福建科学技术出版社，2018.